国家卫生和计划生育委员会"十二五"规划教材
全国高等医药教材建设研究会"十二五"规划教材
全国高职高专院校教材

供医学影像技术专业用

# 医学影像解剖学
# 实训与学习指导

主　编　赵江民　吉六舟

副主编　薛敏娜　李开成　吴利忠

编　者（以姓氏笔画为序）

于　晶（山东医学高等专科学校）　　　宋其韬（天津骨科医院）

田金玉（平凉医学高等专科学校）　　　张照喜（湖北省肿瘤医院）

付升旗（新乡医学院）　　　　　　　　金利新（青岛大学医学院）

吉六舟（湖北省孝感市中心医院）　　　周　山（漯河医学高等专科学校）

朱姬莹（浙江医学高等专科学校）　　　庞　胤（沧州医学高等专科学校）

刘秀平（湖北职业技术学院）　　　　　赵江民（上海交通大学医学院附属第三人民医院）

刘海洋（襄阳职业技术学院）　　　　　钱彩艳（绍兴文理学院附属医院）

孙　琦（上海交通大学医学院附属第九人民医院）　梁海胜（上海交通大学医学院附属第三人民医院）

李开成（上海交通大学医学院附属第九人民医院）　程曙文（湖北职业技术学院）

李志宏（上海健康医学院）　　　　　　薛敏娜（天津医学高等专科学校）

李洪涛（湖北省孝感市中心医院）　　　魏从全（武警湖北省总队医院）

李敬哲（鹤壁职业技术学院）　　　　　濮宏积（曲靖医学高等专科学校）

吴利忠（上海健康医学院）

人民卫生出版社

图书在版编目（CIP）数据

医学影像解剖学实训与学习指导/赵江民,吉六舟主编.
—北京：人民卫生出版社,2015
ISBN 978-7-117-20544-3

Ⅰ.①医… Ⅱ.①赵…②吉… Ⅲ.①影像-人体解剖学-
高等职业教育-教学参考资料 Ⅳ.①R813

中国版本图书馆 CIP 数据核字（2015）第 082529 号

| | | |
|---|---|---|
| 人卫社官网　www.pmph.com | 出版物查询，在线购书 | |
| 人卫医学网　www.ipmph.com | 医学考试辅导，医学数据库服务，医学教育资源，大众健康资讯 | |

医学影像解剖学实训与学习指导

主　　编：赵江民　吉六舟
出版发行：人民卫生出版社（中继线 010-59780011）
地　　址：北京市朝阳区潘家园南里 19 号
邮　　编：100021
E - mail：pmph @ pmph.com
购书热线：010-59787592　010-59787584　010-65264830
印　　刷：三河市尚艺印装有限公司
经　　销：新华书店
开　　本：787×1092　1/16　印张：19
字　　数：462 千字
版　　次：2015 年 6 月第 1 版　2020 年 1 月第 1 版第 4 次印刷
标准书号：ISBN 978-7-117-20544-3/R・20545
定　　价：39.00 元
打击盗版举报电话：010-59787491　E-mail：WQ @ pmph.com
（凡属印装质量问题请与本社市场营销中心联系退换）

# 前　言

　　《医学影像解剖学实训与学习指导》是根据全国高等医药教材研究会、人民卫生出版社2013年8月召开的全国高职高专医学影像技术专业第三轮规划教材主编人会议精神,为新增教材《医学影像解剖学》配套的教材。

　　本教材编写严格执行"三基五性三特定"的教材编写原则,同时体现了职业教育"五个对接",即专业与行业岗位对接、教学内容与职业标准对接、教学过程与临床过程对接、考试标准与执业标准对接、职业教育与终身教育对接。随着医学影像的迅猛发展,新装备、新技术和新软件不断应用于临床,影像设备更新换代周期明显缩短,急需培养适应医学影像快速发展需要的高端技能型人才。本教材的内容以医学影像技术人员的岗位要求为依据,归纳典型的工作任务、明确核心技能,选取影像解剖各章节的具体内容。各章节内容与理论教材相对应,符合"理实一体"的教学方式,网络增值服务等可方便教师教学及学生自主学习,使学习者通过有效实践、便捷地掌握影像解剖知识,为专业课学习及提高岗位技能打下良好基础。

　　本书每一章节均由医院临床影像专家、教学经验丰富的影像专业教师和解剖学教师共同编写,每章内容分为实训目标、重点难点剖析、综合实训与习题和参考答案四部分。第一部分:实训目标,参照教材的学习目标分掌握、熟悉和了解三个级别,教学内容与教学要求级别相对应;第二部分:重点难点剖析,此部分是针对学生在学习、考试和临床工作中经常遇到的问题进行分析和提示,帮助学生加深理解,把握重点、理解难点,达到全面、系统掌握教材内容;第三部分:综合实训与习题,综合实训采用填图方式,习题类型分为名词解释、填空题、单项和多项选择题、问答题等,综合实训与习题紧密结合课堂教学,使学生能够边学、边练,加强对教材内容的复习和巩固;第四部分:参考答案。

　　本教材的编写过程中参考了国内外部分知名学者、专家的著作和教材,在此对他们表示衷心感谢!

　　在教材编写过程中,虽然全体参编人员以高度的责任心认真细致地工作,但不足和疏漏之处在所难免,恳请广大师生批评指正。

赵江民　吉六舟

2015年3月

# 目　　录

# 第一章

# 头 部

## 第一节 颅 脑 部

### 第一部分：实训目标

1. 掌握　颅脑部 CT、MRI 典型层面的断层解剖。
2. 熟悉　颅盖骨、颅底骨等的 X 线解剖及断层解剖，颅脑部的应用解剖。
3. 了解　颅脑部 X 线、CT、MRI、超声检查的价值和局限性。

### 第二部分：重点难点剖析

#### 一、应 用 解 剖

**（一）常用基准线**

头部横断层面的常用基线有：①听眦线，眼外眦与外耳门中点的连线，是临床影像上头部轴位扫描的常用基线；②Reid 基线，眶下缘与外耳门中点的连线，又称为人类学基线，头部横断层标本的制作常以此线为准；③听眶上线，眶上缘中点与外耳门中点的连线，与颅底平面相一致。

**（二）颅顶部软组织**

颅顶部以颅盖骨为基础，其外面颅顶部的软组织由浅入深依次为：皮肤、浅筋膜（皮下组织）、帽状腱膜层、腱膜下疏松结缔组织、颅骨外膜。帽状腱膜层包括中间的帽状腱膜、前方额肌的额腹和后方枕肌的枕腹，两侧连于枕额肌。

**（三）颅骨**

颅骨 23 块，分为脑颅骨和面颅骨，分别构成脑颅和面颅。脑颅骨 8 块，包括不成对的额骨、筛骨、蝶骨、枕骨和成对的颞骨、顶骨，借颅缝连接共同围成颅腔。颅腔的顶是穹隆形的颅盖，由额骨、顶骨和枕骨构成。颅腔的底由中部的蝶骨、后方的枕骨、两侧的颞骨、前方的额骨和筛骨构成。筛骨只有一小部分参与脑颅，其余构成面颅。面颅骨 15 块，包括成对的上颌骨、腭骨、颧骨、鼻骨、泪骨、下鼻甲和不成对的犁骨、下颌骨、舌骨，面颅骨围成眶、骨性鼻腔和口腔。

颅底内面高低不平，从前向后有 3 个呈阶梯状的颅前、中、后窝。颅前窝由额骨眶部、筛骨筛板和蝶骨小翼构成，筛板上有筛孔通鼻腔。颅中窝由蝶骨体及大翼、颞骨岩部等构成，其中央部的蝶骨体上有垂体窝，垂体窝和鞍背统称蝶鞍，蝶鞍两侧自前内侧向后外侧依次有圆孔、卵圆孔和棘孔。颅后窝由枕骨和颞骨岩部后面构成，其两侧有不规则的颈静脉孔，中央部有枕骨大孔，在枕骨大孔区的枕骨基底部两侧可见舌下神经管。

颅底外面高低不平，上颌骨腭突与腭骨水平板构成骨腭，在骨腭以上的鼻后孔被鼻中隔后缘分成左、右两半。鼻后孔两侧的垂直骨板为翼突内、外侧板，翼突外侧板根部的后外侧有较大的卵圆孔和较小的棘孔。鼻后孔后方的中央有枕骨大孔及其两侧的枕髁，髁前外侧稍上有舌下神经管外口，向内通枕大孔。枕髁外侧的枕骨与颞骨岩部交界处有一不规则的颈静脉孔，其前方颞骨岩部下面的圆形孔为颈动脉管外口。颈静脉孔的后外侧有细长的茎突，茎突根部的后方有茎乳孔。蝶骨、枕骨基底部和颞骨岩部会合，围成不规则的破裂孔。

（四）脑

脑分为端脑、间脑、小脑和脑干。端脑以中央沟、外侧沟和顶枕沟等脑沟分别将两侧大脑半球分为额叶、顶叶、枕叶、颞叶和岛叶。覆盖在岛叶表面和外侧沟周围的脑组织为岛盖，分为额盖、顶盖和颞盖。端脑底部白质中的基底核有屏状核、豆状核、尾状核和杏仁体等，屏状核与豆状核之间的髓质为外囊，屏状核与岛叶皮质之间的髓质为最外囊。大脑髓质的连合纤维有胼胝体、前连合和穹隆，胼胝体可分为胼胝体嘴、膝、干和压部；投射纤维较集中地经过尾状核、背侧丘脑与豆状核之间的内囊，内囊可分为内囊前肢、膝和后肢；大部分投射纤维呈辐射状投射至大脑皮质，在端脑内形成较宽阔的白质区为辐射冠。横断层面上的大脑半球上部中央白质区呈半卵圆形称为半卵圆中心，主要由胼胝体的辐射纤维和经过内囊的投射纤维等构成；大脑半球的髓质除在其中央部形成集中区域外，还向外周延伸出一些条索状的突起结构为髓突，常作为辨认脑回的标志。

间脑分为背侧丘脑、下丘脑、底丘脑、上丘脑和后丘脑。背侧丘脑呈卵圆形的灰质团块，构成第三脑室外侧壁，左、右侧背侧丘脑以丘脑间黏合相连。下丘脑由视前区、视上区、结节区和乳头区4部分组成，从脑底面观，下丘脑底部自前向后可见视交叉、漏斗、灰结节和乳头体等结构；灰结节中央部向下经漏斗和垂体柄，与垂体相连。上丘脑的松果体位于胼胝体下方的四叠体池内，钙化后常作为颅内占位性病变的影像诊断标志。小脑借小脑上、中、下脚与脑干相连；小脑下面两侧的隆起为小脑扁桃体，常位于枕骨大孔边缘。小脑髓质内有齿状核等核团。脑干分为中脑、脑桥和延髓，脑桥和延髓背侧面形成菱形窝，参与第四脑室的构成。

（五）脑池和脑室系统

脑室系统包括侧脑室、第三脑室、第四脑室、中脑水管和发育变异的第五、六脑室。侧脑室的形状不规则，可分为侧脑室前角、中央部、后角和下角，分别位于大脑半球的额叶、顶叶、枕叶和颞叶内。第三脑室位于两侧背侧丘脑和下丘脑之间，冠状位显示呈窄隙状，正中矢状位可见其向前下方延伸形成视隐窝和漏斗隐窝，向后方延伸形成松果体隐窝和松果体上隐窝，后下方由中脑导水管通第四脑室。第四脑室位于脑桥、延髓与小脑之间，底为菱形窝，顶的前部为小脑上脚和上髓帆，后部是下髓帆和第四脑室脉络组织。第五脑室又称为透明隔腔，位于两侧透明隔之间。第六脑室又称为穹隆室，位于穹隆连合与胼胝体之间，可呈水平裂隙状。

侧脑室脉络丛是产生脑脊液的主要部位,产生的脑脊液经室间孔流至第三脑室,与第三脑室脉络丛产生的脑脊液一起,经中脑水管流入第四脑室,再汇合第四脑室脉络丛产生的脑脊液一起经第四脑室正中孔和两个外侧孔流入蛛网膜下隙,然后脑脊液再沿此隙流向大脑背面的蛛网膜下隙,经上矢状窦两侧的蛛网膜粒渗透到硬脑膜窦(主要是上矢状窦)内,流回血液中。

蛛网膜下隙在脑的沟、裂等处扩大形成脑池,常见的脑池有小脑延髓池、桥池、脑桥小脑角池、脚间池、环池、四叠体池、大脑大静脉池、帆间池、鞍上池、大脑外侧窝池和交叉池、大脑纵裂池、小脑上池、延池等。脚间池、环池和四叠体池环绕于中脑周围,向上与大脑大静脉池、帆间池相连通,向下与桥池、延池等相连通。鞍上池位于蝶鞍上方,是交叉池、脚间池或桥池的共同显影,在轴位扫描时可呈六角形、五角形或四角形。六角形的鞍上池由交叉池和脚间池组成,其前角连通大脑纵裂池,前外侧角连通大脑外侧窝池,后外侧角连通环池,后角为脚间池;五角形的鞍上池由交叉池和桥池组成,四角形的鞍上池由交叉池和脚间池组成,环池不显影。

## 二、X 线 解 剖

颅脑部 X 线平片检查所显示的影像结构重叠较多,且密度分辨力低,为临床提供的信息相对有限。

### (一)颅骨后前位

在颅盖侧壁上部分人可出现透明的颞鳞缝,由外上斜向内下。沿颅穹下方有透明的弧形冠状缝影,呈锯齿状。颅骨中线可见矢状缝影,矢状缝的下端左右分开成为人字缝,人字缝常居冠状缝下方,也呈锯齿状。沿矢状缝有时可见带状密度减低区,为上矢状窦压迹影。

### (二)颅骨侧位

颅盖骨可显示内板、外板和板障 3 层结构,额鳞下部的内、外板之间的三角形透亮区为额窦。枕鳞中部的外板向外隆起为枕外隆凸,内板向内隆起为枕内隆凸。在额骨与顶骨连接处的冠状缝稍后方的条状透亮影为脑膜中动脉压迹,顶骨与枕骨连接处为人字缝,两缝均呈锯齿状的透明线影。中央区钙化的松果体的位置较恒定,是较好的定位标志。颅前、中、后窝从前向后依次呈阶梯状下降。

### (三)颅底颏顶位

主要用于检查颅底骨质,尤以颅中窝底结构显示较好。致密的下颌骨影与颅底重叠,下颌体后方的方形透亮区为鼻腔;鼻腔后方为蝶骨体,其内可显示蝶窦。在蝶窦两侧为蝶骨翼突,可显示由翼突内侧板和翼突外侧板构成的"人"字形致密影。蝶窦与下颌骨之间可见由蝶骨大翼颅底面构成的灰暗三角形区域,此区域后方为致密的颞骨岩部。三角形区域内后缘中部有两个透明孔,前方较大呈椭圆形的为卵圆孔,后方小而圆的为棘孔。颞骨岩部中部的类圆形透明孔为颈动脉管外口,其后方的较短近横行管状影为内耳道。由颞骨岩部尖端与蝶、枕骨共同围成的透亮区为破裂孔。在蝶骨体和两侧颞骨岩部后方为枕骨,其前部较致密的梯形区为枕骨基底部,基底部后方为枕骨大孔。

## 三、断层解剖

### （一）颅脑的影像表现

1. CT 表现 颅骨呈高密度影,其内的含气空腔如上颌窦、蝶窦呈极低密度;脑实质的髓质密度略低于皮质,是由于其脂质含量较高,基底核的密度类似于脑皮质并略高于邻近的内囊,增强扫描中的脑实质可轻度强化,脑皮质较脑髓质稍明显;脑室和脑池内的脑脊液呈水样低密度影;松果体和钙化的脉络丛等非病理性钙化呈高密度影,显示率较 X 线片高。

2. MRI 表现 脑髓质信号在 $T_1WI$ 上稍高于脑皮质,在 $T_2WI$ 上则稍低,是由于脑髓质的脂质含量较高,而脑皮质水分含量较高所致;脑脊液为 $T_1WI$ 低信号、$T_2WI$ 高信号;脑神经呈等信号,以 $T_1WI$ 显示较佳;骨皮质、钙化灶和硬脑膜在 $T_1WI$、$T_2WI$ 上均为低信号,乳突小房和鼻旁窦等均无信号或呈低信号;流动的血液因流空效应多在 $T_1WI$ 和 $T_2WI$ 上为低信号,血流缓慢、异常或在扫描层面内流动时则信号增高且不均匀;增强后 MRI 的脑实质信号略有增高,灰质较白质略明显。

### （二）颅脑的横断层面

颅脑部横断层面依据结构配布可分为上、中、下部。

上部为胼胝体干和尾状核体出现以上的层面,大脑半球被大脑镰分隔为左、右侧部,以较深的中央沟和顶枕沟将大脑分为额叶、顶叶和枕叶。在额叶上自后向前依次出现中央前回、额上回、额中回和额下回;在顶叶上自前向后依次出现中央后回、顶上小叶和顶下小叶,顶上小叶和顶下小叶以顶内沟相分隔;在大脑半球内侧面自前向后为额内侧回、中央旁小叶或扣带回、楔前叶和楔叶。半卵圆中心层面内的髓质增至最大,是大脑内结构的转折层面。

中部为基底核区所在的层面,由胼胝体等连合纤维将左、右侧大脑半球连成一体,以胼胝体或外侧沟、小脑幕等将大脑分为前、中、后份。层面中央的主要结构为基底核区、侧脑室和第三脑室等,基底核区的尾状核体最先出现,在尾状核、背侧丘脑与豆状核之间的白质区为内囊,可分为内囊前肢、膝和后肢,豆状核外侧依次为外囊、屏状核、最外囊和岛叶皮质;侧脑室最先出现侧脑室中央部,其被透明隔所分隔,层面由上向下侧脑室依次出现前角、后角和下角,分别位于端脑的额叶、枕叶和颞叶内,侧脑室下角下壁可见突起且卷曲的海马;第三脑室位于左、右侧下丘脑之间,在冠状位上呈裂隙状,正中矢状层面可显示第三脑室全貌,其经室间孔向前上与侧脑室前角相连通。层面周边部以中央沟、外侧沟和顶枕沟将端脑分为额叶、顶叶、颞叶和枕叶,中央沟或外侧沟的前方为额叶,自前向后依次为额上回、额中回、额下回和中央前回;中央沟的后方为顶叶,主要为中央后回;外侧沟后方为颞叶,自前向后为颞上回、颞中回和颞下回。端脑内侧面前份自前向后为额内侧回和扣带回,后份以小脑幕分为幕上的端脑枕叶和幕下的小脑半球。

下部是鞍上池以下的层面,脑组织被大脑外侧窝池和小脑幕等分为数个区域。层面中央的主要结构为脑池、脑干和第四脑室等。鞍上池层面显示其前方是额叶,后方是中脑,两侧是海马旁回钩,鞍上池由交叉池和脚间池组成,向前连通大脑纵裂池,向前外侧连通大脑外侧窝池,向后外侧连通环池,向下连通脑桥小脑角池和桥池等。脑干自上而下为中脑、脑桥和延髓,向后借小脑上、中、下脚与小脑相连,脑干与小脑间有第四脑室。层面周边分为四个部分,前方为额叶的直回和眶回,两侧为颞叶下部,后方为小脑半球;随层面下移则额叶、颞叶和枕叶依次消失。

**(三)颅脑的冠状层面**

颅脑部冠状层面依据结构配布可分为前、中、后部。

前部为胼胝体膝出现以前的层面,以纵行的大脑镰将大脑半球分为左、右侧部,主要为端脑的额叶,其上外侧面自上而下为额上回、额中回和额下回,内侧面为额内侧回和扣带回。

中部为胼胝体和基底核区所在的层面,胼胝体将左、右侧大脑半球连成一体。层面中央的主要结构为基底核区、侧脑室、第三脑室和胼胝体等,自前向后基底核区的尾状核头最先出现,然后出现豆状核和背侧丘脑,三者之间的白质区为内囊,自前向后依次出现内囊前肢、膝和后肢。豆状核外侧依次为外囊、屏状核、最外囊和岛叶皮质;侧脑室最先出现侧脑室前角,向后依次出现侧脑室中央部及下角和后角,分别位于端脑的额叶、顶叶、颞叶和枕叶内,侧脑室下角内可见下壁突起且卷曲的海马;第三脑室呈裂隙状,向上经两室间孔连通侧脑室;胼胝体最先出现胼胝体膝,然后出现胼胝体嘴及干和压部,胼胝体向周边形成辐射状纤维连接两侧大脑半球。层面周边部以外侧沟和小脑幕为界分为上、中、下份,上份为额叶和顶叶,两者以中央沟为界。在外侧沟上方,额叶的额下回最先消失,向后为额中回和额上回、中央前回、中央后回、顶上小叶和顶下小叶的缘上回依次出现,且自下而上排列;在外侧沟下方,颞叶的颞极最先出现,自上而下为颞上回、颞中回和颞下回,底面自外侧向内侧依次为枕颞外侧回、枕颞内侧回和海马旁回。在小脑幕下方,最先出现脑桥,然后依次出现小脑脚、小脑和延髓,小脑扁桃体邻近枕骨大孔边缘。

后部为胼胝体压部以后的层面,以大脑镰和小脑幕将脑组织分隔为三部分。大脑镰两侧的端脑以顶枕沟为界分为顶叶和枕叶,顶叶以顶内沟分为顶上小叶和顶下小叶;小脑幕下方为小脑半球,两侧小脑半球以小脑蚓相连或以小脑镰相分隔。

**(四)颅脑的矢状层面**

颅脑部矢状层面依据结构配布可分为左侧、中、右侧部。

左、右侧部为基底核出现以前的层面,以较深的外侧沟分为上方的额叶、顶叶和下方的颞叶,额叶和顶叶以中央沟相分隔。中央沟以前的额叶上最先出现中央前回,然后依次出现额下回、额中回和额上回;中央沟以后的顶叶上最先出现中央后回,然后依次出现顶下小叶和顶上小叶;外侧沟下方的颞叶上自上而下为颞上回、颞中回和颞下回。

中部为基底核区所在的层面,以正中矢状面呈对称性分布。层面中央的主要结构为基底核区、脑室系统和胼胝体,由外向内侧基底核区的屏状核最先出现,然后出现豆状核、杏仁体、尾状核和背侧丘脑,在豆状核与尾状核、背侧丘脑之间的白质区为内囊;侧脑室最先出现侧脑室下角,向内侧依次出现侧脑室三角区、后角、中央部和前角,侧脑室下角的底壁上有卷曲的海马;第三脑室位于正中矢状面上,向前下延伸形成视隐窝和漏斗隐窝,向后延伸形成松果体隐窝和松果体上隐窝;胼胝体向周边呈辐射状,形成宽阔的白质区为辐射冠,在正中矢状面上的胼胝体可分为胼胝体嘴、膝、干和压部。层面周边部以小脑幕为界分为幕上结构和幕下结构,幕上结构的大脑半球上外侧面以中央沟和顶枕沟为界分为额叶、顶叶和枕叶,幕下结构的小脑半球以小脑脚与脑干相连,小脑与脑干之间围成第四脑室。

# 第三部分:综合实训与习题

## 一、综合实训(填图)

1. 颅骨后前位

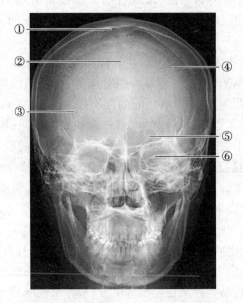

图 1-1-1

①_____;　②_____;　③_____;

④_____;　⑤_____;　⑥_____。

2. 颅骨侧位

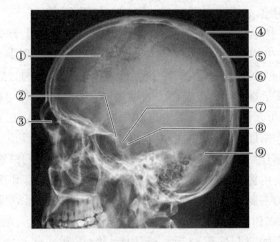

图 1-1-2

①_____;　②_____;　③_____;

④_____;　⑤_____;　⑥_____;

⑦_____； ⑧_____； ⑨_____。

## 3. 经上矢状窦的横断层面(MRI,T₁WI)

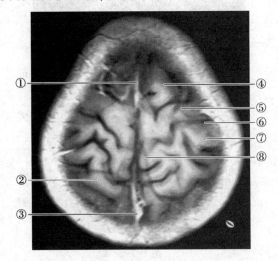

图 1-1-3

①_____； ②_____； ③_____；

④_____； ⑤_____； ⑥_____；

⑦_____； ⑧_____。

## 4. 经上矢状窦的横断层面(CT)

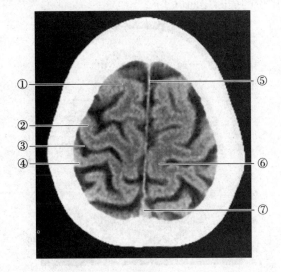

图 1-1-4

①_____； ②_____； ③_____；

④_____； ⑤_____； ⑥_____；

⑦_____。

5. 经中央旁小叶中份的横断层面(MRI,T$_1$WI)

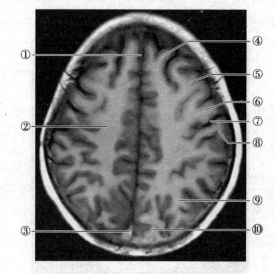

图 1-1-5

① _____ ; ② _____ ; ③ _____ ;

④ _____ ; ⑤ _____ ; ⑥ _____ ;

⑦ _____ ; ⑧ _____ ; ⑨ _____ ;

⑩ _____ 。

6. 经中央旁小叶中份的横断层面(CT)

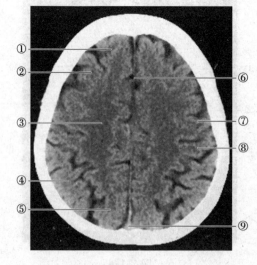

图 1-1-6

① _____ ; ② _____ ; ③ _____ ;

④ _____ ; ⑤ _____ ; ⑥ _____ ;

⑦ _____ ; ⑧ _____ ; ⑨ _____ 。

7. 经半卵圆中心的横断层面(MRI,T₁WI)

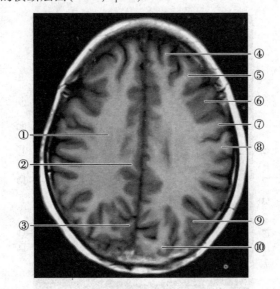

图 1-1-7

①_____ ; ②_____ ; ③_____ ;

④_____ ; ⑤_____ ; ⑥_____ ;

⑦_____ ; ⑧_____ ; ⑨_____ ;

⑩_____ 。

8. 经半卵圆中心的横断层面(CT)

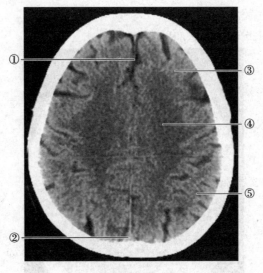

图 1-1-8

①_____ ; ②_____ ; ③_____ ;

④_____ ; ⑤_____ 。

9. 经侧脑室体部上份的横断层面(MRI,T₁WI)

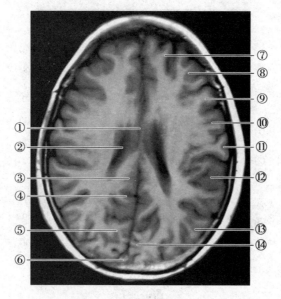

图 1-1-9

① _____; ② _____; ③ _____;

④ _____; ⑤ _____; ⑥ _____;

⑦ _____; ⑧ _____; ⑨ _____;

⑩ _____; ⑪ _____; ⑫ _____;

⑬ _____; ⑭ _____。

10. 经侧脑室体部上份的横断层面(CT)

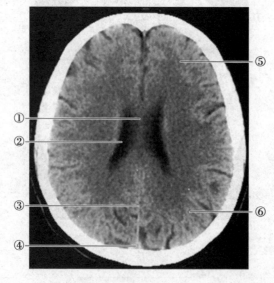

图 1-1-10

①_____ ; ②_____ ; ③_____ ;

④_____ ; ⑤_____ ; ⑥_____ 。

11. 经侧脑室体部上份的横断层面(CT,骨窗)

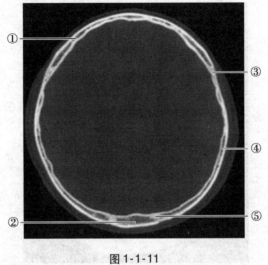

图 1-1-11

①_____ ; ②_____ ; ③_____ ;

④_____ ; ⑤_____ 。

12. 经胼胝体压部的横断层面(MRI,$T_1WI$)

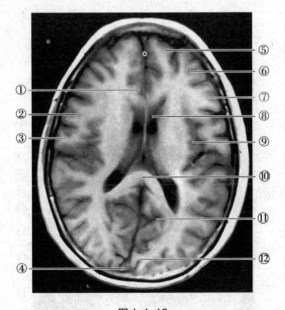

图 1-1-12

①_____ ; ②_____ ; ③_____ ;

④_____ ; ⑤_____ ; ⑥_____ ;

⑦_____;   ⑧_____;   ⑨_____;

⑩_____;   ⑪_____;   ⑫_____。

13. 经胼胝体压部的横断层面(CT)

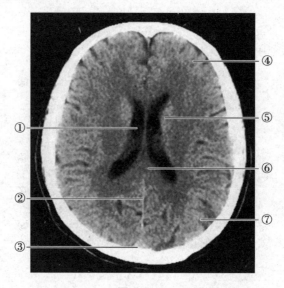

图 1-1-13

①_____;   ②_____;   ③_____;

④_____;   ⑤_____;   ⑥_____;

⑦_____。

14. 经侧脑室三角区的横断层面(MRI,T₁WI)

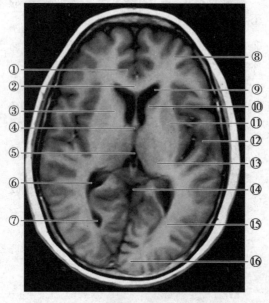

图 1-1-14

①_____；　②_____；　③_____；

④_____；　⑤_____；　⑥_____；

⑦_____；　⑧_____；　⑨_____；

⑩_____；　⑪_____；　⑫_____；

⑬_____；　⑭_____；　⑮_____；

⑯_____。

15. 经侧脑室三角区的横断层面(CT)

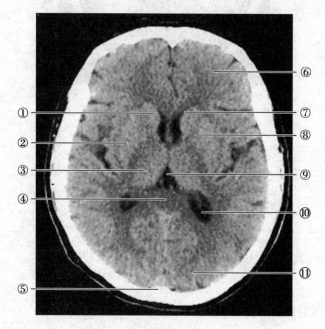

图 1-1-15

①_____；　②_____；　③_____；

④_____；　⑤_____；　⑥_____；

⑦_____；　⑧_____；　⑨_____；

⑩_____；　⑪_____。

16. 经基底节区的横断层面(MRI,T₁WI)

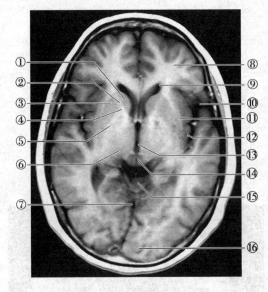

图 1-1-16

①_____;　②_____;　③_____;

④_____;　⑤_____;　⑥_____;

⑦_____;　⑧_____;　⑨_____;

⑩_____;　⑪_____;　⑫_____;

⑬_____;　⑭_____;　⑮_____;

⑯_____。

17. 经基底节区的横断层面(CT)

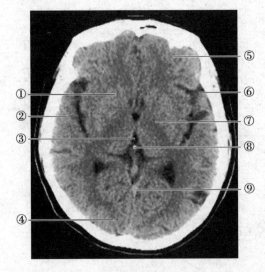

图 1-1-17

①_____；　　②_____；　　③_____；

④_____；　　⑤_____；　　⑥_____；

⑦_____；　　⑧_____；　　⑨_____。

18. 经四叠体池的横断层面（ MRI,$T_1$WI ）

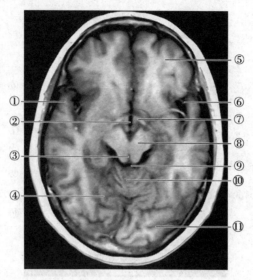

图 1-1-18

①_____；　　②_____；　　③_____；

④_____；　　⑤_____；　　⑥_____；

⑦_____；　　⑧_____；　　⑨_____；

⑩_____；　　⑪_____。

19. 经四叠体池的横断层面（CT）

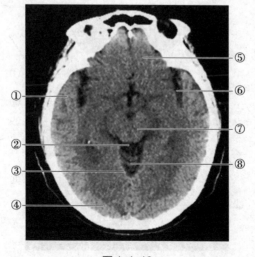

图 1-1-19

①＿＿＿＿＿＿＿＿＿＿＿；　　②＿＿＿＿＿＿＿＿＿＿＿；　　③＿＿＿＿＿＿＿＿＿＿＿；

④＿＿＿＿＿＿＿＿＿＿＿；　　⑤＿＿＿＿＿＿＿＿＿＿＿；　　⑥＿＿＿＿＿＿＿＿＿＿＿；

⑦＿＿＿＿＿＿＿＿＿＿＿；　　⑧＿＿＿＿＿＿＿＿＿＿＿。

20. 经鞍上池的横断层面( MRI,T₁WI)

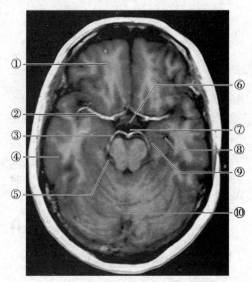

图 1-1-20

①＿＿＿＿＿＿＿＿＿＿＿；　　②＿＿＿＿＿＿＿＿＿＿＿；　　③＿＿＿＿＿＿＿＿＿＿＿；

④＿＿＿＿＿＿＿＿＿＿＿；　　⑤＿＿＿＿＿＿＿＿＿＿＿；　　⑥＿＿＿＿＿＿＿＿＿＿＿；

⑦＿＿＿＿＿＿＿＿＿＿＿；　　⑧＿＿＿＿＿＿＿＿＿＿＿；　　⑨＿＿＿＿＿＿＿＿＿＿＿；

⑩＿＿＿＿＿＿＿＿＿＿＿。

21. 经鞍上池的横断层面(CT)

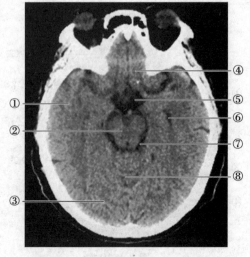

图 1-1-21

①_____; ②_____; ③_____;

④_____; ⑤_____; ⑥_____;

⑦_____; ⑧_____。

22. 经视交叉的横断层面(MRI,T$_1$WI)

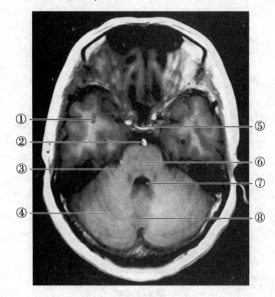

图 1-1-22

①_____; ②_____; ③_____;

④_____; ⑤_____; ⑥_____;

⑦_____; ⑧_____。

23. 经视交叉的横断层面(CT)

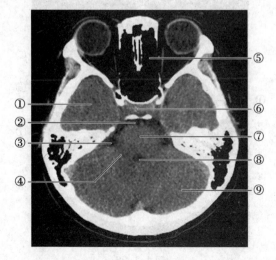

图 1-1-23

①＿＿＿＿＿＿＿＿＿＿＿＿；　②＿＿＿＿＿＿＿＿＿＿＿＿；　③＿＿＿＿＿＿＿＿＿＿＿＿；

④＿＿＿＿＿＿＿＿＿＿＿＿；　⑤＿＿＿＿＿＿＿＿＿＿＿＿；　⑥＿＿＿＿＿＿＿＿＿＿＿＿；

⑦＿＿＿＿＿＿＿＿＿＿＿＿；　⑧＿＿＿＿＿＿＿＿＿＿＿＿；　⑨＿＿＿＿＿＿＿＿＿＿＿＿。

24. 经脑桥的横断层面(MRI,T$_1$WI)

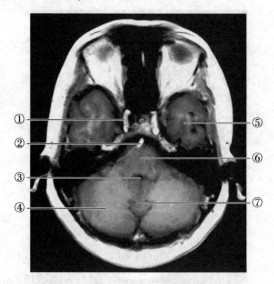

图 1-1-24

①＿＿＿＿＿＿＿＿＿＿＿＿；　②＿＿＿＿＿＿＿＿＿＿＿＿；　③＿＿＿＿＿＿＿＿＿＿＿＿；

④＿＿＿＿＿＿＿＿＿＿＿＿；　⑤＿＿＿＿＿＿＿＿＿＿＿＿；　⑥＿＿＿＿＿＿＿＿＿＿＿＿；

⑦＿＿＿＿＿＿＿＿＿＿＿＿。

25. 经脑桥的横断层面(CT)

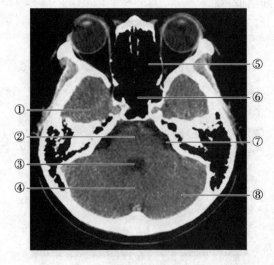

图 1-1-25

①_____ ; ②_____ ; ③_____ ;

④_____ ; ⑤_____ ; ⑥_____ ;

⑦_____ ; ⑧_____ 。

26. 经脑桥的横断层面（CT，骨窗）

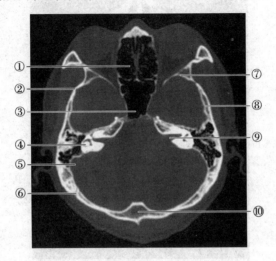

图 1-1-26

①_____ ; ②_____ ; ③_____ ;

④_____ ; ⑤_____ ; ⑥_____ ;

⑦_____ ; ⑧_____ ; ⑨_____ ;

⑩_____ 。

27. 经延髓的横断层面（MRI，T$_1$WI）

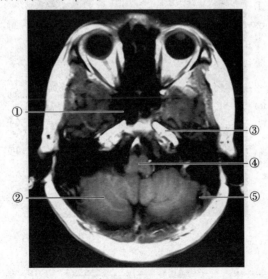

图 1-1-27

① ＿＿＿＿＿＿＿＿＿＿＿ ; ② ＿＿＿＿＿＿＿＿＿＿＿ ; ③ ＿＿＿＿＿＿＿＿＿＿＿ ;

④ ＿＿＿＿＿＿＿＿＿＿＿ ; ⑤ ＿＿＿＿＿＿＿＿＿＿＿ 。

28. 经延髓的横断层面(CT)

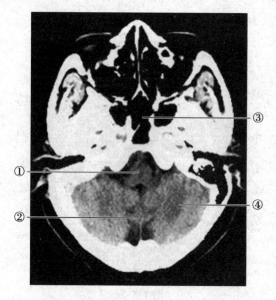

图 1-1-28

① ＿＿＿＿＿＿＿＿＿＿ ; ② ＿＿＿＿＿＿＿＿＿＿ ; ③ ＿＿＿＿＿＿＿＿＿＿ ;

④ ＿＿＿＿＿＿＿＿＿＿ 。

29. 经视交叉的冠状层面(MRI,$T_2$WI)

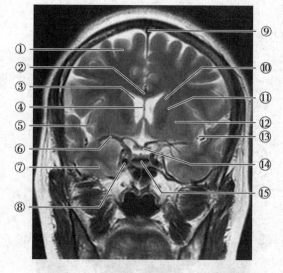

图 1-1-29

① ＿＿＿＿＿＿＿＿＿＿＿ ; ② ＿＿＿＿＿＿＿＿＿＿＿ ; ③ ＿＿＿＿＿＿＿＿＿＿＿ ;

④＿＿＿＿＿＿＿＿＿＿; ⑤＿＿＿＿＿＿＿＿＿＿; ⑥＿＿＿＿＿＿＿＿＿＿;

⑦＿＿＿＿＿＿＿＿＿＿; ⑧＿＿＿＿＿＿＿＿＿＿; ⑨＿＿＿＿＿＿＿＿＿＿;

⑩＿＿＿＿＿＿＿＿＿＿; ⑪＿＿＿＿＿＿＿＿＿＿; ⑫＿＿＿＿＿＿＿＿＿＿;

⑬＿＿＿＿＿＿＿＿＿＿; ⑭＿＿＿＿＿＿＿＿＿＿; ⑮＿＿＿＿＿＿＿＿＿＿。

30. 经头部正中的矢状层面( MRI,T₁WI)

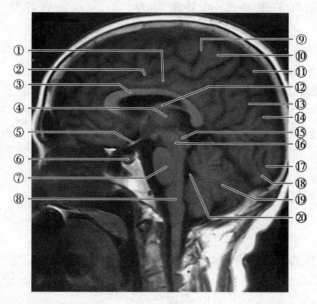

图 1-1-30

①＿＿＿＿＿＿＿＿＿＿; ②＿＿＿＿＿＿＿＿＿＿; ③＿＿＿＿＿＿＿＿＿＿;

④＿＿＿＿＿＿＿＿＿＿; ⑤＿＿＿＿＿＿＿＿＿＿; ⑥＿＿＿＿＿＿＿＿＿＿;

⑦＿＿＿＿＿＿＿＿＿＿; ⑧＿＿＿＿＿＿＿＿＿＿; ⑨＿＿＿＿＿＿＿＿＿＿;

⑩＿＿＿＿＿＿＿＿＿＿; ⑪＿＿＿＿＿＿＿＿＿＿; ⑫＿＿＿＿＿＿＿＿＿＿;

⑬＿＿＿＿＿＿＿＿＿＿; ⑭＿＿＿＿＿＿＿＿＿＿; ⑮＿＿＿＿＿＿＿＿＿＿;

⑯＿＿＿＿＿＿＿＿＿＿; ⑰＿＿＿＿＿＿＿＿＿＿; ⑱＿＿＿＿＿＿＿＿＿＿;

⑲＿＿＿＿＿＿＿＿＿＿; ⑳＿＿＿＿＿＿＿＿＿＿。

## 二、习 题

（一）名词解释

1. 听眦线　　　　　　　　　　2. 半卵圆中心

3. 第五脑室　　　　　　　　　4. 脑池

5. 鞍上池　　　　　　　　　　6. 内囊

（二）填空题

1. ＿＿＿＿＿＿池、＿＿＿＿＿＿池和＿＿＿＿＿＿池围绕于中脑周围,并勾画出了中脑的轮廓。

2. "Y"形小脑幕之间的脑组织为_____,小脑幕两侧的脑组织是_____。

3. 在横断层面上,自外侧沟至正中线的结构依次是_____、_____、_____、_____、_____和_____。

4. 在 MRI 影像上,动脉因血流迅速常显示为_____,静脉血液缓慢而呈_____,此即 MRI 成像的_____效应。

5. 楔前叶为顶叶的主要部分,其前界为_____,后界是_____,下界为_____。

6. 大脑外侧窝池在横断层面上的典型表现呈横置的_____字形,其主干在岛叶表面分为前、后支,前支较短,伸向_____;后支较长,伸向_____。

（三）单项选择题（以下每一道题下面有 A、B、C、D、E 五个备选答案,请从中选择一个最佳答案。）

1. 脑池中体积最大的是（　　　）
A. 脚间池　　　　　B. 小脑上池　　　　　C. 小脑延髓池
D. 环池　　　　　　E. 脑桥小脑角池

2. 豆状核与屏状核之间的白质区为（　　　）
A. 内囊　　　　　　B. 外囊　　　　　　　C. 最外囊
D. 视辐射　　　　　E. 听辐射

3. 显示基底核区的最佳轴位层面为（　　　）
A. 胼胝体干　　　　B. 胼胝体压部　　　　C. 松果体
D. 前连合　　　　　E. 后连合

4. 在横断层面上,小脑延髓池两侧的脑组织为（　　　）
A. 小脑扁桃体　　　B. 小脑半球　　　　　C. 小脑蚓
D. 枕叶　　　　　　E. 舌回

5. 在横断层面上,上矢状窦的常见形态为（　　　）
A. 三角形　　　　　B. 四角形　　　　　　C. 圆形
D. 卵圆形　　　　　E. 不规则形

6. 经基底核区横断层面上最先出现的是（　　　）
A. 背侧丘脑　　　　B. 尾状核　　　　　　C. 豆状核
D. 屏状核　　　　　E. 杏仁体

7. 横断层面上的侧脑室最先出现其（　　　）
A. 前角　　　　　　B. 中央部　　　　　　C. 三角区
D. 后角　　　　　　E. 下角

8. 在 CT 影像上,呈现相对较高的密度影的是（　　　）
A. 基底核　　　　　B. 脑髓质　　　　　　C. 内囊
D. 脑室　　　　　　E. 脑池

9. 在 MRI 影像上,$T_1$ 和 $T_2$ 均呈高信号影的是（　　　）
A. 脑皮质　　　　　B. 脑髓质　　　　　　C. 脑脊液
D. 脂肪组织　　　　E. 钙化灶

10. 面神经和前庭蜗神经出入内耳门时所经过的脑池为(　　　)
　　A. 小脑延髓池　　　　　　　　B. 环池　　　　　　　　　　C. 小脑上池
　　D. 桥池　　　　　　　　　　　E. 脑桥小脑角池

（四）多项选择题（以下每一道题下面有 A、B、C、D、E 五个备选答案,请从中选择所有正确答案。）

1. 经半卵圆中心横断层面上的结构有(　　　　　)
　　A. 楔叶　　　　　　　　　　　B. 楔前叶　　　　　　　　　C. 缘上回
　　D. 外侧沟　　　　　　　　　　E. 顶枕沟

2. 经胼胝体干横断层面上的结构有(　　　　　)
　　A. 侧脑室　　　　　　　　　　B. 第三脑室　　　　　　　　C. 尾状核
　　D. 外侧沟　　　　　　　　　　E. 顶枕沟

3. 经胼胝体压部横断层面上的结构有(　　　　　)
　　A. 内囊　　　　　　　　　　　B. 外囊　　　　　　　　　　C. 最外囊
　　D. 第五脑室　　　　　　　　　E. 第六脑室

4. 颅脑部正中矢状面上的脑池有(　　　　　)
　　A. 脚间池　　　　　　　　　　B. 桥池　　　　　　　　　　C. 延池
　　D. 小脑延髓池　　　　　　　　E. 脑桥小脑角池

5. 颅脑部正中矢状面上的脑室有(　　　　　)
　　A. 侧脑室　　　　　　　　　　B. 第三脑室　　　　　　　　C. 第四脑室
　　D. 第五脑室　　　　　　　　　E. 第六脑室

（五）问答题

1. 简述颅脑轴位扫描的常用基线及临床意义。
2. 简述帆间池与第三脑室在轴位扫描时的区别。
3. 简述小脑幕轴位成像的特点。
4. 简述颅脑部结构在 CT 影像上的表现。
5. 简述颅脑部结构在 MRI 影像上的表现。
6. 简述半卵圆中心的位置、形成及影像上的表现。

# 第四部分:参考答案

## 一、综合实训(填图)

1. 颅骨后前位
①蛛网膜颗粒压迹　②矢状缝　③人字缝　④冠状缝　⑤额窦　⑥颞骨岩部

2. 颅骨侧位
①冠状缝　②前床突　③额窦　④颅外板　⑤板障　⑥颅内板　⑦垂体窝　⑧后床突
⑨人字缝

3. 经上矢状窦的横断层面(MRI,$T_1$WI)
①大脑镰　②顶上小叶　③上矢状窦　④额上回　⑤中央前回　⑥中央沟　⑦中央后回　⑧中央旁小叶

4. 经上矢状窦的横断层面(CT)

①额上回 ②中央前回 ③中央沟 ④中央后回 ⑤大脑镰 ⑥中央旁小叶 ⑦上矢状窦

5. 经中央旁小叶中份的横断层面(MRI,$T_1WI$)

①大脑镰 ②辐射冠 ③上矢状窦 ④额上回 ⑤额中回 ⑥中央前回 ⑦中央沟 ⑧中央后回 ⑨顶下小叶 ⑩顶上小叶

6. 经中央旁小叶中份的横断层面(CT)

①额上回 ②额中回 ③辐射冠 ④顶下小叶 ⑤顶上小叶 ⑥大脑镰 ⑦中央前回 ⑧中央后回 ⑨上矢状窦

7. 经半卵圆中心的横断层面(MRI,$T_1WI$)

①半卵圆中心 ②扣带回 ③楔前叶 ④额上回 ⑤额中回 ⑥额下回 ⑦中央前回 ⑧中央后回 ⑨顶下小叶 ⑩顶上小叶

8. 经半卵圆中心的横断层面(CT)

①大脑镰 ②上矢状窦 ③额叶 ④半卵圆中心 ⑤顶叶

9. 经侧脑室体部上份的横断层面(MRI,$T_1WI$)

①胼胝体 ②侧脑室中央部 ③扣带回 ④扣带沟 ⑤楔前叶 ⑥上矢状窦 ⑦额上回 ⑧额中回 ⑨额下回 ⑩中央前回 ⑪中央后回 ⑫缘上回 ⑬角回 ⑭楔叶

10. 经侧脑室体部上份的横断层面(CT)

①胼胝体 ②侧脑室中央部 ③大脑镰 ④上矢状窦 ⑤额叶 ⑥顶叶

11. 经侧脑室体部上份的横断层面(CT,骨窗)

①额骨 ②枕骨 ③冠状缝 ④顶骨 ⑤人字缝

12. 经胼胝体压部的横断层面(MRI,$T_1WI$)

①扣带回 ②中央前回 ③中央后回 ④上矢状窦 ⑤额上回 ⑥额中回 ⑦额下回 ⑧侧脑室前角 ⑨岛叶 ⑩胼胝体压部 ⑪顶枕沟 ⑫楔叶

13. 经胼胝体压部的横断层面(CT)

①侧脑室中央部 ②大脑镰 ③上矢状窦 ④额叶 ⑤尾状核 ⑥胼胝体压部 ⑦顶叶

14. 经侧脑室三角区的横断层面(MRI,$T_1WI$)

①扣带回 ②胼胝体膝 ③内囊 ④室间孔 ⑤第三脑室 ⑥侧脑室三角区 ⑦侧脑室后角 ⑧额叶 ⑨侧脑室前角 ⑩尾状核头 ⑪豆状核 ⑫颞叶 ⑬背侧丘脑 ⑭直窦 ⑮视辐射 ⑯枕叶

15. 经侧脑室三角区的横断层面(CT)

①尾状核头 ②豆状核 ③背侧丘脑 ④胼胝体压部 ⑤上矢状窦 ⑥额叶 ⑦侧脑室前角 ⑧内囊 ⑨第三脑室 ⑩侧脑室三角区 ⑪枕叶

16. 经基底节区的横断层面(MRI,$T_1WI$)

①尾状核头 ②内囊前肢 ③豆状核 ④内囊膝部 ⑤内囊后肢 ⑥背侧丘脑 ⑦直窦 ⑧额叶 ⑨侧脑室前角 ⑩大脑外侧裂池 ⑪外囊 ⑫岛叶 ⑬第三脑室 ⑭松果体 ⑮小脑蚓 ⑯枕叶

17. 经基底节区的横断层面(CT)

①豆状核　②颞叶　③第三脑室　④枕叶　⑤额叶　⑥大脑外侧裂池　⑦内囊　⑧松果体　⑨直窦

18. 经四叠体池的横断层面(MRI,T₁WI)

①颞叶　②第三脑室　③中脑水管　④枕内侧回　⑤额叶　⑥大脑外侧裂池　⑦前连合　⑧中脑　⑨四叠体池　⑩小脑蚓　⑪枕外侧回

19. 经四叠体池的横断层面(CT)

①颞叶　②四叠体池　③小脑幕　④枕叶　⑤额叶　⑥大脑外侧裂池　⑦中脑　⑧小脑蚓

20. 经鞍上池的横断层面(MRI,T₁WI)

①额叶　②大脑中动脉　③大脑后动脉　④颞叶　⑤环池　⑥视交叉　⑦鞍上池　⑧侧脑室下角　⑨海马　⑩小脑蚓

21. 经鞍上池的横断层面(CT)

①颞叶　②中脑　③枕叶　④额叶　⑤鞍上池　⑥侧脑室下角　⑦环池　⑧小脑蚓

22. 经视交叉的横断层面(MRI,T₁WI)

①颞叶　②基底动脉　③小脑中脚　④小脑半球　⑤鞍背　⑥脑桥　⑦第四脑室　⑧小脑蚓

23. 经视交叉的横断层面(CT)

①颞叶　②桥池　③脑桥小脑角池　④小脑中脚　⑤筛窦　⑥垂体　⑦脑桥　⑧第四脑室　⑨小脑半球

24. 经脑桥的横断层面(MRI,T₁WI)

①颈内动脉　②基底动脉　③第四脑室　④小脑半球　⑤颞叶　⑥脑桥　⑦小脑蚓

25. 经脑桥的横断层面(CT)

①颞叶　②脑桥　③第四脑室　④小脑蚓　⑤筛窦　⑥蝶窦　⑦脑桥小脑角池　⑧小脑半球

26. 经脑桥的横断层面(CT,骨窗)

①筛窦　②蝶鳞缝　③蝶窦　④半规管　⑤乙状窦　⑥枕乳突缝　⑦蝶骨大翼　⑧颞骨鳞部　⑨内耳道　⑩枕内隆凸

27. 经延髓的横断层面(MRI,T₁WI)

①蝶窦　②小脑半球　③颈内动脉　④延髓　⑤乙状窦

28. 经延髓的横断层面(CT)

①延髓　②小脑蚓　③蝶窦　④小脑半球

29. 经视交叉的冠状层面(MRI,T₂WI)

①额叶　②胼胝体　③侧脑室前角　④透明隔　⑤岛叶　⑥大脑中动脉　⑦颞叶　⑧颈内动脉　⑨上矢状窦　⑩尾状核头　⑪内囊　⑫豆状核　⑬外侧沟　⑭视交叉　⑮垂体

30. 经头部正中的矢状层面(MRI,T₁WI)

①扣带回　②扣带沟　③胼胝体　④背侧丘脑　⑤视交叉　⑥垂体　⑦脑桥　⑧延髓　⑨中央沟　⑩中央旁小叶　⑪楔前叶　⑫穹隆体　⑬顶枕沟　⑭楔叶　⑮中脑水管　⑯中脑　⑰距状沟　⑱舌回　⑲小脑　⑳第四脑室

## 二、习 题

**（一）名词解释**

1. 听眦线：眼外眦与外耳门中点的连线，颅脑横断层多以此线为基线，是临床影像头部的轴位扫描基线。

2. 半卵圆中心：在横断层面上，大脑半球内呈半卵圆形的白质区，主要由胼胝体的辐射纤维和经内囊的投射纤维等组成。

3. 第五脑室：又称为透明隔腔，位于两侧透明隔之间的腔隙，是脑发育上的变异。

4. 脑池：由蛛网膜下隙在脑的沟、裂等处扩大而形成。各部之间无明显界限，彼此交通，其形状及大小在临床影像诊断上具有重要意义。

5. 鞍上池：位于蝶鞍上方，是交叉池、脚间池或桥池在轴位扫描时的共同显影。

6. 内囊：位于尾状核、背侧丘脑与豆状核之间的宽阔白质板，自前向后分为内囊前肢、膝和后肢三部分，内有投射纤维通过。

**（二）填空题**

1. 四叠体池 环池 脚间池

2. 小脑 端脑枕叶

3. 岛叶皮质 最外囊 屏状核 外囊 豆状核 内囊 背侧丘脑

4. 无信号区 高信号 流空

5. 扣带沟边缘支 顶枕沟 顶下沟

6. "Y" 前内侧 后方

**（三）单项选择题**

1. C 2. B 3. C 4. B 5. A 6. B 7. B 8. A 9. D 10. E

**（四）多项选择题**

1. ABCE 2. ACDE 3. ABCD 4. ABCD 5. BCDE

**（五）问答题**

1. 简述颅脑轴位扫描的常用基线及临床意义。

答：①听眦线，即眼外眦与外耳门中点的连线，颅脑部轴位扫描多以此线为基线。②听眦下线，即眶下缘中点与外耳门中点的连线，是头部横断层标本制作的常用基线。③听眦上线，即眶上缘中点与外耳门中点的连线，经该线的轴位成像与颅底平面相一致，有利于显示颅后窝的结构和减少颅骨伪影。

2. 简述帆间池与第三脑室在轴位扫描时的区别。

答：①帆间池的层面较高，而第三脑室顶部的层面稍低；②帆间池后界是胼胝体压部，而第三脑室顶部的后界是松果体；③帆间池在轴位扫描上呈尖伸向前的三角形，不与侧脑室前角相连，而第三脑室为正中矢状位的狭长裂隙，向前可延伸至侧脑室前角。

3. 简述小脑幕轴位成像的特点。

答：①在经窦汇以上的轴位层面上，小脑幕与大脑镰后端连成"Y"字形，由于大脑镰与小脑幕的连接处是自前上斜向后下，因此当轴位层面偏高时小脑幕较少，而大脑镰较多，两者连接成长"Y"字形；当轴位层面偏低时则呈宽"Y"字形。②在经窦汇的轴位层面上，大脑镰已消失，小脑幕直接与后方的窦汇相连接成"V"字形。"V"字形和"Y"字形杯口内的脑实质为幕下结构,主要是小脑上蚓;杯口之外是幕上结构,主要为端脑枕叶。③在经窦汇以下的轴位层面上,小脑幕呈"M"(双峰)字形,随层面下移则呈"八"字形。双峰形好似一对并列的山峰,两峰之间的脑组织为幕下结构,两峰以外为幕上结构。"八"字形以前的脑组织为幕上的端脑枕叶,"八"字形以后的结构是幕下的小脑。

4. 简述颅脑部结构在 CT 影像上的表现。

答:在 CT 影像上,颅骨呈高密度影,其内的含气空腔如上颌窦、蝶窦呈低密度影;脑实质的脑髓质密度略低于脑皮质,基底核的密度类似于脑皮质并略高于邻近的内囊,增强扫描中的脑实质可轻度强化,脑皮质较脑髓质稍明显;脑室和脑池内的脑脊液呈水样低密度影;松果体和钙化的脉络丛等非病理性钙化呈高密度影,出现率较 X 线平片高。

5. 简述颅脑部结构在 MRI 影像上的表现。

答:在 MRI 影像上,脑髓质信号在 $T_1WI$ 上稍高于脑皮质,在 $T_2WI$ 上则稍低;脑脊液 $T_1WI$ 呈低信号、$T_2WI$ 呈高信号;脂肪组织在 $T_1WI$ 和 $T_2WI$ 上均呈高信号;脑神经呈等信号,以 $T_1WI$ 显示最佳;骨皮质、钙化灶和硬脑膜在 $T_1WI$、$T_2WI$ 上均呈低信号,乳突小房和鼻旁窦等均呈无信号或低信号;流动的血液因其流空效应则在 $T_1WI$ 和 $T_2WI$ 上均呈低信号,血流缓慢或异常时则信号增高且不均匀;增强后 MRI 的脑实质信号略有增高,脑皮质较脑髓质略明显。

6. 简述半卵圆中心的位置、形成及影像上的表现。

答:半卵圆中心为轴位扫描时大脑半球内呈半卵圆形的白质区,主要由胼胝体的辐射纤维和经内囊的投射纤维等组成。因半卵圆中心的纤维主要是有髓纤维,故在 CT 图像上呈低密度影,MRI 图像 $T_1WI$ 上呈高信号影。

(赵江民 付升旗)

# 第二节 颌 面 部

## 第一部分:实训目标

1. 掌握 眶、鼻旁窦、颞下颌关节等结构的 X 线解剖及断层解剖;鼻咽部及腮腺断层解剖。

2. 熟悉 鼻腔、口腔、口咽、颈动脉鞘等结构的断层解剖。

3. 了解 牙与牙周组织、下颌下腺及舌下腺断层解剖。

## 第二部分:重点难点剖析

### 一、应 用 解 剖

#### (一)眶壁的组成

由 7 块颅骨构成,有眶顶壁,内侧壁,外侧壁和下壁。眶顶壁呈三角形,前部由额骨眶部、后部由蝶骨小翼组成;眶内壁呈长方形,前部由上颌骨额突及泪骨、后部由筛骨纸板及蝶骨体组成。眶下壁大致呈三角形,由上颌骨眶面、颧骨眶面和额骨眶突组成;眶外壁呈三角形,与正中矢状面呈 45°,前部为颧骨眶面,后部为蝶骨大翼眶面。借视神经管、眶上裂及眶下裂分别与颅中窝、翼腭窝、颞下窝相通。

**(二)鼻腔及鼻旁窦**

1. **鼻腔** 由骨和软骨围成,内衬黏膜,被鼻中隔分为左、右两半。鼻中隔由筛骨垂直板和梨骨构成。鼻腔前为鼻前庭,后为固有鼻腔,呈顶窄底宽的狭长间隙。鼻腔内壁即鼻中隔;外侧壁由前向后为鼻骨、上颌骨额突、泪骨、下鼻甲、上颌窦内侧壁、筛骨迷路、颚骨垂直板和蝶骨翼突的内侧板等组成。外侧壁上一般有 3~4 个呈阶梯状排列的鼻甲。鼻甲下缘游离,其骨性突起由外上方卷曲,由下向上分别为下、中、上和最上鼻甲。每个鼻甲下方有相应鼻道。

2. **鼻旁窦** 是鼻腔周围的面颅骨内的含气空腔,包括额窦、筛窦、蝶窦和上颌窦,分别位于相应的颅骨中。额窦位于额骨内、外两层骨板之间,呈扇形,上端多呈弧形分叶,左右各一,大小不等,常偏一侧,额窦在窦底部通过筛漏斗,并开口于中鼻道。筛窦是鼻腔外侧壁上部与两眶之间的筛骨迷路中的含气小房,总体上呈楔形,前部和上部较窄,后部和下部较宽。前组筛窦开口于中鼻道,后组筛窦开口于上鼻道。蝶窦位于蝶骨体内,气化程度个体差异较大,气化的蝶窦有分隔。两侧常不对称,分别开口于左、右蝶筛隐窝。上颌窦位于上颌骨体内,是鼻窦中最大的窦腔,形状似横置的锥形,底部朝向上颌骨额突,开口经半月裂孔进入中鼻道。

**(三)鼻咽**

咽为一个上宽下窄、前后略扁的漏斗状肌性管道,上起颅底,下至第 6 颈椎下缘平面续于食管。其后壁完整,邻颈椎体,前壁不完整,从上至下分别与鼻腔、口腔、喉腔相通,并以其相对应的咽部分为鼻咽部、口咽部和喉咽部 3 个部分。鼻咽是咽的上部,上达颅底,下至软腭水平,向前经鼻后孔与鼻腔相通,顶后壁的黏膜内聚集丰富的淋巴组织称咽扁桃体,6~7 岁时开始萎缩,约至 10 岁以后完全退化。在两侧壁上,位于下鼻甲后方约 1cm 处各有一咽鼓管咽口,咽腔借咽鼓管通中耳鼓室,咽鼓管咽口的前、上、后方的弧形隆起称咽鼓管圆枕,咽鼓管圆枕后方与咽后壁之间的纵行凹陷称咽隐窝。

**(四)腮腺**

腮腺位于外耳道前下方,上达颧弓,下至下颌角,前至咬肌后 1/3 的浅面,后邻乳突前缘及胸锁乳突肌上部前缘。腮腺呈楔形,边缘不规则,深部可呈分叶状改变,底向外,尖向内突向咽旁。常分为浅、深两部。浅部覆盖于咬肌后部的浅面,深部位于下颌后窝内及下颌支深面,向内深至咽侧壁。腮腺主导管延至口腔,开口于上颌第二磨牙相对的颊黏膜上的腮腺乳头。

**(五)颞下颌关节**

颞下颌关节:由颞骨的下颌窝、关节结节与下颌骨的关节头及其韧带共同构成,覆盖关节面的关节软骨是纤维软骨。关节囊松弛,囊外有外侧韧带加强。关节囊内有纤维软骨构成关节盘,盘呈椭圆形。

## 二、X 线 解 剖

**(一)柯氏位**

在鼻颌位片上,额窦多呈一扇形。由于额窦气化不均匀,窦前壁往往厚薄不均,片上显示额窦密度不均,易误认为病变;双侧的额窦发育常不对称,窦腔较小的一侧密度可高于对侧。

筛窦前后组在鼻颌位片上前后重叠,不能分开,可显示多个小房的分隔,呈"蜂窝状"。筛窦顶壁和外侧壁显示较清晰。筛窦顶壁为筛凹顶,为前颅窝的一部,向内延续为筛板、鸡冠,向外接额骨水平板。外侧壁为筛骨的纸样板,表现为 2～3 条水平走向的线状高密度结构。眼眶和上颌窦在柯氏位片上亦能较清晰显示其基本结构。

鼻腔呈一梨状低密度结构,顶、低壁及外侧壁均清晰显示,其内的鼻中隔、中下鼻甲亦清晰显示,鼻中隔多数轻度偏曲。

**(二) 华氏位**

在顶颏位 X 线片上,在鼻腔中,鼻中隔为纵行致密阴影,近于中线。正常上颌窦呈三角形。在上颌窦顶壁区域可见两条水平走向的平行致密线状结构,上方一条较模糊,密度稍低,它是眼眶下缘的投影,下方一条较清晰的致密白线为上颌窦顶壁的投影。

上颌窦内侧壁为垂直走向的致密线,清晰可见;有时鼻翼肥厚可投影于内侧壁下份窦腔内,易误认为病变。内侧壁与顶壁夹角区可见后组筛窦投影。

上颌窦底壁毗邻齿槽骨,密度较高,圆孔有时也可投影于此区域,易误认为骨质破坏。上颌窦偏外侧的致密线影是前壁和后外壁的切线投影。

个别因上唇肥厚而投影于上颌窦下壁,表现为边缘光滑的软组织影,对称而连续,不要误认为病变。

在顶颏位上,筛窦在眼眶之间,前筛窦位置较高,后组筛窦位置较低,额窦在眼眶上方,部分与眼眶、前筛窦重叠。

**(三) 颞下颌关节侧斜位**

此片显示颞下颌关节外侧 1/3 侧斜位影像。颞骨岩部投影于髁状突下方,可以同时显示关节窝、关节结节、髁状突及关节间隙。两侧颞下颌关节的形态一般是对称的。髁状突形状可为圆柱形、椭圆形和双斜形。年轻人髁状突顶部一般较圆,老年人则较扁平。成人的髁状突有致密而较薄的密质骨边缘,其下方骨纹理结构均匀。儿童髁状突表面无致密骨,仅为一钙化层覆盖;15 岁以后才逐渐形成完整的致密骨。因此,X 线上儿童髁状突密质骨部清晰,易被认为病理改变。颞下颌关节张口闭口时髁状突的范围,如果髁状突运动正常,在开口时一般应位于关节结节顶点后 5mm 至关节结节顶点前方 10mm 之间,髁状突的移动两侧对称。

## 三、断 层 解 剖

**(一) 横断层面**

1. 眼眶

(1) 眼球顶部层面:最前方为上睑,最后方为上直肌,眼球顶部外侧与眶外壁间可见泪腺。

(2) 眼球上部层面:眶腔增大,前方开放,眼球后方可见眼上静脉。

(3) 眼球中部层面:眶腔增大,可见眼环、玻璃体。眶内、外壁及中央的视神经,两侧的内、外直肌。眶尖可见视神经管及眶上裂影。眼球前外方可见泪腺。

(4) 眼球正中层面:眶腔最大,可见眼环、晶状体、玻璃体,晶状体与角膜间的眼房,球后可见下直肌。眶尖向后伸出的骨管为眶下裂。

(5) 眼球底部层面:眶腔减小,眼球后方中央为下直肌。

2. 鼻咽部

（1）咽隐窝层面：此层面鼻咽腔略呈横长方形含气腔，其前方中部为鼻中隔、两侧为鼻甲及鼻后孔；后方为椎前软组织，其中两侧对称的类圆形软组织结构为头长肌；两侧壁前部为翼突内板，中部的软组织结构为咽鼓管圆枕，圆枕后深陷含气的凹陷为咽隐窝。

（2）咽鼓管圆枕层面：鼻咽腔略呈双梯形的含气腔，此为典型的鼻咽部横断层面，两侧壁中部的软组织结构为咽鼓管圆枕，圆枕前的凹陷为咽鼓管咽口，圆枕后凹陷为咽隐窝。位于翼突外板后外与下颌骨髁状突之间的长条状软组织为翼外肌，翼外肌前方为颞肌，其外方为下颌骨，下颌骨外方为咀嚼肌。

（3）硬腭层面：此层面鼻咽腔略呈纵向长方形含气腔，硬腭为咽腔前界；后界仍为椎前软组织。

（二）冠状层面

1. 眼眶

（1）眶前缘层面：可见眼球前部、眼环、晶状体及玻璃体，并可见眶顶壁及内壁。

（2）眼球层面：眼球位于眼眶中央，眼环及玻璃体显示清楚，眶顶壁、内壁、下壁及上、内、下直肌。上睑提肌位于上直肌上方与眶顶间。上斜肌为上、内直肌与眶内上壁间的圆点状结构，其外方有眼上静脉呈圆点状。泪腺位于眼球外上部。

（3）眼球后层面：眼眶近似三角形，眶下壁与内壁相连呈一斜边。视神经位于中央，四周围以四条直肌，圆点状的眼上静脉位于上、内直肌及视神经围成的间隙中。

（4）眶尖层面：眶腔变小，类三角形。眶上壁为蝶骨小翼，眶外壁为蝶骨大翼，内、下壁为后组筛窦外侧壁。在肌锥中央可见圆点状视神经位，随着层面向后移，肌锥变小，4 条直肌与视神经可彼此分辨。

2. 鼻腔及鼻旁窦 鼻旁窦冠状断面能直观地显示窦口-鼻道复合体解剖结构及其毗邻位置关系以及正常变异，为临床实施功能性鼻内镜手术选择路径提供重要价值的信息。窦口-鼻道复合体主要包括钩突、筛漏斗、半月裂、中鼻甲以及中鼻道等标志性解剖结构。筛漏斗是额窦、前组筛窦和上颌窦引流的汇合处，筛漏斗向内经半月裂与中鼻道相通。钩突是筛骨的一块新月形薄骨片，其尾端与下鼻甲筛骨突的上升相连接，上缘游离并向内倾斜。冠状面上与筛漏斗同层面出现的筛窦是前组筛窦，与筛泡同层面出现位于中鼻甲下方的是中组筛窦，位于中鼻甲上方的是后组筛窦。半月裂呈窄的裂隙状，在冠状断面上，位于钩突与筛漏斗层面之后，大多数上颌窦开口在半月裂内。鼻腔顶部以筛板与颅内相隔，鸡冠位于筛板上面正中部，鼻中隔附着于正中部的下面，其两侧为嗅沟。上、中、下鼻道亦显示清晰。

（三）矢状层面

在临床工作中根据需要可作任意矢状面或斜矢状面，在颌面部中常应用在鼻咽部、眼部及颞下颌关节等部位。鼻咽部矢状断面图像可细致地显示鼻咽顶壁、后壁的形态与厚度，是鼻咽部重要断面。成人鼻咽顶后壁正中矢状切面顶壁厚 2 ~ 3mm。咽后壁厚度 3 ~ 4mm。不论顶壁还是咽后壁，弧度自然，线条连续柔和。成人增殖体已退化，顶壁呈平直状态或向斜坡方向微凹，若向鼻咽腔突出属异常。眼部主要在眼部斜矢状断面可全程显示视神经（从球后极穿视神经孔到颅内连接中脑）及上、下直肌（眼球巩膜肌腱附着处至眶尖 Zinn 总腱环）。颞下颌关节的关节窝、关节结节、髁状突及关节间隙在一个层面显示。

# 第三部分:综合实训与习题

## 一、综合实训(填图)

1. 眶正位(柯氏位)

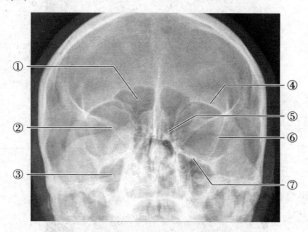

图 1-2-1

① _____ ; ② _____ ; ③ _____ ;

④ _____ ; ⑤ _____ ; ⑥ _____ ;

⑦ _____ 。

2. 上颌窦(华氏位)

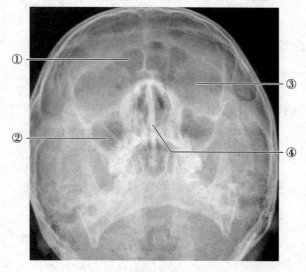

图 1-2-2

① _____ ; ② _____ ; ③ _____ ;

④ _____ 。

3. 颞下颌关节闭口位

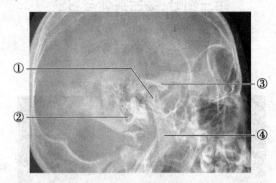

图 1-2-3

① _____ ;  ② _____ ;  ③ _____ ;

④ _____ 。

4. 颞下颌关节张口位

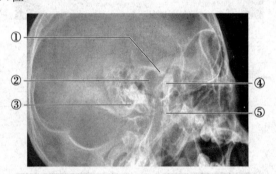

图 1-2-4

① _____ ;  ② _____ ;  ③ _____ ;

④ _____ ;  ⑤ _____ 。

5. 经视神经上方的横断层面（CT）

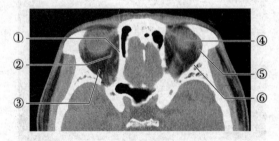

图 1-2-5

① _____ ;  ② _____ ;  ③ _____ ;

④ _____ ;  ⑤ _____ ;  ⑥ _____ 。

6. 经视神经的横断层面(CT)

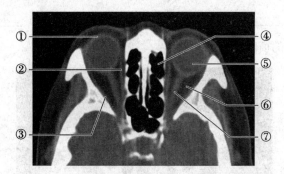

图 1-2-6

①_____; ②_____; ③_____;

④_____; ⑤_____; ⑥_____;

⑦_____。

7. 经视神经下方的横断层面(CT)

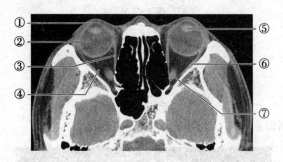

图 1-2-7

①_____; ②_____; ③_____;

④_____; ⑤_____; ⑥_____;

⑦_____。

8. 经上颌窦顶部的横断层面(CT)

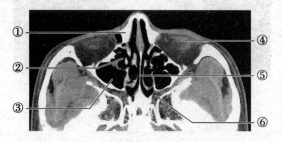

图 1-2-8

① _____ ; ② _____ ; ③ _____ ;

④ _____ ; ⑤ _____ ; ⑥ _____ 。

9. 经咽鼓管圆枕的横断层面(CT)

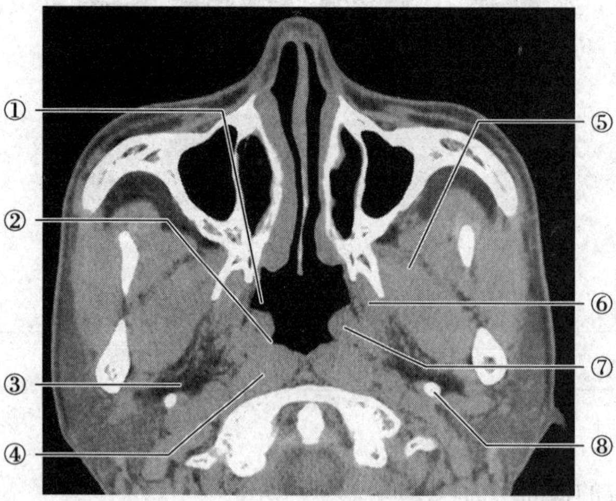

图 1-2-9

① _____ ; ② _____ ; ③ _____ ;

④ _____ ; ⑤ _____ ; ⑥ _____ ;

⑦ _____ ; ⑧ _____ 。

10. 经腮腺的横断层面(CT)

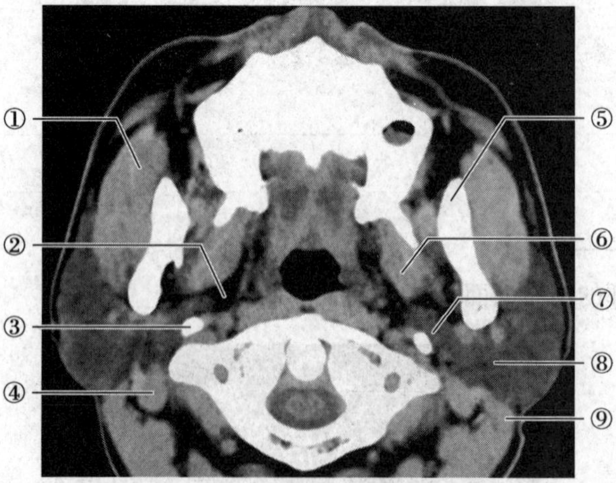

图 1-2-10

① _____ ; ② _____ ; ③ _____ ;

④ _____ ; ⑤ _____ ; ⑥ _____ ;

⑦ _____ ; ⑧ _____ ; ⑨ _____ 。

11. 经舌根、口底的横断层面(CT)

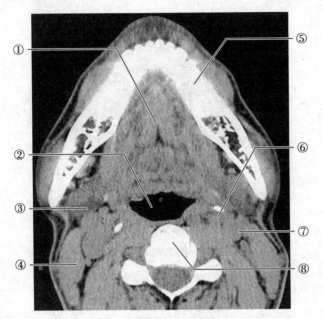

图 1-2-11

①_____;　　②_____;　　③_____;

④_____;　　⑤_____;　　⑥_____;

⑦_____;　　⑧_____。

12. 经颞下颌关节的横断层面(CT)

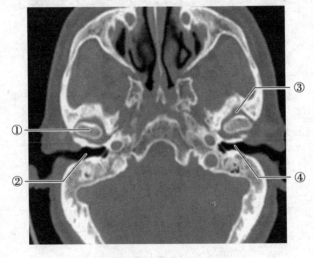

图 1-2-12

①_____;　　②_____;　　③_____;

④_____。

13. 经眶前部的冠状层面(CT)

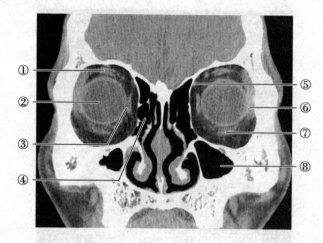

图 1-2-13

① ＿＿＿＿＿＿＿＿＿ ； ② ＿＿＿＿＿＿＿＿＿ ； ③ ＿＿＿＿＿＿＿＿＿ ；

④ ＿＿＿＿＿＿＿＿＿ ； ⑤ ＿＿＿＿＿＿＿＿＿ ； ⑥ ＿＿＿＿＿＿＿＿＿ ；

⑦ ＿＿＿＿＿＿＿＿＿ ； ⑧ ＿＿＿＿＿＿＿＿＿ 。

14. 经眶中部的冠状层面(CT)

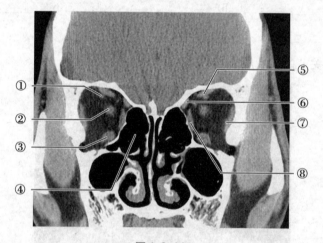

图 1-2-14

① ＿＿＿＿＿＿＿＿＿ ； ② ＿＿＿＿＿＿＿＿＿ ； ③ ＿＿＿＿＿＿＿＿＿ ；

④ ＿＿＿＿＿＿＿＿＿ ； ⑤ ＿＿＿＿＿＿＿＿＿ ； ⑥ ＿＿＿＿＿＿＿＿＿ ；

⑦ ＿＿＿＿＿＿＿＿＿ ； ⑧ ＿＿＿＿＿＿＿＿＿ 。

15. 经眶尖部的冠状层面(CT)

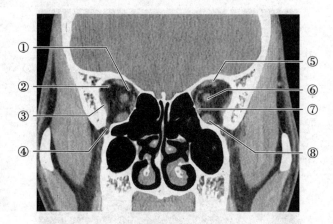

图 1-2-15

①＿＿＿＿＿＿＿＿＿＿＿; 　②＿＿＿＿＿＿＿＿＿＿＿; 　③＿＿＿＿＿＿＿＿＿＿＿;

④＿＿＿＿＿＿＿＿＿＿＿; 　⑤＿＿＿＿＿＿＿＿＿＿＿; 　⑥＿＿＿＿＿＿＿＿＿＿＿;

⑦＿＿＿＿＿＿＿＿＿＿＿; 　⑧＿＿＿＿＿＿＿＿＿＿＿。

16. 经眶前部的冠状层面(MRI,$T_1WI$)

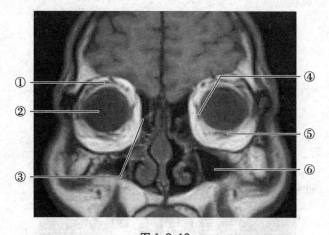

图 1-2-16

①＿＿＿＿＿＿＿＿＿＿＿; 　②＿＿＿＿＿＿＿＿＿＿＿; 　③＿＿＿＿＿＿＿＿＿＿＿;

④＿＿＿＿＿＿＿＿＿＿＿; 　⑤＿＿＿＿＿＿＿＿＿＿＿; 　⑥＿＿＿＿＿＿＿＿＿＿＿。

17. 经眶尖部的冠状层面(MRI,T$_1$WI)

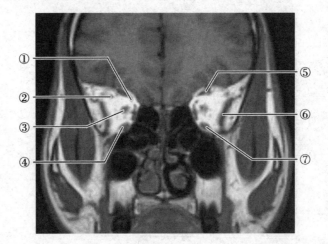

图 1-2-17

①_____;  ②_____;  ③_____;

④_____;  ⑤_____;  ⑥_____;

⑦_____。

18. 经鼻泪管的冠状层面(CT)

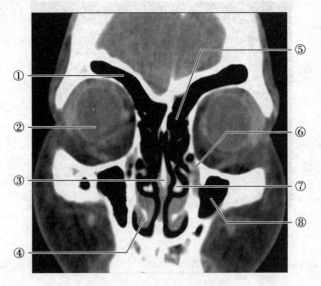

图 1-2-18

①_____;  ②_____;  ③_____;

④_____;  ⑤_____;  ⑥_____;

⑦_____;  ⑧_____。

19. 经窦口鼻道复合体的冠状层面(CT)

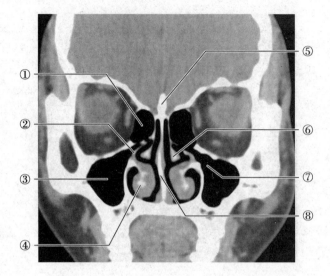

图 1-2-19

①_____；　　②_____；　　③_____；

④_____；　　⑤_____；　　⑥_____；

⑦_____；　　⑧_____。

20. 经蝶窦前床突的冠状层面(CT)

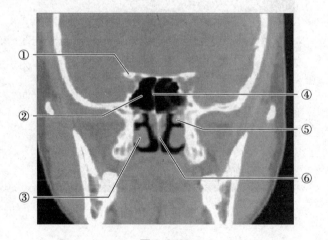

图 1-2-20

①_____；　　②_____；　　③_____；

④_____；　　⑤_____；　　⑥_____。

21. 经颞下颌关节中部的冠状层面(CT,MPR)

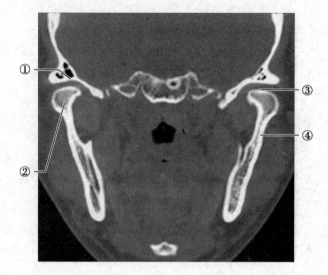

图 1-2-21

①_____;　　②_____;　　③_____;

④_____。

22. 经视神经的矢状层面(MRI,$T_1$WI)

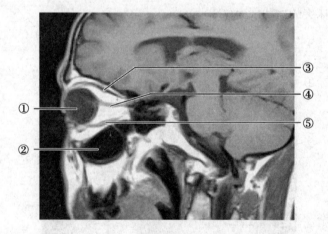

图 1-2-22

①_____;　　②_____;　　③_____;

④_____;　　⑤_____。

23. 经咽部正中的矢状层面(MRI,T₁WI)

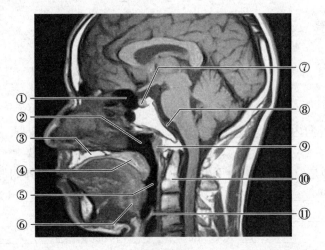

图 1-2-23

①_____ ; ②_____ ; ③_____ ;

④_____ ; ⑤_____ ; ⑥_____ ;

⑦_____ ; ⑧_____ ; ⑨_____ ;

⑩_____ ; ⑪_____ 。

24. 经颞下颌关节层面(CT,MPR)

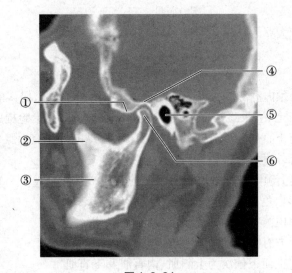

图 1-2-24

①_____ ; ②_____ ; ③_____ ;

④_____ ; ⑤_____ ; ⑥_____ 。

## 二、习 题

### (一)名词解释

1. 眼环

2. 肌锥内间隙

3. 咽后间隙

### (二)填空题

1. 眼球壁由外向内分为_____、_____和_____3层。

2. 眶借_____、_____通颅腔,借_____通鼻腔,借_____通翼腭窝,眶壁有两个窝分别是位于内侧壁前下份的_____和位于上壁前外侧份的_____。

3. 鼻旁窦包括_____、_____、_____和_____4对,其中开口于中鼻道的是_____、_____、_____和_____。

4. 咽分为_____、_____和_____3部分。经_____与鼻腔相通,咽经_____与口腔相通,经_____与喉腔相通,经_____与鼓室相通,向下与_____相续。

5. 颞下颌关节由颞骨的_____、_____、_____以及颞下颌关节的软组织结构组成。它属于_____关节,易向_____脱位。

### (三)单项选择题(以下每一道题下面有 A、B、C、D、E 五个备选答案,请从中选择一个最佳答案。)

1. 下列不属于面颅骨的是( )

A. 上颌骨      B. 颧骨      C. 犁骨

D. 鼻骨      E. 筛骨

2. 下列属于蝶骨大翼的结构是( )

A. 卵圆孔      B. 眶上裂      C. 视神经管

D. 内耳门      E. 破裂孔

3. 下列关于在经颈内静脉的头部矢状断面上,对眼眶的叙述,错误的是( )

A. 眼球的前方有上、下眼睑      B. 眼球上方有上睑提肌和上直肌

C. 眼球的下方有下直肌      D. 眼球的外侧有泪腺

E. 眼球的后方有外直肌

4. 下列关于在经上颌窦中部的冠状断面上的叙述,错误的是( )

A. 视神经呈圆形白色

B. 上直肌下方及内侧有眼动脉和眼上静脉

C. 上睑提肌的上方有眼神经

D. 视神经内侧自上而下依次为上斜肌、内直肌和下直肌

E. 视神经的外侧有外直肌和泪腺

5. 在经筛骨鸡冠的冠状断面上,不能见到的结构是( )

A. 额窦      B. 筛泡      C. 蝶窦

D. 上颌窦      E. 筛窦

6. 在经上颌窦后部的冠状断面上,见不到的结构是( )

A. 舌下腺 B. 颊肌 C. 牙槽神经

D. 下颌下腺 E. 硬腭

7. 下列关于在经下颌头即平外耳门的水平断面上的叙述,错误的是( )

A. 上颌窦呈圆形 B. 颅后窝可见延髓和小脑扁桃体等

C. 可见鼻泪管 D. 颞骨岩部上有颈内动脉和颈内静脉和乳突小房

E. 鼻中隔由筛骨垂直板、犁骨和鼻中隔软骨组成

8. 在经下颌头即平外耳门的水平面上,位于颞下颌关节的内侧和颈动脉管外口的前方的是( )

A. 颈内动脉 B. 颈内静脉 C. 脑膜中动脉

D. 上颌动脉 E. 颞浅动脉

9. 在经旁正中的头部矢状断面上,在舌根后方出现的断面结构是( )

A. 会厌 B. 甲状腺 C. 梨状隐窝

D. 咽隐窝 E. 杓状软骨

10. 在经正中的头部矢状断面上,位于舌的前下方与下颌骨之间的三角形结构是( )

A. 下颌下腺 B. 舌下腺 C. 腮腺

D. 下颌下淋巴结 E. 以上均错误

**(四)多项选择题**(以下每一道题下面有 A、B、C、D、E 五个备选答案,请从中选择所有正确答案。)

1. 参与构成眼眶内侧壁的颅骨有( )

A. 额骨 B. 上颌骨 C. 筛骨

D. 泪骨 E. 蝶骨

2. 在经上颌窦中部的冠状断面上,可见到的鼻旁窦结构有( )

A. 筛窦前组 B. 额窦 C. 筛窦后组

D. 蝶窦 E. 上颌窦

3. 在经颅内静脉的头部矢状断面中,位于眶下壁下方的结构是( )

A. 上颌窦 B. 颧骨 C. 上、下颌牙齿

D. 下颌骨体 E. 颞骨

4. 在经旁正中矢状断面上,可见到的结构有( )

A. 额窦 B. 上颌窦 C. 筛窦

D. 海绵窦 E. 上矢状窦

5. 下列关于眶正位片的描述,正确的有( )

A. 两侧眶密度均匀,较正常上颌窦密度高

B. 外侧壁稍内方见一条斜向下内方的致密线(无名线)为蝶骨大翼外侧面的投影

C. 两侧眶上裂在正位上的排列呈倒"八"字形

D. 眶顶外上缘见新月形密度稍高区,其上缘为泪腺窝顶,其下缘为眶上缘

E. 眶内侧壁显示为两三条细致密线分开眼眶和筛窦

6. 下列关于关于鼻窦 X 线平片的描述,正确的有( )

A. 鼻骨的轴位片有助于判断鼻骨骨折左右移位

B. 顶颌位正常上颌窦腔形似三角形,腔内透光度高于眼眶,窦内黏膜一般不显示

C. 在柯氏位上居于内侧者为筛窦前、后两群的重叠影,靠两侧边缘部的气房多为筛窦后群

D. 蝶窦侧位片显示蝶窦上壁及其与蝶鞍、鼻咽腔的关系较清楚

E. 坐位华氏位片,可确定窦腔有无积液

7. 下列关于颞下颌关节的描述,正确的有( )

A. 颞下颌关节在闭口位上,下颌头位于颞下颌关节窝内

B. 颞下颌关节在张口位上,下颌头位于颞骨关节结节下方

C. 颞下颌关节在张口位上,下颌头位于颞骨关节结节前方

D. 颞下颌关节间隙宽度在 2mm 以上

E. 颞下颌关节,无论是开口还是闭口位,两侧应对称

8. 下列关于眼眶横断面的描述,正确的有( )

A. 正常晶状体呈均匀高密度的类圆形,CT 值约为 120～140HU

B. 玻璃体呈均匀低密度,CT 值为 10～20HU,在 $T_1WI$ 上呈低信号,在 $T_2WI$ 上呈高信号

C. 视神经、眼外肌在 $T_1WI$、$T_2WI$ 上均呈中等或稍低信号

D. 眼上静脉位于眼球上方层面,示眼球后方呈向外拱的弯曲线形,约 2mm 粗细

E. 泪腺在 $T_1WI$ 呈中等信号、$T_2WI$ 呈略高信号

9. 下列说法正确的是( )

A. 腮腺在 CT 上呈低密度,在 $T_1WI$、$T_2WI$ 上均呈高信号

B. 腮腺内下颌后静脉及颈外动脉呈"流空"信号,其是区分腮腺深叶和浅叶的标志

C. 下颌下腺位于颌下间隙,平扫时密度高于腮腺,在 $T_1WI$ 呈中等信号,在 $T_2WI$ 上均呈高信号

D. 舌下腺在 $T_1WI$、$T_2WI$ 上均呈较高信号

E. 舌系带附着于口底,富含脂肪组织,在 CT 上呈低密度影,在 $T_1WI$、$T_2WI$ 上均呈高信号

10. 下列关于眼眶不同断面的描述,正确的有( )

A. 冠状断面上视神经眶内段表现为眶内正中偏上类圆形视神经断面

B. 与视神经平行的斜矢面可显示视神经全程

C. 冠状面及矢状面可区分上直肌与提上睑肌

D. 冠状面显示两条斜肌最佳

E. 矢状面可显示上、下直肌与同一层面上,而横断面侧显示内外直肌于同一层面

(五) 问答题

1. 简述眶的构成。

2. 试述经视神经层面的眶横断面和矢状面 CT、MRI 解剖。

3. 简述经上颌窦中部(钩突)冠状层面所示鼻腔及鼻旁窦的主要结构。

4. 简述咽鼓管圆枕横断层面(CT)和鼻咽部正中矢状层面(MRI)所示咽部主要结构。

5. 试述唾液腺的 CT、MRI 的影像学特点(密度和信号特点)。

# 第四部分:参考答案

## 一、综合实训(填图)

1. 眶正位(柯氏位)

①额窦 ②蝶骨小翼 ③上颌窦 ④眶顶壁 ⑤筛窦 ⑥无名线 ⑦眶底壁

2. 上颌窦(华氏位)

①额窦　②上颌窦　③眶　④鼻中隔

3. 颞下颌关节闭口位

①下颌头　②乳突　③关节结节　④下颌支

4. 颞下颌关节张口位

①关节结节　②下颌窝　③乳突　④下颌头　⑤下颌支

5. 经视神经上方的横断层面(CT)

①眶内侧壁　②眼上静脉　③球后脂肪　④眼球　⑤泪腺　⑥眶外侧壁

6. 经视神经的横断层面(CT)

①眼环　②内直肌　③外直肌　④筛窦　⑤玻璃体　⑥球后脂肪　⑦视神经

7. 经视神经下方的横断层面(CT)

①眼环　②玻璃体　③内直肌　④球后脂肪　⑤晶状体　⑥外直肌　⑦下直肌

8. 经上颌窦顶部的横断层面(CT)

①上颌骨额突　②筛窦　③上颌窦　④眼球　⑤鼻中隔　⑥翼腭窝

9. 经咽鼓管圆枕的横断层面(CT)

①咽鼓管咽口　②咽隐窝　③咽旁间隙　④头长肌　⑤翼外肌　⑥翼内肌　⑦咽鼓管圆枕　⑧茎突

10. 经腮腺的横断层面(CT)

①咬肌　②咽旁间隙　③茎突　④二腹肌后腹　⑤下颌支　⑥翼内肌　⑦腮腺深叶⑧腮腺浅叶　⑨胸锁乳突肌

11. 经舌根、口底的横断层面(CT)

①舌底肌群　②口咽腔　③颌下腺　④胸锁乳突肌　⑤下颌骨　⑥颈内动脉　⑦颈内静脉　⑧颈椎

12. 经颞下颌关节的横断层面(CT)

①下颌头　②外耳道　③关节间隙　④外耳道前壁

13. 经眶前部的冠状层面(CT)

①上直肌及上睑提肌　②眼球　③内直肌　④筛窦　⑤上斜肌　⑥泪腺　⑦下直肌⑧上颌窦

14. 经眶中部的冠状层面(CT)

①眼上静脉　②视神经　③下直肌　④筛窦　⑤上直肌及上睑提肌　⑥上斜肌　⑦外直肌　⑧内直肌

15. 经眶尖部的冠状层面(CT)

①眼上动脉　②眼上静脉　③外直肌　④眶下裂　⑤上直肌及上睑提肌　⑥视神经⑦内直肌　⑧下直肌

16. 经眶前部的冠状层面(MRI,T₁WI)

①上直肌及上睑提肌　②眼球　③筛窦　④内直肌　⑤下直肌　⑥上颌窦

17. 经眶尖部的冠状层面(MRI,T₁WI)

①眼上动脉　②眼上静脉　③视神经　④下直肌　⑤上直肌及上睑提肌　⑥外直肌⑦下直肌

18. 经鼻泪管的冠状层面(CT)

①额窦　②眼球　③鼻中隔　④下鼻甲　⑤筛窦　⑥鼻泪管　⑦中鼻甲　⑧上颌窦

19. 经窦口鼻道复合体的冠状层面(CT)

①筛窦　②钩突　③上颌窦　④下鼻甲　⑤鸡冠　⑥中鼻甲　⑦上颌窦开口　⑧鼻中隔

20. 经蝶窦前床突的冠状层面(CT)

①前床突　②蝶窦　③下鼻甲　④蝶窦分隔　⑤中鼻甲　⑥鼻中隔

21. 经颞下颌关节中部的冠状层面(CT,MPR)

①关节窝顶　②下颌头　③关节间隙　④下颌支

22. 经视神经的矢状层面(MRI,$T_1$WI)

①眼球　②上颌窦　③上直肌　④视神经　⑤下直肌

23. 经咽部正中的矢状层面(MRI,$T_1$WI)

①蝶窦　②鼻咽部　③硬腭　④软腭　⑤口咽部　⑥舌根　⑦垂体　⑧斜坡　⑨鼻咽后壁　⑩第2颈椎　⑪会厌

24. 经颞下颌关节层面(CT,MPR)

①关节结节　②冠突　③下颌支　④关节窝　⑤外耳道　⑥下颌头

## 二、习　　题

**(一) 名词解释**

1. 眼环:在CT和MRI上正常球壁三层结构不能完全分开,显示为类圆形壁厚约2～4mm环形影。

2. 肌锥内间隙:位于4条直肌及其肌间膜围成的肌锥内,较宽,视神经、眼动脉和眶内其他神经、血管等穿行于肌锥内脂肪组织中。

3. 咽后间隙:位于咽和食管后壁与椎前筋膜之间,向下通后纵隔。

**(二) 填空题**

1. 纤维膜　血管膜　视网膜

2. 视神经管　眶上裂　鼻泪管　眶下裂　泪囊窝　泪腺窝

3. 额窦　蝶窦　筛窦　上颌窦　额窦　上颌窦　筛窦前组　筛窦中组

4. 鼻咽　口咽　喉咽　鼻后孔　咽峡　喉口　咽鼓管　食管

5. 下颌窝　关节结节　下颌头　联合　前方

**(三) 单项选择题**

1. E　2. A　3. D　4. C　5. C　6. D　7. A　8. C　9. A　10. B

**(四) 多项选择题**

1. BCDE　2. AE　3. ACD　4. ACD　5. ABCDE　6. ABCDE　7. ABDE　8. ABCDE

9. ABCDE　10. ABCDE

**(五) 问答题**

1. 简述眶的构成。

答:眶是尖朝向后内,底朝向前外的四棱锥体形,容纳眼球及其附属结构。

眶壁:有额骨、筛骨、蝶骨、腭骨、泪骨、上颌骨和颧骨共七块骨构成。上壁,前部由额骨眶部构成,后部由蝶骨小翼构成;内侧壁,前部由泪骨构成,后部由筛骨眶板,额骨占据上部,上颌骨额窦占据下部,蝶骨体构成眶尖部;下壁,由颧骨、腭骨和上颌骨眶板构成;外侧壁,前方由颧骨额突和额骨的颧突和后方的蝶骨大翼构成。

眶的通路:眶上裂是蝶骨大小翼间的裂隙,其与中颅窝相通。眶下裂是眶外壁与眶下壁之间,构成眶与翼腭窝、颞下窝、颅中窝的通道。视神经管位于蝶骨小翼两根之间,沟通眶尖至颅中窝。

眶内间隙:骨膜下间隙,肌锥外间隙,肌锥内间隙。

眶内容物:主要有眼球、眼外肌、视神经、泪腺及脂肪体等。

2. 试述经视神经层面的眶横断面和矢状面 CT、MRI 解剖。

答:此横断面眼球面积最大,主要显示眼球内容物、眼环、内、外直肌及视神经。圆形的眼球位于眶前中部,其周缘环形均匀结构为眼环,其内为玻璃体。沿眶内外侧壁呈条带状前后走行的为内直肌和外直肌,眼球后方的条带状影为视神经,内、外直肌与视神经之间为脂肪体。

矢状面上,眶呈尖端向后锥形,该层面显示视神经全程及前、后走行的上、下直肌较好。眼球占据眶前部,其后缘与视神经相连。视神经呈线状,位于球后脂肪体的中心。上直肌、下直肌由前向后呈条带状,分别沿眶上、下壁走行。上颌窦、蝶窦分别显示在眶的下方和后下方。

3. 简述经上颌窦中部(钩突)冠状层面所示鼻腔及鼻旁窦的主要结构。

答:此层面中线处见呈上下走行的鼻中隔,筛窦呈"巾"形,鸡冠显示于鼻中隔上方。鼻中隔两侧从上至下可见呈弧形的中、下鼻甲,鼻甲与鼻腔外侧壁之间为鼻道。双侧上颌窦呈三角形空腔位于双侧眼眶下方,其内上壁有窦口裂孔通入中鼻道,在此层面上还可显示筛漏斗、钩突、半月裂等结构。双侧眼眶内上方可见呈弧形含气的空腔为额窦。

4. 简述咽鼓管圆枕横断层面(CT)和鼻咽部正中矢状层面(MRI)所示咽部主要结构。

答:咽鼓管圆枕横断层面:中部略呈双梯形的含气腔为鼻咽腔,其前方可见前、后走行的鼻中隔,两侧为鼻甲及鼻后孔;后方为椎前软组织,其中两侧对称的类圆形软组织密度影为头长肌;两侧壁前部为翼突内侧板,中部的软组织密度影为咽鼓管圆枕,圆枕前的凹陷为咽鼓管咽口,咽圆枕后的隐窝为咽隐窝。

鼻咽部正中矢状层面:该层面是显示鼻咽顶壁、咽后壁形态和厚度的重要断面,鼻咽顶壁、咽后壁呈连续、弧度自然的线条状,鼻咽顶壁、咽后壁分别介入蝶骨体、斜坡骨皮质线状低信号与含气的无信号鼻咽腔之间,前者厚约 2~3cm,后者厚度约 3~4cm,其信号高于肌组织。

5. 试述唾液腺的 CT、MRI 的影像学特点(密度和信号特点)。

答:腮腺浅叶向前延伸于咀嚼肌表面,向后与胸锁乳突肌相邻。深叶向内延伸至下颌支内侧,与咽旁间隙相邻,前界为翼内肌。位于下颌骨后方腮腺内的下颌后静脉及其内侧进入腮腺深叶的颈外动脉,常为影像学上区分腮腺浅叶和深叶的标志。腮腺为脂肪性腺体组织,在 CT 上密度低于周围肌肉组织,但高于皮下、颞下窝及咽旁间隙的脂肪组织,其 CT 值在 $-20~+20HU$ 之间。腮腺在 MRI 的 $T_1WI$、$T_2WI$ 上的信号介于皮下脂肪和肌肉组织之间,呈中等高信号,腮腺内的下颌后静脉和颈外动脉呈"流空"信号影。

下颌下腺呈卵圆形,两侧对称,位于颌下三角的下颌骨体与舌骨舌肌之间,后内侧为颈内动、静脉;在 CT 上密度高于腮腺,接近肌肉组织,其 CT 值在 20~40HU 之间。下颌下腺在 $T_1WI$ 上呈中等信号,在 $T_2WI$ 上呈稍高信号,介于肌与脂肪信号之间。

舌下腺呈扁长杏核状,体积较小,位于舌下间隙,邻近下颌骨处。在 CT 上密度与肌密度相似;在 $T_1WI$ 与肌信号相似、$T_2WI$ 介于肌信号与脂肪之间呈稍高信号。

(吉六舟 刘秀平)

# 第三节 耳 部

## 第一部分:实训目标

1. 掌握 鼓室六个壁的主要结构、毗邻,中耳及颞骨断层解剖。
2. 熟悉 耳的 X 线解剖。
3. 了解 内耳位置及断层解剖。

## 第二部分:重点难点剖析

### 一、应 用 解 剖

**(一) 耳**

耳由外耳、中耳和内耳组成,为听觉和平衡觉器官。外耳包括耳廓、外耳道和鼓膜;中耳包括鼓室、咽鼓管、乳突窦及乳突小房;内耳由骨迷路和膜迷路构成。中耳和内耳皆位于颞骨岩部内。

外耳的外耳道起自外耳门,向内侧至鼓膜,外侧 1/3 为软骨部,内侧 2/3 为骨部。

中耳的鼓室由 6 个壁构成,上壁为盖壁,下壁为颈静脉壁,前壁为颈动脉壁,后壁为乳突壁,内侧壁为迷路壁,外侧壁为鼓膜壁;在内侧壁上有隆起的岬和前庭窗、蜗窗。鼓室腔不规则,依据鼓膜紧张部的上、下缘分为上、中、下鼓室;鼓室内有锤骨、砧骨和镫骨三者相连构成的听小骨链。咽鼓管自鼓室前壁的下份通向鼻咽腔,乳突窦为鼓室后上方的较大腔隙,向后与乳突小房相通。

内耳由骨迷路和膜迷路构成,骨迷路是颞骨岩部骨质中的曲折隧道,自前内侧向后外侧分为耳蜗、前庭和骨半规管。骨半规管为三个呈"C"字形互成直角排列的小管,分为前骨半规管、后骨半规管和外骨半规管,其中前、后骨半规管的单骨脚合成一个总骨脚。前庭为较大的空腔,向后有 5 个小孔连通骨半规管,向前有 1 个大孔连通耳蜗;其外侧壁上有卵圆形的前庭窗。耳蜗似蜗牛壳,以骨松质为蜗轴,由骨螺旋管环绕蜗轴旋转约两圈半形成;以骨螺旋板和膜性结构将骨螺旋管分为前庭阶、鼓阶和膜蜗管。

**(二) 颞骨**

颞骨参与构成颅底和颅腔侧壁,形状不规则,以外耳门为中心分为颞骨鳞部、鼓部、乳突部、岩部四部分。鳞部位于颞骨前上部,形似鱼鳞,有内、外面及后上、前下缘。鼓部为围绕外耳道前下方的"U"字形骨板,构成外耳道前壁、下壁和部分后壁。乳突部为外耳门后方的锥形突起,内有许多腔隙形成的乳突小房。岩部位于颅底,嵌在枕骨与蝶骨之间,呈三棱锥体形。岩部的底与颞骨鳞部和乳突部融合,尖端伸向前内侧,有颈动脉管内口的开口,并与蝶骨、枕骨共同围成破裂孔。岩部前面朝向颅中窝,在前面近岩部尖端处有三叉神经压迹,前面最突出部为前骨半规管所致的弓状隆起。岩部后面中部有内耳门。岩部下面中部有颈动脉管外口,其后为颈静脉窝,此窝与枕骨共同围成颈静脉孔。茎突为颈动脉管外口后外侧的刺状骨突。

## 二、X 线 解 剖

耳部 X 线摄影常用的方位有侧位(许氏位、劳氏位、伦氏位)、前后位或后前位(斯氏位、反斯氏位)、轴位(梅氏位、欧文位)。

### (一) 伦氏位

伦氏位为颞骨的侧斜位影。颞骨岩部略呈长三角形,尖端指向前下方。颞下颌关节为最明显的标志,位于颞骨岩部前上方,后方为骨性外耳道,呈椭圆形透亮影。上鼓室位于透亮影的上部,其中可见锤骨和砧骨的小骨影。中鼓室投影于其下部,内有锤骨柄。下鼓室则被外耳道遮盖。上鼓室后上方为乳突窦口区,乳突窦为一较大的气房,其他乳突小房以此为中心呈扇面分布。骨迷路投影于外耳道后壁的下后方,在气腔的衬托下,显示为致密骨影。

### (二) 梅氏位

在梅氏位上,可较好显示上鼓室、乳突窦口和乳突窦。颞骨岩部长轴与下颌骨髁突后缘几乎平行,颞骨岩部尖端垂直指向下方,颞骨鳞部投影于上方。乙状窦前壁连于颞骨岩部的后缘。在颞下颌关节的后方,可见外耳道影,上鼓室居其上部,呈新月形,是鼓室的最宽部分,内有听小骨。上鼓室借乳突窦口与乳突窦相通。在外耳道后壁上,骨桥呈致密线样骨影,斜架于上鼓室后壁的乳突窦口上。

### (三) 劳氏位

在劳氏位上,可较好显示乳突小房、乳突窦、鼓室盖、乙状窦等。颞下颌关节的后方有一圆形的透亮影,为内耳道和外耳道两者的重叠影。重叠影的上方为鼓室盖,呈略向上凸的横行致密线影;后方为乙状窦压迹的前缘,呈自上向下前凸的弧形致密线影。乙状窦前方的透亮区为乳突窦,其周围为乳突小房。

### (四) 许氏位

在许氏位上,可较好显示乳突小房。乳突小房分布于乳突窦周围及乳突。前方的颞下颌关节清晰可见,中部的大小两个相重的类圆形透亮影,为内耳道、鼓室、外耳道三者的重叠影。大圆圈为外耳道横断层影,内面的小圆圈为内耳道横断层影,其中可见高密度影的听小骨。重叠影的上方为颞骨岩部的鼓室盖,呈略向上凸的横行致密线影;后方为乙状窦压迹的前缘,呈自上向下前凸的致密线影。乳突窦显示在重叠影的后上方,为边缘模糊的略透亮区。

## 三、断 层 解 剖

### (一) 耳部横断层面

耳部的横断层面以内耳道为界分为上、中、下部。

上部为内耳道以上的层面,层面中央有较小的鼓室上隐窝和前、后骨半规管。前骨半规管由"一"字形逐渐演变成前后排列的两个圆点状空腔,其间有弓状下窝的影像;后骨半规管与前骨半规管汇合成总骨脚。鼓室上隐窝向外侧与乳突窦相连,乳突小房呈蜂窝样位于鼓室上隐窝的后外侧。

中部为内耳道所在的层面,层面中央有骨半规管、前庭、耳蜗、鼓室腔及其内的听小骨和面神经管、前庭导水管等。外骨半规管呈"C"字形与前庭相连,其前、后方分别有前骨半规管和后骨半规管的影像;后骨半规管随层面下移则与前庭相连。耳蜗位于前庭的前内侧和内耳道的前方,呈不规则状。鼓室腔较大,其内依次出现锤骨和砧骨;在鼓室后壁上,面神经隐窝、锥隆起和锥隐窝三者呈"W"字形。面神经管先出现于鼓室壁的前内侧,随层面下移则依次出现于鼓室壁的内侧(条状)和鼓室壁后方(点状)。前庭导水管位于后骨半规管与前庭之间的后方,呈长条状。

下部为内耳道以下的层面,层面中央有前庭、耳蜗及骨螺旋管、鼓室及其内的听小骨、外耳道、颈动脉管及其内的颈内动脉、颈静脉窝及其内的颈静脉球等。前庭位于鼓室内侧,向内侧与耳蜗的骨半规管相通。鼓室向外侧连通外耳道,内有听小骨的影像;鼓室后壁的后方有面神经管通过。颈动脉管位于耳蜗的前内侧,内有长管状的颈内动脉。颈静脉窝位于鼓室的后内侧,内有颈静脉球的影像。

**(二)耳部冠状层面**

耳部的冠状层面以鼓室为界分为前、中、后部。

前部为鼓室以前的层面,层面中央主要为咽鼓管和颈动脉管及其内的颈内动脉。

中部为鼓室所在的层面,层面中央有鼓室及其内的听小骨、耳蜗和前庭。鼓室呈不规则的腔隙,向外侧与外耳道相邻;鼓室内的结构在连续冠状层面上依次出现锤骨、砧骨和镫骨,三者相连结构成听小骨链。耳蜗和前庭位于鼓室的内侧,自前向后依次出现。内耳道底位于鼓室的内侧和前庭的上方,其上、外侧分别有前骨半规管和外骨半规管的影像。

后部为鼓室以后的层面,层面中央有乳突窦、面神经管、前庭和前、外、后骨半规管。乳突窦呈不规则的腔隙,其内侧的颞骨岩部骨密质中有前庭和骨半规管的影像;外骨半规管和前骨半规管分别位于前庭的外侧和上方,后骨半规管最后出现及消失。面神经管位于乳突窦的下方,呈细条状,向下开口于茎乳孔。

# 第三部分:综合实训与习题

## 一、综合实训(填图)

1. 劳氏位

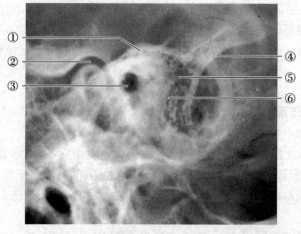

图 1-3-1

①＿＿＿＿＿＿＿＿＿＿； ②＿＿＿＿＿＿＿＿＿＿； ③＿＿＿＿＿＿＿＿＿＿；

④＿＿＿＿＿＿＿＿＿＿； ⑤＿＿＿＿＿＿＿＿＿＿； ⑥＿＿＿＿＿＿＿＿＿＿。

2. 经咽鼓管的横断层面（CT）

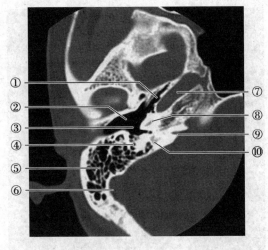

图 1-3-2

①＿＿＿＿＿＿＿＿＿＿； ②＿＿＿＿＿＿＿＿＿＿； ③＿＿＿＿＿＿＿＿＿＿；

④＿＿＿＿＿＿＿＿＿＿； ⑤＿＿＿＿＿＿＿＿＿＿； ⑥＿＿＿＿＿＿＿＿＿＿；

⑦＿＿＿＿＿＿＿＿＿＿； ⑧＿＿＿＿＿＿＿＿＿＿； ⑨＿＿＿＿＿＿＿＿＿＿；

⑩＿＿＿＿＿＿＿＿＿＿。

3. 经鼓岬的横断层面（CT）

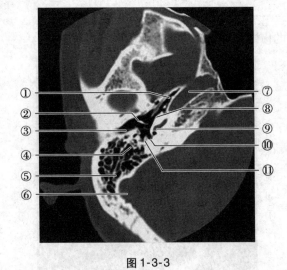

图 1-3-3

①＿＿＿＿＿＿＿＿＿＿； ②＿＿＿＿＿＿＿＿＿＿； ③＿＿＿＿＿＿＿＿＿＿；

④＿＿＿＿＿＿＿＿＿＿； ⑤＿＿＿＿＿＿＿＿＿＿； ⑥＿＿＿＿＿＿＿＿＿＿；

⑦_____; ⑧_____; ⑨_____;

⑩_____; ⑪_____。

4. 经锤砧关节的横断层面(CT)

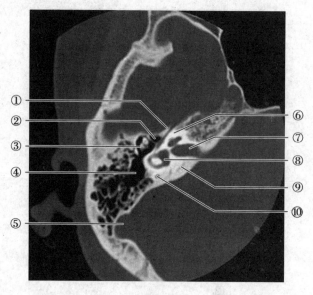

图 1-3-4

①_____; ②_____; ③_____;

④_____; ⑤_____; ⑥_____;

⑦_____; ⑧_____; ⑨_____;

⑩_____。

5. 经外骨半规管的横断层面(CT)

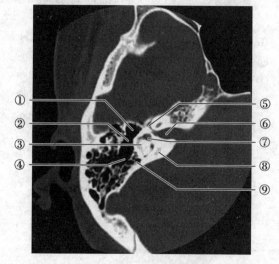

图 1-3-5

① _____ ; ② _____ ; ③ _____ ;

④ _____ ; ⑤ _____ ; ⑥ _____ ;

⑦ _____ ; ⑧ _____ ; ⑨ _____ 。

6. 经锤骨的冠状层面(CT)

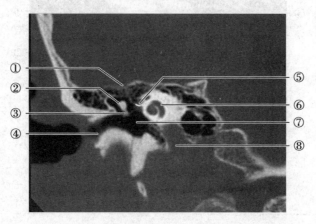

图 1-3-6

① _____ ; ② _____ ; ③ _____ ;

④ _____ ; ⑤ _____ ; ⑥ _____ ;

⑦ _____ ; ⑧ _____ 。

7. 经砧骨的冠状层面(CT)

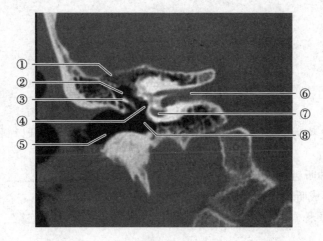

图 1-3-7

① _____ ; ② _____ ; ③ _____ ;

④ _____ ; ⑤ _____ ; ⑥ _____ ;

⑦ _____ ; ⑧ _____ 。

8. 经面神经管乳突段的冠状层面(CT)

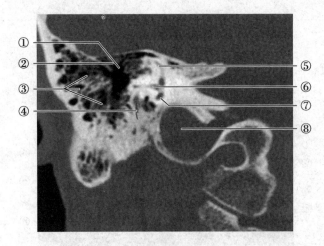

图 1-3-8

① _____ ; ② _____ ; ③ _____ ;

④ _____ ; ⑤ _____ ; ⑥ _____ ;

⑦ _____ ; ⑧ _____ 。

## 二、习 题

**（一）名词解释**

1. 鼓室上隐窝

2. "3A"区

3. 乳突窦

**（二）填空题**

1. 鼓室腔以_____为界分为上、中、下鼓室,上鼓室又称_____,中鼓室又称_____。

2. 鼓室后壁又称为_____,与上壁交界处有_____的开口,其下半部骨壁上有_____、_____和_____三个隆起。

3. 鼓室内的听小骨有_____、_____和_____,以_____和_____关节形成听小骨链,分别连于_____和_____上。

4. 骨迷路是颞骨岩部骨质中的曲折隧道,自前内向后外分为_____、_____和_____。

5. 骨半规管为三个呈_____字形互成直角排列的小管,分为_____、_____和_____,向前通过_____个小孔连于前庭。

6. 临床上将_____、_____、_____和_____共同作为中耳乳突X线摄影的常规位置。

**（三）单项选择题**（以下每一道题下面有 A、B、C、D、E 五个备选答案，请从中选择一个最佳答案。）

1. 鼓膜张肌半管和咽鼓管的开口位于鼓室的（  ）

A. 上壁　　　　　　　　　B. 下壁　　　　　　　　　C. 前壁

D. 后壁　　　　　　　　　E. 外侧壁

2. 由单骨脚合成 1 个总骨脚的骨半规管是（  ）

A. 前、后骨半规管　　　　B. 前、外骨半规管　　　　C. 后、外骨半规管

D. 任何 2 个骨半规管　　　E. 前、后、外骨半规管

3. 锤砧关节位于鼓室的（  ）

A. 上鼓室　　　　　　　　B. 中鼓室　　　　　　　　C. 下鼓室

D. 前鼓室　　　　　　　　E. 后鼓室

4. 膝神经节位于面神经管及面神经的（  ）

A. 迷路段　　　　　　　　B. 水平段　　　　　　　　C. 垂直段

D. 前膝部　　　　　　　　E. 后膝部

5. 内耳道底的上部前区为（  ）

A. 前庭上区　　　　　　　B. 前庭下区　　　　　　　C. 面神经区

D. 蜗上区　　　　　　　　E. 蜗下区

6. 匙突位于前庭窗的（  ）

A. 前上方　　　　　　　　B. 后上方　　　　　　　　C. 前下方

D. 后下方　　　　　　　　E. 外侧

**（四）多项选择题**（以下每一道题下面有 A、B、C、D、E 五个备选答案，请从中选择所有正确答案。）

1. 经总骨脚横断层面上的结构有（  ）

A. 前骨半规管　　　　　　B. 后骨半规管　　　　　　C. 外骨半规管

D. 前庭导水管　　　　　　E. 蜗导水管

2. 经外骨半规管横断层面上的结构有（  ）

A. 前庭导水管　　　　　　B. 前庭　　　　　　　　　C. 后骨半规管

D. 耳蜗　　　　　　　　　E. 乳突窦

3. 经砧锤关节横断层面上的结构有（  ）

A. 锤骨头　　　　　　　　B. 砧骨体　　　　　　　　C. 前庭

D. 耳蜗　　　　　　　　　E. 颈静脉窝

4. 经前庭横断层面上的结构有（  ）

A. 前庭导水管　　　　　　B. 锥隐窝　　　　　　　　C. 面神经隐窝

D. 蜗窗小窝　　　　　　　E. 锥隆起

5. 经内耳道横断层面上的结构有（  ）

A. 骨半规管　　　　　　　B. 前庭　　　　　　　　　C. 耳蜗

D. 鼓室上隐窝　　　　　　E. 外耳道

6. 经乳突窦口横断层面上的结构有（  ）

A. 耳蜗　　　　　　　　　B. 外骨半规管　　　　　　C. 前骨半规管

D. 后骨半规管　　　　　　E. 前庭

7. 经外耳道横断层面上的结构有(　　　　　)

A. 面神经管　　　　　　　B. 耳蜗　　　　　　　　　　C. 听小骨

D. 前庭导水管　　　　　　E. 蜗导水管

**(五) 问答题**

1. 简述耳的 X 线摄影的方位有哪些。

2. 简述骨半规管的组成及形态特点。

3. 简述经前庭窗横断层面上的主要结构。

# 第四部分:参考答案

## 一、综合实训(填图)

1. 劳氏位

①鼓室盖　②颞下颌关节　③内、外耳孔　④乙状窦壁　⑤鼓窦　⑥乳突小房

2. 经咽鼓管的横断层面(CT)

①咽鼓管　②外耳道　③鼓室　④面神经管　⑤乳突小房　⑥乙状窦沟　⑦颈动脉管
⑧蜗螺旋管　⑨蜗水管　⑩颈内静脉

3. 经鼓岬的横断层面(CT)

①鼓膜张肌管　②锤骨柄　③外耳道　④面神经管　⑤乳突小房　⑥乙状窦沟　⑦颈
动脉管　⑧鼓岬　⑨蜗螺旋管　⑩锥隐窝　⑪锥隆起

4. 经锤砧关节的横断层面(CT)

①面神经管鼓室段　②上鼓室　③锤骨及砧骨　④乳突窦　⑤乙状窦沟　⑥耳蜗
⑦内耳道　⑧前庭　⑨前庭水管　⑩后骨半规管

5. 经外骨半规管的横断层面(CT)

①上鼓室　②乳突窦入口　③外骨半规管　④乳突窦　⑤面神经管迷路段　⑥内耳道
⑦前庭　⑧前庭水管　⑨后骨半规管

6. 经锤骨的冠状层面(CT)

①鼓室盖　②锤骨头　③锤骨柄　④外耳道　⑤匙突　⑥蜗螺旋管　⑦鼓室　⑧颈动
脉管外口

7. 经砧骨的冠状层面(CT)

①鼓室盖　②上鼓室　③砧骨　④前庭窗　⑤外耳道　⑥内耳道　⑦蜗螺旋管
⑧鼓室

8. 经面神经管乳突段的冠状层面(CT)

①鼓窦　②鼓窦间隔　③乳突小房　④面神经管乳突段　⑤前骨半规管　⑥外骨半规
管　⑦后骨半规管　⑧颈静脉孔

## 二、习　　题

**(一) 名词解释**

1. 鼓室上隐窝:即上鼓室,为鼓膜紧张部上缘平面以上的鼓室部分。

2. "3A"区:即上鼓室(attic)、乳突窦口(aditus)和乳突窦(antrum)的合称。

3. 乳突窦:是乳突小房中最大者,居鼓室后壁上,它沟通鼓室与乳突小房。

**(二)填空题**

1. 鼓膜紧张部的上、下缘平面　鼓室上隐窝　固有鼓室

2. 乳突壁　乳突窦　茎突隆起　锥隆起　鼓索隆起

3. 锤骨　砧骨　镫骨　锤砧关节　砧镫关节　鼓膜　前庭窗

4. 耳蜗　前庭　骨半规管

5. "C"　前骨半规管　后骨半规管　外骨半规管　5

6. 伦氏位　劳氏位　许氏位　梅氏位

**(三)单项选择题**

1. C　2. A　3. A　4. D　5. C　6. A

**(四)多项选择题**

1. ABCD　2. ABCE　3. ABCD　4. ABCE　5. ABCD　6. BCDE　7. ABCE

**(五)问答题**

1. 简述耳的 X 线摄影的方位有哪些。

答:耳的 X 线摄影归纳起来主要有 3 个方位,即侧位、前后位或后前位、轴位。侧位包括许氏位(Schüller)、劳氏位(Law)、伦氏位(Runstrom);前后位或后前位包括斯氏位(Sterver)、反斯氏位;轴位包括梅氏位(Mayer)、欧文位(Owen)。临床上将伦氏位、劳氏位、许氏位和梅氏位共同作为中耳乳突 X 线摄影的常规位置。

2. 简述骨半规管的组成及形态特点。

答:骨半规管位于前庭的后上方,分为外骨半规管、前骨半规管和后骨半规管,三者相互垂直。外骨半规管与水平面平行,前骨半规管与颞骨岩部的长轴垂直,后骨半规管与岩部长轴平行。每个骨半规管都有 2 个骨脚与前庭相连,其中都有 1 个骨脚在靠近前庭处膨大形成骨壶腹。

3. 简述经前庭窗横断层面上的主要结构。

答:经前庭窗的横断层面上,内耳道呈横行向内侧的管道,其前方为耳蜗的螺旋管,外侧为前庭,呈卵圆形。前庭前外侧的骨性突起为匙突,匙突后方的凹陷为前庭窗。在前庭的后外侧还可见后骨半规管骨壶腹、后骨半规管及前庭导水管。鼓室显示在颞骨岩部中心区,呈不规则的含气腔隙,紧邻前庭,其内可见锤骨、砧骨以及它们形成的锤砧关节。

(刘海洋　付升旗)

# 第二章

# 颈 部

## 第一部分:实训目标

1. 掌握 喉、甲状腺断层解剖,颈部 CT 及 MRI 典型层面的断层解剖。
2. 熟悉 颈部淋巴结分布及其引流。
3. 了解 颈部筋膜及其间隙。

## 第二部分:重点难点剖析

### 一、应 用 解 剖

颈部分为固有颈部和项部两部分,位于两侧斜方肌前缘之间和脊柱颈段前方称为固有颈部,即通常所指的颈部,其以胸锁乳突肌为标志划分为三区,即颈前区、胸锁乳突肌区和颈外侧区。颈前区:胸锁乳突肌前缘、前正中线和下颌骨下缘,呈尖向下、底朝上的三角形,故又名颈前三角。颈前区又可分为下列四个小(三角)区,即由二腹肌前后腹和下颌骨下缘围成的下颌下三角,容纳下颌下腺;由左、右二腹肌前腹和舌骨体围成的颏下三角;由胸锁乳突肌前缘、颈前正中线和肩胛舌骨肌上腹围成的肩胛舌骨肌气管三角(即肌三角),内有甲状腺和气管等;由胸锁乳突肌前缘、肩胛舌骨肌上腹和二腹肌后腹围成的颈动脉三角,内有颈总动脉、颈内动脉、颈外动脉及其分支。胸锁乳突肌区:为胸锁乳突肌所覆盖的区域。颈外侧区:胸锁乳突肌后缘、斜方肌前缘和锁骨,是一个底朝下、尖向上的三角形,又名颈外侧三角。颈外侧区可分为两个小(三角)区,即以斜行的肩胛舌骨肌下腹划分为上方的枕三角和下方的肩胛舌骨肌锁骨三角(锁骨上大窝)。枕三角内有副神经从中点向外下方斜过。肩胛舌骨肌锁骨三角的深部有锁骨下动脉越过。

#### (一) 喉

1. 喉的位置 位于颈前正中的舌骨下方,向上经喉口连通喉咽,向下在环状软骨下缘续接气管。成人的喉平对第 4~6 颈椎。

2. 喉的软骨 喉软骨包括不成对的甲状软骨、环状软骨、会厌软骨和成对的杓状软骨、小角软骨、楔状软骨。①甲状软骨:由两块甲状软骨板合成,构成喉外侧壁,主要结构:前角、喉结、上切迹、上角、下角。②环状软骨:位于喉的最下方,呈环形,前方为环状软骨弓,后方为环状软骨板。③会厌软骨:上宽下窄似树叶状,下端借韧带连于甲状软骨上切迹后下方。④杓状软骨:成对,位于环状软骨上方,呈三面锥体形,尖向上,底向下,底向前的突起称声带突,向外侧的突起称肌突。

3. 喉的连结 有环杓关节、环甲关节、弹性圆锥和方形膜等。弹性圆锥自甲状软骨前角的后面,向下、后附着于环状软骨上缘和杓状软骨的声带突,此膜的上缘游离为声韧带。方形膜自会厌软骨的两侧缘和甲状软骨前角的后面向后附着于杓状软骨的前内侧缘,此膜的下缘游离为前庭韧带。

4. 喉肌 属于横纹肌,其作用是紧张或松弛声带,开大或缩小声门裂,并可缩小喉口。①紧张声带:环甲肌、环杓后肌;②松弛声带:甲杓肌;③开大声门:环杓后肌;④缩小声门:环杓侧肌、杓横肌、甲杓肌;⑤缩小喉口:杓斜肌、杓会厌肌。

5. 喉腔 向上经喉口与喉咽相通,向下连通气管。喉口朝向后上方,由会厌上缘、杓状会厌襞和杓间切迹围成。喉腔被上、下两对自喉侧壁突入腔内的前庭襞和声襞分为三部分,即喉前庭、喉中间腔和声门下腔。声门裂是位于两侧声襞和杓状软骨基底部之间,呈裂隙状,是喉腔最狭窄的部位。①喉前庭:喉口至前庭裂平面之间的部分,上宽下窄状,在其前壁中部为会厌结节。②喉中间腔:前庭裂平面与声门裂平面之间的部分,向两侧延伸至前庭襞与声襞之间的梭形隐窝为喉室。喉室前端向外上延伸成一憩室,呈锥形且弯向后为喉小囊。③声门下腔:声门裂平面至环状软骨下缘平面之间的部分,上窄下宽的圆锥状。

6. 喉内间隙 在甲状舌骨膜、甲状软骨与会厌软骨之间有充满疏松结缔组织的潜在性间隙,以方形膜将该间隙分为两部分。喉内间隙内有出入喉的血管、神经和淋巴管等结构,且组织疏松,发生喉癌时癌细胞可沿这些间隙扩散。①声门旁间隙:又称为喉旁间隙,包绕于喉室和喉小囊之外,其前方及两侧为甲状软骨,内侧是方形膜和弹性圆锥,后方为梨状隐窝的前面;其前内侧借方形膜与会厌前间隙相邻,向后深入至杓状会厌襞,并与梨状隐窝相邻;两侧声门旁间隙经喉后部相通。②会厌前间隙:位于甲状舌骨膜与会厌之间,呈楔形,其上方为舌骨会厌韧带,外侧是方形膜。两侧会厌前间隙被弹性纤维组织所分隔,彼此不相连通,但可与同侧的声门旁间隙相通。

（二）甲状腺

1. 甲状腺的位置 位颈前区,多呈"H"形,可分为左、右侧叶,中间以峡部相连。侧叶贴附于喉和气管的外侧,向上到达甲状软骨中部,向下至第6气管软骨环,峡部位于第2~4气管软骨环的前方。

2. 甲状腺的构成 外面包裹有纤维囊,此囊可伸入腺组织将腺体分为大小不等的小叶。囊外有气管前筋膜形成的甲状腺鞘,囊鞘之间为一腔隙称为囊鞘间隙,内有血管、神经等。甲状腺侧叶上端和峡部后面有筋膜增厚形成的甲状腺悬韧带,附连于甲状软骨板和环状软骨,故吞咽时甲状腺可随喉向上、下移动。

（三）颈部淋巴结

颈部淋巴结数目较多,除收纳头、颈部淋巴之外,还收集胸部和上肢的部分淋巴。根据临床需要常将颈部淋巴结分为颈上部淋巴结、颈前淋巴结和颈外侧淋巴结。

1. 颈上部淋巴结 沿头、颈部交界处排列,多为头部淋巴管的局部淋巴结,其位置表浅,分为枕淋巴结、耳后淋巴结、腮腺淋巴结、下颌下淋巴结和颏下淋巴结。

2. 颈前淋巴结 位于舌骨下方,两侧胸锁乳突肌之间,分为颈前浅、深淋巴结。①颈前浅淋巴结:沿颈前静脉排列,引流颈前部浅层结构的淋巴,其输出淋巴管注入颈外侧下深淋巴结或锁骨上淋巴结;②颈前深淋巴结:分布于喉、甲状腺和气管颈部的前方及两侧,包括喉前淋巴结、甲状腺淋巴结、气管前淋巴结和气管旁淋巴结,收集喉、甲状腺、气管颈部、食管颈部等处的淋巴,其输出淋巴管注入颈外侧深淋巴结。

3. 颈外侧淋巴结 以颈筋膜浅层为界分为颈外侧浅、深淋巴结。①颈外侧浅淋巴结:沿颈外静脉排列,引流颈外侧浅层结构的淋巴,并收纳枕淋巴结、乳突淋巴结和腮腺淋巴结的输出淋巴管,其输出淋巴管注入颈外侧深淋巴结;②颈外侧深淋巴结:主要沿颈内静脉排列,部分淋巴结沿副神经和颈横血管排列,以肩胛舌骨肌为界,可分为颈外侧上深淋巴结和颈外侧下深淋巴结。颈外侧上深淋巴结主要沿颈内静脉上段排列,颈外侧下深淋巴结主要沿颈内静脉下段排列。

## 二、X 线 解 剖

颈部侧位片上,第 1~7 颈椎呈自然前凸的弧线,椎体前缘软组织为咽后壁与喉咽部及食管起始部;颈部前方自上而下低密度气腔由咽腔、喉前庭、喉中间腔、声门下腔与气管起始部参与构成,舌骨体、甲状软骨与低密度气腔重叠。在会厌软骨的前方、会厌谷的下方、甲状软骨前壁上部的后方,有一低密度三角区,称为会厌前间隙。

## 三、断 层 解 剖

### (一) 横断层面

1. 喉

(1)经舌骨层面:此层面显示舌骨呈弓状,由中间的舌骨体和两侧的舌骨大角构成,其后方的间隙为会厌前间隙。舌会厌正中襞,将会厌谷分隔成左右各一。咽会厌皱襞从咽侧壁延伸至会厌的游离缘,其后方伸向两侧壁的含气腔为梨状隐窝。位于两侧梨状隐窝之间,并与之相通的含气腔为喉前庭。在舌骨大角外侧类圆形的软组织影为下颌下腺,两侧大小可不一致。颈动脉间隙(颈动脉鞘)显示在胸锁乳突肌的内侧,间隙内含颈内动脉、颈内静脉等结构。

(2)经会厌体部层面:此层面显示会厌软骨体部呈横"C"形,位于喉腔断面中。会厌软骨为弹性软骨,很少发生钙化。会厌前间隙、会厌谷及梨状隐窝等结构在此层面仍清楚显示。

(3)经杓会厌皱襞层面:此层面显示甲状软骨板呈倒置的"V"形,构成喉的侧壁支架。两侧斜行的杓会厌皱襞将喉腔和位居喉腔后外侧的梨状隐窝分隔。杓会厌皱襞起自会厌侧缘,向后至杓状软骨尖,构成喉前庭两侧壁。在此层面上,位于甲状软骨板后内侧的脂肪间隙为喉旁间隙。

(4)经声带层面:此层面显示声门裂呈裂隙状的含气结构,为喉腔最窄处。声门裂两侧为声带,两侧声带在前方相连,构成前联合,声带后方附着于杓状软骨声带突,杓状软骨之间的区域为后联合。杓状软骨声带突及环状软骨上缘为声带层面的识别标志。

(5)经环状软骨层面:在此层面上,完整的环状软骨位于喉下腔(影像学上为声门下区)周围,甲状腺居其外后方,呈类三角形,左右各一,大小、形态可不完全相同。

2. 甲状腺 在横断面上,甲状腺两侧叶类似于三角形,位于气管两侧,峡部则居气管前。

3. 颈部淋巴结的影像学分区和判定 颈部淋巴结影像学分为七区。

Ⅰ区:颏下及颌下淋巴结;

Ⅱ区:颈内静脉链上组,前界为茎突舌骨肌,后界为胸锁乳突肌后缘上 1/3,上界为颅底,下界平舌骨下缘;

Ⅲ区:颈内静脉链中组,前界为胸骨舌骨肌外缘,后界为胸锁乳突肌后缘中 1/3,下界为肩胛舌骨肌与颈内静脉交叉平面(环状软骨下缘水平);

Ⅳ区:颈内静脉链下组,为Ⅲ区向下的延续,下界为锁骨上缘,后界为胸锁乳突肌后缘下 1/3 段;

Ⅴ区:颈外侧区淋巴结,即颈后三角区及锁骨上区淋巴结,位于胸锁乳突肌后缘,斜方肌前缘及锁骨构成的三角区内;

Ⅵ区:中央区淋巴结,包括喉前、气管前和气管旁淋巴结;

Ⅶ区:上纵隔淋巴结,为胸骨上缘至主动脉弓上缘的上纵隔区的淋巴结。

### (二)冠状层面

颈部冠状面是颈部横断面的补充方位,可用于观察此部位如咽、喉、甲状腺和颈部深筋膜所构间隙等主要结构的冠状面解剖,以及它们之间的毗邻关系。

1. 喉　在经喉室冠状层面上,中央的含气腔隙为喉腔,伸向两侧壁的腔隙为喉室,喉室上方向内突出的皱襞为前庭襞(假声带),下方向内突出的皱襞为声襞(声带),声襞以下为声门下区(腔),前庭襞(假声带)以上部分为喉前庭。喉前庭两侧有甲状软骨板,其外侧有舌骨上肌群(喉外肌)。喉下腔两侧及下方,有环状软骨。

喉外肌:喉肌分内外两组,属横纹肌。喉外肌分舌骨上肌群和舌骨下肌群。舌骨上肌群包括二腹肌、下颌舌骨肌、颏舌骨肌和茎突舌骨肌;舌骨下肌群包括甲状舌骨肌,肩胛舌骨肌及胸骨舌骨肌。

2. 甲状腺　冠状位不仅可以观察甲状腺两侧叶的冠状面情况,而且有利于了解甲状腺的位置及毗邻关系。

### (三)矢状层面

颈部矢状面同冠状面一样,为横断面的补充方位。

经颈部正中矢状层面,此层面上位于鼻腔、软腭、舌根等结构后方,并相互通连的不规则含气腔为鼻咽、口咽、喉和气管。软腭、会厌分别为鼻咽、口咽和喉咽的分界标志;环状软骨下缘或第6颈椎下缘为喉和气管的分界标志。在舌根部与会厌之间的腔隙为会厌谷,其下方的脂肪间隙为会厌前间隙。喉的两个皱襞,上方的皱襞为前庭襞(假声带),下方的皱襞为真声带,在横断层面上辨识较困难。两襞前方的软骨断面为甲状软骨前角。声门下腔为位于声带下方的含气腔,环状软骨弓位其前,环状软骨板居其后。在第6颈椎下缘,喉的下方的含气腔为气管,其前面可见气管软骨。

# 第三部分:综合实训与习题

## 一、综合实训(填图)

1. 经舌骨的横断层面(CT)

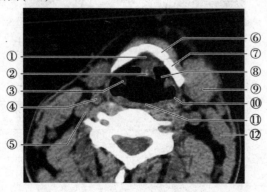

图 2-1-1

①_____; ②_____; ③_____;

④_____; ⑤_____; ⑥_____;

⑦_____; ⑧_____; ⑨_____;

⑩_____; ⑪_____; ⑫_____。

2. 经会厌体部的横断层面(MRI,$T_1$WI)

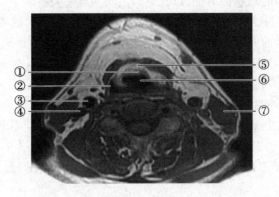

图 2-1-2

①_____; ②_____; ③_____;

④_____; ⑤_____; ⑥_____;

⑦_____。

3. 经杓会厌皱襞的横断层面(CT)

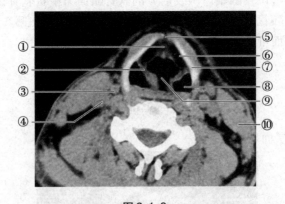

图 2-1-3

①_____; ②_____; ③_____;

④_____; ⑤_____; ⑥_____;

⑦_____; ⑧_____; ⑨_____;

⑩_____。

4. 经杓会厌皱襞的横断层面(MRI,T$_1$WI)

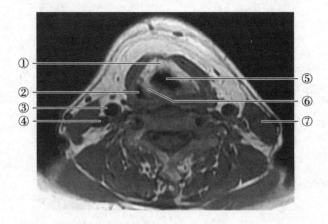

图 2-1-4

①_____; ②_____; ③_____;

④_____; ⑤_____; ⑥_____;

⑦_____。

5. 经声带的横断层面(CT)

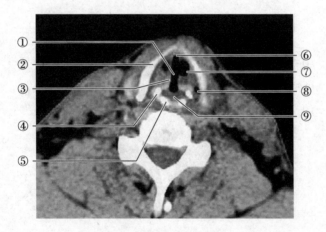

图 2-1-5

①_____; ②_____; ③_____;

④_____; ⑤_____; ⑥_____;

⑦_____; ⑧_____; ⑨_____。

6. 经声带的横断层面(MRI,T$_1$WI)

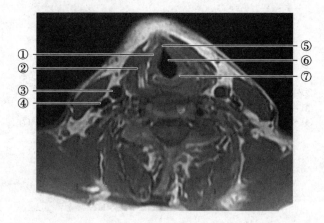

图 2-1-6

①_____；　②_____；　③_____；

④_____；　⑤_____；　⑥_____；

⑦_____。

7. 经环状软骨的横断层面(CT)

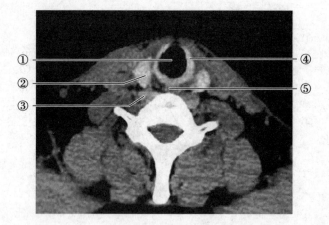

图 2-1-7

①_____；　②_____；　③_____；

④_____；　⑤_____。

8. 经甲状腺的横断层面(CT)

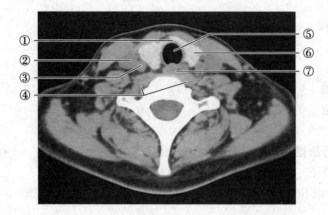

图 2-1-8

①_____;   ②_____;   ③_____;

④_____;   ⑤_____;   ⑥_____;

⑦_____。

9. 经颈部正中的矢状层面(MRI,$T_1WI$)

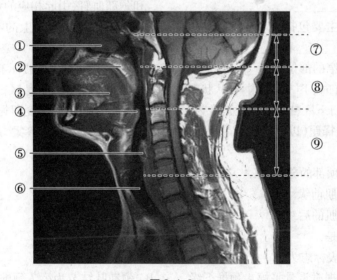

图 2-1-9

①_____;   ②_____;   ③_____;

④_____;   ⑤_____;   ⑥_____;

⑦_____;   ⑧_____;   ⑨_____。

## 二、习 题

### （一）名词解释

1. 喉前庭

2. 声门下区

3. 声门旁间隙

4. 会厌前间隙

### （二）填空题

1. 固有颈部可依据胸锁乳突肌前、后缘分为_____、_____和_____。

2. 颈外侧区位于_____、_____和_____之间。

3. 气管前间隙位于_____和_____之间，椎前间隙位于_____和_____之间。

4. 颈部筋膜由浅入深分为_____、_____以及深层的_____三层。颈部脏器位于_____筋膜之内，而深层的_____筋膜在颈部两侧形成颈动脉鞘。

5. 颈部深层结构可在横断面上分为_____、_____和_____三个区域。

6. 评价喉室、梨状隐窝和声门旁间隙最好的平面是_____，评价会厌前间隙和声门下区最好的平面是_____，评价会厌前间隙的平面也可选_____。

7. 甲状腺峡部位于第_____气管软骨环前方。甲状腺肿大时可压迫邻近的器官_____、_____、_____和颈部血管，引起相应的症状。

8. 喉内间隙主要包括_____和_____。影像诊断图像上的喉腔一般划分为_____、_____和_____。

9. 喉腔最狭窄的部位为_____，其前方的_____增厚常提示有癌肿浸润。

10. CT 扫描时，声带外侧与甲状软骨之间可见薄的低密度区，为向下延伸的_____。声门下区黏膜的厚度正常为_____以下，超过此厚度即为异常。

### （三）单项选择题（以下每一道题下面有 A、B、C、D、E 五个备选答案，请从中选择一个最佳答案。）

1. 颈前部与项部的分界是（ ）

A. 胸锁乳突肌前缘      B. 胸锁乳突肌后缘

C. 肩胛舌骨肌的后缘      D. 斜方肌的前缘

E. 以上都不是

2. 颈部的体表标志为（ ）

A. 当双目平视时舌骨平第 4 颈椎下缘      B. 颈动脉结节为第 7 颈椎横突前结节

C. 甲状软骨上缘平第 2 颈椎上缘      D. 环状软骨弓平第 6 颈椎横突

E. 在锁骨上大窝底部可触及锁骨下动脉搏动

3. 环状软骨弓两侧平对（ ）

A. 第 5 颈椎横突      B. 第 5 颈椎上缘

C. 第 6 颈椎横突      D. 第 6 颈椎上缘

E. 第 6 颈椎横突前结节

4. 下列关于甲状腺的描述，错误的是（ ）

A. 甲状腺呈"H"形,分为左、右两侧叶及其相连的甲状腺峡

B. 甲状腺具有真、假两层被膜,真、假被膜之间的间隙称为囊鞘间隙

C. 甲状腺上端达甲状软骨上缘

D. 下端至第6气管软骨

E. 甲状腺峡位于第2~4气管软骨前方

5. 气管颈部上平(　　　)

A. 第4颈椎下缘接环状软骨　　　　　　　B. 第5颈椎下缘接环状软骨

C. 第6颈椎下缘接环状软骨　　　　　　　D. 第7颈椎下缘接环状软骨

E. 胸骨颈静脉切迹接环状软骨

6. 颈外侧淋巴结的分组是(　　　)

A. 以颈部浅筋膜为界分为浅、深两组　　　B. 以颈筋膜浅层为界分为浅、深两组

C. 以颈筋膜中层为界分为浅、深两组　　　D. 以颈筋膜深层为界分为浅、深两组

E. 以颈动脉鞘为界分为浅、深两组

7. 颈前区是指(　　　)

A. 两侧胸锁乳突肌前缘之间的部分

B. 两侧斜方肌前缘之间的部分

C. 两侧斜方肌前缘之间和脊柱颈部前方的部分

D. 两侧胸锁乳突肌后缘之间的部分

E. 一侧胸锁乳突肌前缘与颈前正中线之间的部分

8. 下列关于气管前间隙的描述,正确的是(　　　)

A. 位于气管前筋膜与颈深筋膜深层之间　　B. 位于气管前筋膜与颈深筋膜浅层之间

C. 位于气管前筋膜与气管颈部之间　　　　D. 位于气管前筋膜与颊咽筋膜之间

E. 此间隙与椎前间隙相交通

9. 与咽旁间隙相连通的是(　　　)

A. 锁骨上间隙　　　　　　　B. 胸骨上间隙　　　　　　　C. 气管前间隙

D. 咽后间隙　　　　　　　　E. 椎前间隙

10. 下列关于声门裂的描述,错误的是(　　　)

A. 喉腔中最狭窄的部位

B. 此处组织疏松,易发炎症和喉癌

C. 小儿喉腔小,此处水肿易致喉堵塞而出现呼吸困难

D. 其后端两侧有杓状会厌襞,分隔喉腔和咽腔

E. 成年女性的声门裂较男性更细而长

**(四)多项选择题**(以下每一道题下面有 A、B、C、D、E 五个备选答案,请从中选择所有正确答案。)

1. 属于颈动脉鞘内的结构是(　　　　　)

A. 颈总动脉　　　　　　　　B. 颈外动脉　　　　　　　C. 颈内动脉

D. 颈内静脉　　　　　　　　E. 迷走神经

2. 属于颈动脉三角内的神经有(　　　　　)

A. 面神经　　　　　　　　　B. 舌咽神经　　　　　　　C. 迷走神经

D. 副神经　　　　　　　　　　E. 舌下神经

3. 颈部横断层解剖的甲状软骨上份和喉前庭层面特征为( 　　　　 )

A. 甲状软骨呈"八"字形向后张开

B. 甲状软骨前端可见喉结,中间则为缩窄呈矢状位的喉中间腔

C. 会厌软骨后方可见喉前庭、喉咽及其两侧的梨状隐窝

D. 咽后壁多见淋巴组织脓肿和增生

E. 甲状腺呈楔形包绕于喉和气管、咽和食管的前外侧

4. 下列关于颈后三角的描述,正确的有( 　　　　 )

A. 在椎前筋膜浅面、胸锁乳突肌和斜方肌之间

B. 在颈部 CT 和 MRI 影像中恒定可见

C. 内有副神经、臂丛根部、颈外静脉等

D. 胃癌、食管癌易转移至此

E. 甲状腺肿大可向后压迫三角内的结构

5. 舌骨在 CT 图像上的意义为( 　　　　 )

A. 喉起始的标志

B. 舌骨大角后外方常指示着颈总动脉的分叉

C. 舌骨大角后外方的淋巴结为喉癌淋巴结转移最为多见的一站

D. 梨状隐窝总是在舌骨大角的内侧

E. 以上均对

6. 下列关于甲状腺悬韧带的描述,正确的有( 　　　　 )

A. 将甲状腺固定于喉和气管壁上　　　　B. 由甲状腺假被膜增厚形成

C. 由甲状腺真被膜增厚形成　　　　　　D. 其后方有喉返神经

E. 将甲状腺只固定于甲状软骨上

**(五) 问答题**

1. 试述颈部境界与分区。

2. 解剖学和影像断层解剖学是如何描述喉腔的?

3. 试述甲状腺的位置与毗邻。

## 第四部分:参考答案

### 一、综 合 实 训

1. 经舌骨的横断层面(CT)

①会厌前间隙 ②舌会厌正中襞 ③咽会厌皱襞 ④颈内动脉 ⑤颈内静脉 ⑥舌骨体 ⑦舌骨大角 ⑧会厌谷 ⑨下颌下腺 ⑩梨状隐窝 ⑪喉前庭 ⑫胸锁乳突肌

2. 经会厌体部的横断层面(MRI,$T_1WI$)

①会厌 ②梨状隐窝 ③颈总动脉 ④颈内静脉 ⑤会厌前间隙 ⑥喉前庭 ⑦胸锁乳突肌

3. 经杓会厌皱襞的横断层面(CT)

①会厌前间隙 ②杓会厌皱襞 ③颈内动脉 ④颈内静脉 ⑤甲状软骨切迹 ⑥喉旁

间隙 ⑦甲状软骨 ⑧梨状隐窝 ⑨喉前庭 ⑩胸锁乳突肌

4. 经杓会厌皱襞的横断层面(MRI,T₁WI)

①会厌前间隙 ②梨状隐窝 ③颈总动脉 ④颈内静脉 ⑤喉前庭 ⑥杓会厌皱襞 ⑦胸锁乳突肌

5. 经声带的横断层面(CT)

①声门裂 ②甲状软骨 ③声带 ④杓状软骨 ⑤环状软骨 ⑥前联合 ⑦喉室 ⑧梨状隐窝 ⑨后联合

6. 经声带的横断层面(MRI,T₁WI)

①声带 ②甲状软骨 ③颈总动脉 ④颈内静脉 ⑤前联合 ⑥声门裂 ⑦杓状软骨

7. 经环状软骨的横断层面(CT)

①声门下腔 ②甲状腺 ③颈长肌 ④环状软骨 ⑤食管

8. 经甲状腺的横断层面(CT)

①甲状腺峡部 ②颈内静脉 ③颈总动脉 ④颈长肌 ⑤气管 ⑥甲状腺侧叶 ⑦食管

9. 经颈部正中的矢状层面(MRI,T₁WI)

①下鼻甲 ②软腭 ③舌 ④会厌 ⑤杓状软骨 ⑥气管 ⑦鼻咽 ⑧口咽 ⑨喉及喉咽

## 二、习 题

**(一)名词解释**

1. 喉前庭:位于喉口至前庭裂平面之间,呈上宽下窄状,在其前壁中部相当于会厌软骨柄附着处的上方,有一呈结节状的隆起为会厌结节。

2. 声门下区:指声门区以下至环状软骨下缘平面以上的内腔,为弹性圆锥和环状软骨共同围成的上窄下宽呈圆锥形的结构。

3. 声门旁间隙:又称为喉旁间隙,包绕于喉室和喉小囊之外,其前方及两侧为甲状软骨,内侧是方形膜和弹性圆锥,后方为梨状隐窝的前面。其前内侧借方形膜与会厌前间隙相邻,向后深入至杓会厌襞,并与梨状隐窝相邻;两侧声门旁间隙经喉后部相通。

4. 会厌前间隙:位于甲状舌骨膜与会厌之间,呈楔形,其上方为舌骨会厌韧带,外侧是方形膜;间隙内充填有脂肪组织。

**(二)填空题**

1. 颈前区 胸锁乳突肌区 颈外侧区

2. 胸锁乳突肌后缘 斜方肌前缘 锁骨中1/3上缘

3. 气管前筋膜 气管颈部 椎前筋膜 脊柱颈部

4. 封套筋膜 气管前筋膜或内脏筋膜 翼筋膜和椎前筋膜 内脏(气管前) 翼状

5. 支持格 内脏格 血管神经格

6. 冠状面 横断面 矢状面

7. 2~4 喉 咽 喉返神经或迷走神经 颈交感干

8. 会厌前间隙 声门旁(喉旁)间隙 声门上区 声门区 声门下区

9. 声门裂 声门前连合

10. 喉旁间隙 1mm

（三）单项选择题

1. D 2. D 3. C 4. C 5. C 6. B 7. E 8. C 9. D 10. E

（四）多项选择题

1. ACDE 2. CDE 3. ACD 4. ABCD 5. ABC 6. ABD

（五）问答题

1. 试述颈部境界与分区。

答：颈部以下颌体下缘、下颌角、乳突尖、上项线和枕外隆凸的连线与头部相分界，以颈静脉切迹、胸锁关节、锁骨上缘和肩峰至第7颈椎棘突的连线与胸部、上肢相分界；以甲状软骨上缘和第4颈椎体下缘分为上、下颈部。两侧斜方肌前缘和脊柱颈段前方的部分为固有颈部，斜方肌覆盖的深部与脊柱颈段之间的部分为项部。固有颈部又以胸锁乳突肌前、后缘分为颈前区、胸锁乳突肌区和颈外侧区。

2. 解剖学和影像断层解剖学是如何描述喉腔的？

答：喉腔向上经喉口与喉咽相通，向下连通气管。喉口朝向后上方，由会厌上缘、杓状会厌襞和杓间切迹围成。喉腔的分区：喉腔被上、下两对自喉侧壁突入腔内的前庭襞和声襞分为三部分，即喉前庭、喉中间腔和声门下腔。

喉前庭位于喉口至前庭裂平面之间，呈上宽下窄状，在其前壁中部相当于会厌软骨柄附着处的上方，有一呈结节状的隆起为会厌结节；喉中间腔位于前庭裂平面与声门裂平面之间，向两侧延伸至前庭襞与声襞之间的梭形隐窝为喉室；声门下腔位于声门裂平面至环状软骨下缘平面之间，略呈上窄下宽的圆锥状。

3. 试述甲状腺的位置与毗邻。

答：甲状腺两侧叶位于喉下部和气管上部的两侧，上极平甲状软骨中点，下极至第6气管软骨。有的侧叶下极可伸至胸骨柄后方，称胸骨后甲状腺。甲状腺峡位于第2～4气管软骨前方。

甲状腺的前面由浅入深依次为：皮肤、颈浅筋膜、颈筋膜浅层、舌骨下肌群和气管前筋膜；两侧叶的后内侧紧邻喉与气管、咽与食管，后外侧与颈动脉鞘及其内容和颈交感干相邻。

（吴利忠 周山 程曙文）

# 胸　部

## 第一节　肺与纵隔

### 第一部分:实训目标

1. 掌握　肺与纵隔的 X 线解剖、横断面解剖。
2. 熟悉　肺与纵隔的应用解剖及矢状面、冠状面解剖。
3. 了解　肺与纵隔常用检查方法及周围结构的影像解剖。

### 第二部分:重点难点剖析

#### 一、应　用　解　剖

（一）气管和主支气管的位置

1. 气管　位于上纵隔中央,上端约平第 6 颈椎下缘,下界相当于第 4 胸椎体下缘水平,分为左、右主支气管。在气管杈内面有一凸向上的半月形气管隆嵴,是气管镜检查时辨认左、右主支气管起始的标志。

2. 主支气管　左主支气管较细长,与中线夹角为 40°~55°;右主支气管较短粗,走行较为陡直,与中线的夹角为 20°~30°。

（二）肺

1. 肺门　肺纵隔面(又称内侧面),其中央椭圆形凹陷称肺门,又称第一肺门,是主支气管、肺动脉、肺静脉、神经、淋巴管等出入的部位。

2. 肺根结构的排列　出入肺门的结构被结缔组织包绕构成肺根。两侧肺根内的结构由前向后相同,依次为肺静脉、肺动脉和主支气管。自上而下,两侧顺序不同,左肺根内依次为肺动脉、左主支气管和下肺静脉;右肺根则为右肺上叶支气管、肺动脉、右主支气管、下肺静脉。

3. 肺门区和肺内管道　解剖学上,肺门(第一肺门)是指纵隔面主支气管、肺血管、神经和淋巴管等出入肺的部位;肺叶支气管和肺叶血管等出入肺叶的部位称肺叶门(第二肺门);肺段支气管与肺段血管出入肺段的部位为肺段门(第三肺门)。

肺内管道,肺动脉伴随同名支气管走行,而肺静脉不与支气管伴行。

**（三）胸膜**

1. 胸膜 是衬于胸壁内面、膈上面、纵隔两侧面和肺表面处的一层浆膜。覆盖于肺表面的称脏胸膜。贴附于胸壁内面、膈上面和纵隔表面的称壁胸膜。壁胸膜根据衬贴部位不同可分为胸膜顶、肋胸膜、膈胸膜和纵隔胸膜四部分。

2. 胸膜隐窝 壁胸膜相互移行处的胸膜腔，即使在深吸气时肺缘也不能深入其中，称胸膜隐窝。在肋胸膜与膈胸膜转折处，称肋膈隐窝，此处是胸膜腔的最低点；纵隔胸膜与肋胸膜转折移行处形成肋纵隔隐窝，左侧较为明显；奇静脉弓下方，食管与奇静脉之间的纵隔胸膜反折为奇静脉食管隐窝。

**（四）膈**

膈为向上隆突的穹隆形扁肌，膈穹隆右高左低，最高点分别位于右第5、左第4肋间隙。膈的肌部可根据其起点分为胸骨部、肋部和腰部三部分。有时膈的各部起点间缺乏肌纤维，形成两对薄弱的三角形的肌间裂隙即腰肋三角和胸肋三角。

膈周围肌部起自胸廓下口周缘和第2、3腰椎前面，肌束向中央集中移行为中心腱。主动脉裂孔平12胸椎，有主动脉和胸导管通过；食管裂孔位于主动脉裂孔的左前方，平第10胸椎，有食管和迷走神经通过；腔静脉孔平第8胸椎，有下腔静脉通过。

**（五）胸廓**

胸廓由12块胸椎、12对肋和1块胸骨及之间的骨连结构成，肋与肋间隙中有肋间肌、肋间血管、神经等软组织填充。胸廓上口由第1胸椎、第1对肋和胸骨柄上缘围成，下口由第12胸椎、第12对肋、第11对肋前端、肋弓和剑突围成。剑突将两侧肋弓之间形成的向下开放的胸骨下角分成左、右剑肋角，左剑肋角是心包穿刺常选的部位。

**（六）纵隔**

1. 纵隔的内容配布 前纵隔结构简单，中纵隔主要由心包及相连的大血管根部组成。上纵隔及后纵隔结构较复杂。

（1）上纵隔：由前向后依次可见胸腺；左、右头臂静脉和上腔静脉的上份；主动脉弓及其三大分支、膈神经和迷走神经；气管、气管旁淋巴结及气管支气管淋巴结；食管及其左侧的胸导管和位于气管与食管之间的左喉返神经，最后是左、右交感干。

（2）后纵隔：由前向后依次可见气管杈及左、右主支气管，占据后纵隔上份；食管及包绕周围的食管神经丛和食管周围淋巴结，气管杈以下，食管位于后纵隔最前部；胸主动脉及其周围淋巴结、奇静脉与半奇静脉、胸导管；交感干胸段及穿经交感节的内脏大神经和内脏小神经。

2. 纵隔间隙 为纵隔器官间的窄隙，其内填充以疏松结缔组织，适应器官活动和胸腔容积的变化。

（1）胸骨后间隙：位于胸骨后方，前邻胸骨，后通血管前间隙，两侧外界略超出胸骨外缘。内含脂肪组织、结缔组织、胸廓内动静脉及前纵隔淋巴结。正常情况下沿胸廓内血管束的小淋巴结，CT扫描难以发现。胸廓内血管束位于胸骨中线两旁的胸膜下，需CT增强方可识别。

（2）血管前间隙：位于前纵隔内，前方连胸骨后间隙，后方邻升主动脉和主动脉弓，两侧为纵隔胸膜和肺。内有胸腺，胸腺在成年后退化萎缩。后方受升主动脉和主动脉弓所限，但可经主动脉弓的外侧及升主动脉左侧与主-肺动脉窗相通。血管前间隙内有左头臂静脉和胸腺。

(3)气管前间隙:也称气管前腔静脉后间隙,位于胸廓入口与气管隆嵴之间的气管前方。右侧为头臂静脉和上腔静脉,左侧为左颈总动脉和左锁骨下动脉,前方为头臂静脉。气管前间隙经胸廓入口与颈深筋膜通连。气管前间隙的下部,由气管前缘、奇静脉左缘、上腔静脉后缘及升主动脉后缘共同围成。左侧为主动脉所限,仅有少数人的气管前间隙与主-肺动脉窗相通。

(4)气管后间隙:位于气管与脊柱之间,向下与心包后方的后纵隔相通。变异较大,其范围与食管和主动脉的位置以及右肺和纵隔邻接范围有关。气管后间隙仅充填脂肪组织和结缔组织,食管及奇静脉走行其中。

(5)隆嵴下间隙:也称气管权下间隙,位于气管隆嵴下方,前方为肺动脉,后方为食管及奇静脉,上方为气管隆嵴,下方为左心房,两侧为左、右主支气管。向上与气管前间隙延续,内含脂肪组织、淋巴结。

(6)主-肺动脉窗:位于主动脉弓下方、左肺动脉上方、下段气管和食管的左侧。内侧与气管前间隙的下部相通,外侧与升主动脉前外方的血管前间隙相通。此区包含动脉韧带及喉返神经,以及动脉韧带组淋巴结。

(7)食管后间隙:位于上纵隔内,食管与胸内筋膜间,内有奇静脉、胸导管和副半奇静脉等器官。向上通咽后间隙,向下与心包、食管间的疏松结缔组织相连,并通过膈的裂隙与腹膜后隙相通。

## 二、X 线 解 剖

胸部正常 X 线片是胸腔内外各种组织、器官的复合二维投影,正常 X 线解剖主要是指正、侧位胸片上的表现。除透亮的肺和致密的纵隔等影像外,还包括胸壁结构、胸膜、气管支气管、膈肌等影像。

### (一)胸壁

由胸壁软组织和骨性胸廓 2 部分组成。

1. 胸壁软组织　包括皮肤、皮下脂肪、肌肉等。皮下脂肪在 X 线片上呈较为透亮的灰黑色,肌肉等软组织一般呈灰白色。在常规胸片上,软组织阴影主要包括锁骨上皮肤皱褶、胸锁乳突肌、胸大肌、乳房及乳头及伴随阴影。

2. 骨性胸廓　由后方的脊柱、两侧肩胛骨、前上方的锁骨、前方的胸骨和周围的肋骨共同围成。

(1)脊柱:在标准胸部正位片上,第 1~4 胸椎清楚可见,其余椎体因与心影重叠而显示不清。

(2)肩胛骨:位于胸廓后外上方,呈内缘较为平直的倒三角形影,在标准后前位胸片上,一般应投影于肺野之外。

(3)锁骨:在标准后前位胸片上,两侧锁骨呈横"S"形,两侧锁骨内端应与中线等距,此点为判断胸片正位位置是否正确的标志。

(4)胸骨:常规后前位胸片上,大部分胸骨影与纵隔重叠,仅有胸骨柄两侧外上角突出纵隔影之外。

(5)肋骨:肋骨常为胸部病变的定位标志。肋软骨未钙化时,在 X 线片上不显影,表现为肋骨前端游离。临床上常将肋骨分为前肋和后肋,前肋和后肋不在同一平面上,均由后上向前下倾斜。

#### （二）气管及支气管

1. 气管　气管在 X 线上呈低密度影，在第 5~6 胸椎平面分为左、右主支气管，分叉处下壁形成隆突。

2. 支气管及分支　右主支气管较短粗、陡直；左主支气管较细长、倾斜。两侧主支气管逐级分出肺叶、肺段等。

#### （三）肺

肺的各解剖结构投影在 X 线片上表现为肺野、肺门和肺纹理。

1. 肺野　胸片上表现为均匀一致透明的区域称为肺野。两侧肺野分别在第 2、4 肋骨的前端下缘划一水平线，将肺野分为上、中、下三个野，纵行分为三等份，将每侧肺野分为内、中、外三个带。

两侧肺野透亮度与肺含气量成正比，与肺的血流量成反比。吸气时，肺内含气量增加透亮度增高。将第 1 肋骨圈外缘以内部分称肺尖区，锁骨以下至第 2 肋骨圈外缘以内的部分称为锁骨下区。

2. 肺门　肺门影是指肺动脉、肺静脉、支气管和淋巴组织在 X 线片上的总合投影，肺动脉及肺静脉为其主要构成部分，正常淋巴结不显示。

正位胸片上，位于两肺中野的内中带第 2~4 前肋之间，一般左侧肺门较右侧高 1~2cm。

右肺门分上、下两部分，上部由右上肺静脉、右上肺动脉及右下肺动脉干后回归支构成，下部由右下肺动脉干构成，上、下部的夹角称肺门角。

左肺门亦分上、下两部，上部由左肺动脉弓构成，呈边缘光滑的半圆形影。

侧位胸片上，两侧肺门大部分重叠呈"逗号"形，右肺门略偏前，左侧偏上偏后，前缘为上肺静脉干，后上缘为左肺动脉弓，逗号拖长的尾巴由两下肺动脉干构成。

正常人肺门大小的差异较大。病理情况下肺门大小、位置、形状和密度可发生改变，如肺门增大、肺门角外凸、肺不张或肺纤维化等。

3. 肺纹理　在胸片上自肺门向外呈放射分布的树枝状影，称肺纹理，主要由肺动脉和肺静脉组成。下肺纹理较上肺纹理多而粗。

#### （四）胸膜

正常情况下胸膜不显影，仅 X 线束在胸膜反折处与胸膜走行方向平行时，胸膜才显示为薄层状或线状致密影。

后前位胸片上：①肺尖部的胸膜顶，相当于第 2 肋下缘，呈细条状阴影。②右侧肺野中部的水平裂，呈水平走行、细而直的线样影，相当于第 4 前肋平面。③胸椎旁线，以左侧较为清楚，于胸椎旁、降主动脉内侧显示为纵行线条状阴影。

右侧位片上，有 2 处胸膜可显示：①斜裂，右肺斜裂的后端起始于第 4~5 肋骨后端水平，斜行前下，在前肋膈角后与膈肌相连；左肺斜裂稍高，起于第 3~4 肋骨后端水平，行向前下，达肺的下方。②水平裂，亦称横裂，其后端起自斜裂中部，向前直至肺的前缘，表现为线状致密影。

#### （五）膈

正位片呈圆顶状，内侧高外侧低，膈内侧与心脏形成心膈角，外侧与胸壁间形成尖锐的肋膈角。侧位片上，膈前高后低，前端与前胸壁形成前肋膈角，后部明显向后、下倾斜，与后胸壁形成后肋膈角。

膈的局部发育较薄弱或张力不均时,向上呈一半圆形凸起,称为局限性膈膨升,膈可呈波浪状,称为"波浪膈",为正常变异。

**(六) 纵隔**

在正常胸片上,气管和支气管可清楚显示。

前纵隔:系胸骨之后,气管、升主动脉及心脏前缘之前的狭长三角区。主要有胸腺、脂肪组织及淋巴组织;中纵隔:相当于心脏、主动脉弓、气管和肺门所占据的区域;后纵隔:食管前壁为中、后纵隔的分界线,食管以后及胸椎旁区为后纵隔,主要包括食管、降主动脉、神经等结构。

# 三、断 层 解 剖

胸部的组织复杂,有含气的肺组织、脂肪组织、肌肉组织及骨组织。因为这些组织的密度差异很大,其 CT 值的范围广,所以在观察胸部 CT 时,观察肺实质采用肺窗,观察纵隔内的结构采用纵隔窗,疑有骨及相关病变时,可采用骨窗。CT 可利用扫描断层图像,使用其后处理技术重组成冠状和矢状面图像。

**(一) 横断层面**

1. 肺野横断层面　两肺野表现为对称性低密度阴影,其中可见由中心向外围走行的高密度肺血管分支影,由粗变细,即肺纹理影;上下走行或斜行的血管纹理表现为圆形或椭圆形的断面影。肺动脉与同级别的支气管相伴走行,两者的断面直径相近。两侧主支气管、叶支气管、段支气管与部分亚段支气管表现为管状或条状的含气低密度影,可作为判断肺叶和肺段位置的标志之一。

肺段作为肺的形态功能单位,是进行病变精确定位的基础,显示肺叶和肺段的重要 CT 横断层面有:

(1)经主动脉弓的横断层面:在此层面上,可显示右肺上叶尖段、前段及后段,左肺上叶前段、尖后段及下叶背段。

(2)经主-肺动脉窗的横断层面:在此层面上,可见右肺上叶支气管从主支气管分出,并斜向外走行,然后分出后段支气管。可显示的肺段包括右肺上叶前段、后段及右肺下叶背段;左肺上叶尖后段、前段,左肺下叶背段。

(3)经气管分叉的横断层面:此层面可显示右肺上叶前段及下叶背段;左肺上叶前段及左肺下叶背段。

(4)经主动脉根部的横断层面:在此层面上,可见右肺中叶支气管自中间段支气管分出,向前走行;下叶背段支气管与中叶支气管开口相对,向后走行。左肺下叶支气管断面呈圆形透亮影,邻近有相应的肺动脉分支伴行。可显示的肺段包括右肺中叶外侧段、内侧段及下叶背段;左肺上叶上舌段、下舌段及下叶背段。

2. 气管和支气管横断层面　在 CT 图像上,胸段气管呈圆形或椭圆形,与周围结构界限清楚。40 岁以上者气管壁软骨可发生钙化。部分气管的右侧后壁直接与肺相邻,此处气管壁厚度如超过 4mm 视为异常。

支气管走行与 CT 扫描层面平行时在肺窗上呈条形低密度影,垂直时呈圆形影,斜交时呈卵圆形低密度影,可显示在以下几个具有代表性的层面中。

(1)经气管分叉上部的横断层面:相当于两侧肺门上部,紧靠中线的是气管,为卵圆形环状透亮影。气管右侧为右上叶尖段支气管横断面,呈小圆形透亮影。右上叶肺动脉尖支位于上叶尖段支气管断面的前内侧,上叶肺静脉后支位于外后侧。左侧可见尖后段肺动脉及尖亚段、后亚段肺动脉分支断面,上叶肺动脉位居前方,上叶肺静脉断面则更靠前和内侧,气管左前方为左肺上叶前段支气管断面,气管左侧为左肺上叶尖后段支气管断面。

(2)经右上叶支气管的横断层面:在气管分叉平面以下约1.0cm,一般可见右上叶支气管从右主支气管侧面分出,向外走行1~2cm分为后段和前段,右上叶支气管的后壁邻接肺野,前面为右肺动脉的前干支,外侧是右上肺静脉后支,位于右上叶前段与后段支气管的夹角处。左侧可见到左上叶尖后段支气管或尖亚段或后亚段支气管断面,其前方为左上肺静脉,其后是左上肺动脉。

(3)经中间段支气管的横断层面:左主支气管在此平面因接近水平方向,切面呈卵圆形或条形,其后为左下肺动脉,与左主支气管紧邻。右侧的中间段支气管呈圆形或卵圆形,其后为伸入奇静脉食管隐窝的肺组织。中间段支气管的前外侧为右下肺动脉干,向外形成弧形突出影,更前方内侧上叶尖前段静脉。

(4)经右肺中叶支气管的横断层面:可见右中叶支气管从中间段支气管右前方分出,向前外走行,通常下叶背段支气管与中叶支气管在相同的高度从中间段支气管后外侧分出。右下肺动脉位于中叶和下叶支气管分叉的夹角内。在左侧,左下叶支气管呈环形,其后外方为左下肺动脉。

3. 纵隔横断层面 CT显示纵隔内结构明显优于平片。主要通过纵隔窗来观察纵隔内的结构。

(1)经胸廓入口的横断层面:上气管居中,气管两旁偏前外侧为两侧颈总动脉。两侧颈总动脉外侧为由锁骨下静脉及颈内静脉汇合而成的头臂静脉,左颈总动脉外后方为左锁骨下动脉。食管断面显示于气管与胸椎之间。

(2)经主动脉弓的横断层面:可见右头臂静脉汇入上腔静脉,主动脉弓绕气管自其前向左后行走。上腔静脉居气管的右前方,食管腔内含气,并位于气管、主动脉弓及胸椎之间。

(3)经主-肺动脉窗的横断层面:升主动脉居气管前方,上腔静脉位于升主动脉右后方。上腔静脉的后方、气管右侧可显示奇静脉汇入上腔静脉。降主动脉居胸椎左侧,气管、胸椎和降主动脉之间为含气的食管。

(4)经肺动脉分叉的横断层面:左、右主支气管及隆突的前方为肺动脉,呈"人"字形。右肺动脉自主肺动脉分出后,于升主动脉和右主支气管之间行向右后方,左肺动脉则于左主支气管的前外方,斜向左后方。

(二)冠状层面

肺与纵隔冠状面有利于显示气管、气管分叉、支气管的走行、肺门和纵隔结构,以及病变与周围结构的毗邻关系。

1. 经升主动脉的冠状层面 可见升主动脉与左心室相连,左心室右侧为右心房,肺动脉干居左心室上方。

2. 经上腔静脉的冠状层面 上腔静脉与右心房相连,升主动脉居上腔静脉左侧,起自左心室,在主动脉弓上可见头臂干及左颈总动脉。

3. 经右肺动脉的冠状层面 气管及气管分叉,右肺动脉横行于隆突下方。在主动脉弓上缘可见由此发出的左锁骨下动脉。

4. 经气管分叉的冠状层面 气管及左、右支气管呈"人"形,居纵隔中部。右主支气管行至肺门处分为右上叶支气管及中间段支气管,中间段支气管的远端再分出中叶支气管及下叶支气管。在此层面上还可见主动脉弓、左锁骨下动脉,以及左心房、肺静脉。

5. 经降主动脉的冠状层面 左侧脊柱旁与脊柱平行的管状结构为降主动脉,重叠于脊柱上的长条状低信号影为奇静脉,奇静脉经右肺门汇入上腔静脉。

### (三)矢状层面

矢状面有助于了解气管、支气管的走行、肺门和纵隔结构,以及病变与周围结构的毗邻关系。

1. 经上腔静脉的矢状层面 可显示右心房分别与上、下腔静脉相连,右肺动脉位于右主支气管的前下方。

2. 经主动脉弓的矢状层面 可显示主动脉全程,包括升主动脉、主动脉弓、降主动脉。

3. 经肺动脉干的矢状层面 可显示肺动脉干起自右心室。

# 第三部分:综合实训与习题

## 一、综合实训(填图)

1. 胸部正位片

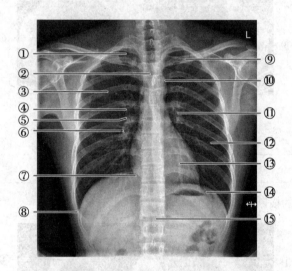

图 3-1-1

① _____ ; ② _____ ; ③ _____ ;

④ _____ ; ⑤ _____ ; ⑥ _____ ;

⑦ _____ ; ⑧ _____ ; ⑨ _____ ;

⑩ _____ ; ⑪ _____ ; ⑫ _____ ;

⑬ _____ ; ⑭ _____ ; ⑮ _____ 。

2. 经胸廓入口的横断层面(CT)

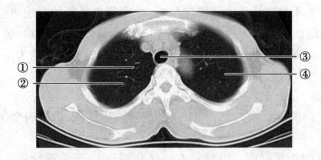

图 3-1-2

①_____;　　②_____;　　③_____;

④_____。

3. 经主动脉弓的横断层面(CT)

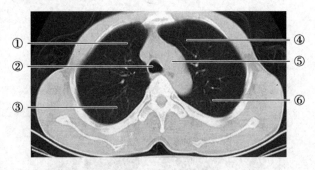

图 3-1-3

①_____;　　②_____;　　③_____;

④_____;　　⑤_____;　　⑥_____。

4. 经气管分叉的横断层面(CT)

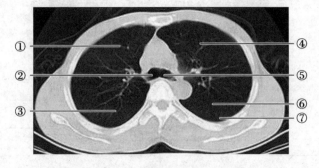

图 3-1-4

①_____;　　②_____;　　③_____;

④_____;　　⑤_____;　　⑥_____;

⑦_____。

## 5. 经中间段支气管的横断层面(CT)

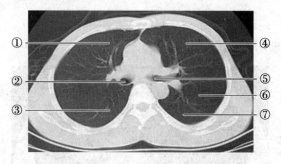

图 3-1-5

①_____；　　②_____；　　③_____；

④_____；　　⑤_____；　　⑥_____；

⑦_____。

## 6. 经中叶支气管的横断层面(CT)

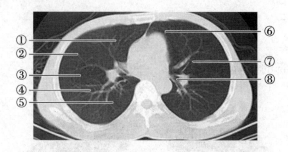

图 3-1-6

①_____；　　②_____；　　③_____；

④_____；　　⑤_____；　　⑥_____；

⑦_____；　　⑧_____。

## 7. 经左心房的横断层面(CT)

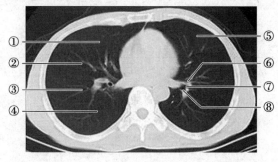

图 3-1-7

①＿＿＿＿＿＿＿＿＿＿＿；　　②＿＿＿＿＿＿＿＿＿＿＿＿＿；　　③＿＿＿＿＿＿＿＿＿＿＿；

④＿＿＿＿＿＿＿＿＿＿＿；　　⑤＿＿＿＿＿＿＿＿＿＿＿＿＿；　　⑥＿＿＿＿＿＿＿＿＿＿＿；

⑦＿＿＿＿＿＿＿＿＿＿＿；　　⑧＿＿＿＿＿＿＿＿＿＿＿＿＿。

8. 经四心腔的横断层面(CT)

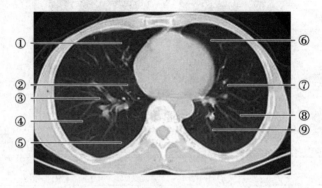

图 3-1-8

①＿＿＿＿＿＿＿＿＿＿＿；　　②＿＿＿＿＿＿＿＿＿＿＿＿＿；　　③＿＿＿＿＿＿＿＿＿＿＿；

④＿＿＿＿＿＿＿＿＿＿＿；　　⑤＿＿＿＿＿＿＿＿＿＿＿＿＿；　　⑥＿＿＿＿＿＿＿＿＿＿＿；

⑦＿＿＿＿＿＿＿＿＿＿＿；　　⑧＿＿＿＿＿＿＿＿＿＿＿＿＿；　　⑨＿＿＿＿＿＿＿＿＿＿＿。

9. 经气管分叉上部的横断层面(CT)

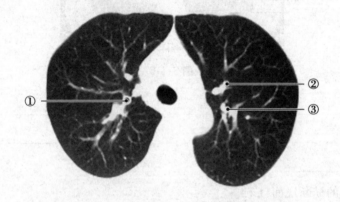

图 3-1-9

①＿＿＿＿＿＿＿＿＿＿＿；　　②＿＿＿＿＿＿＿＿＿＿＿＿＿；　　③＿＿＿＿＿＿＿＿＿＿＿。

10. 经右上叶支气管的横断层面(CT)

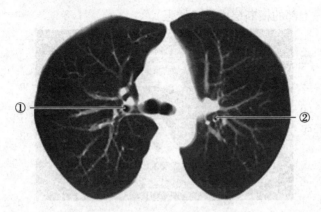

图 3-1-10

①_____；　②_____。

11. 经中间段支气管的横断层面(CT)

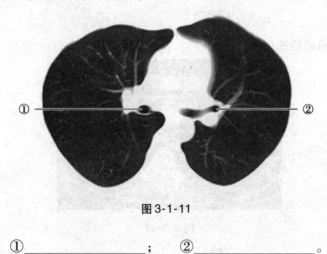

图 3-1-11

①_____；　②_____。

12. 经中叶支气管的横断层面(CT)

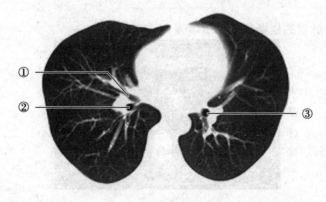

图 3-1-12

① _____；　②_____；　③_____。

13. 经主动脉弓上部的横断层面（CT 增强）

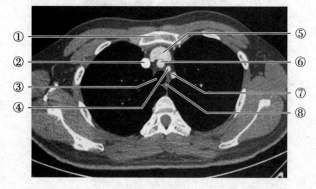

图 3-1-13

① _____；　②_____；　③_____；

④ _____；　⑤_____；　⑥_____；

⑦ _____；　⑧_____。

14. 经主动脉弓的横断层面（CT 增强）

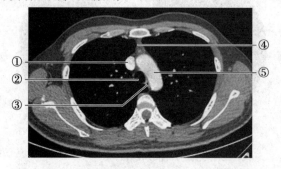

图 3-1-14

① _____；　②_____；　③_____；

④ _____；　⑤_____。

15. 经主-肺动脉窗的横断层面（CT 增强）

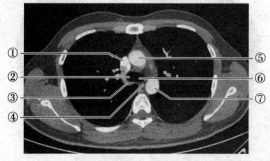

图 3-1-15

①＿＿＿＿＿＿＿＿＿＿ ；　②＿＿＿＿＿＿＿＿＿＿＿ ；　③＿＿＿＿＿＿＿＿＿＿＿＿ ；

④＿＿＿＿＿＿＿＿＿＿ ；　⑤＿＿＿＿＿＿＿＿＿＿＿ ；　⑥＿＿＿＿＿＿＿＿＿＿＿＿ ；

⑦＿＿＿＿＿＿＿＿＿＿ 。

16. 经主动脉及左右肺动脉的横断层面(CT 增强)

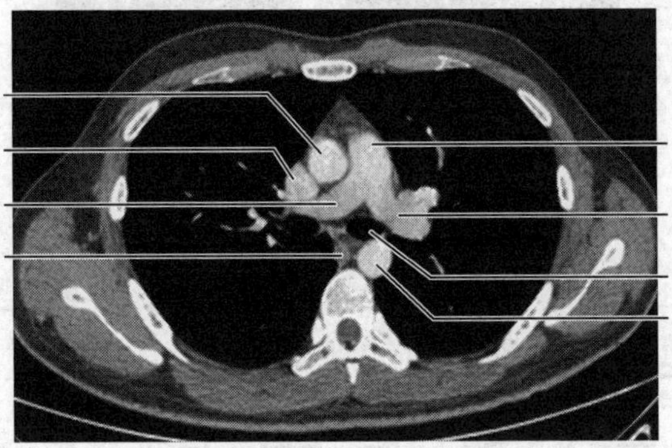

图 3-1-16

①＿＿＿＿＿＿＿＿＿＿ ；　②＿＿＿＿＿＿＿＿＿＿＿ ；　③＿＿＿＿＿＿＿＿＿＿＿＿ ；

④＿＿＿＿＿＿＿＿＿＿ ；　⑤＿＿＿＿＿＿＿＿＿＿＿ ；　⑥＿＿＿＿＿＿＿＿＿＿＿＿ ；

⑦＿＿＿＿＿＿＿＿＿＿ ；　⑧＿＿＿＿＿＿＿＿＿＿＿ 。

17. 经左心房的横断层面(CT 增强)

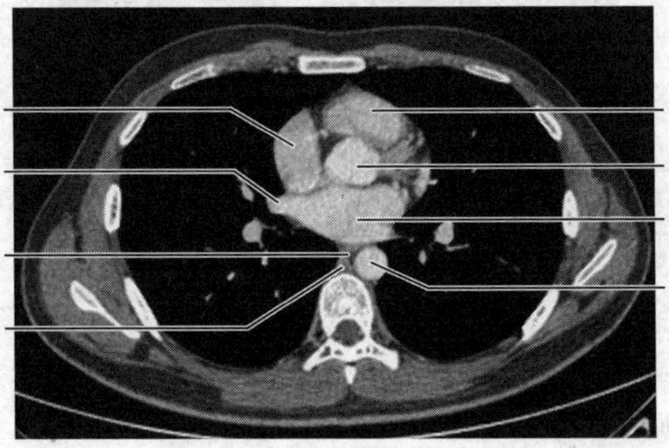

图 3-1-17

①＿＿＿＿＿＿＿＿＿＿ ；　②＿＿＿＿＿＿＿＿＿＿＿ ；　③＿＿＿＿＿＿＿＿＿＿＿＿ ；

④＿＿＿＿＿＿＿＿＿＿ ；　⑤＿＿＿＿＿＿＿＿＿＿＿ ；　⑥＿＿＿＿＿＿＿＿＿＿＿＿ ；

⑦＿＿＿＿＿＿＿＿＿＿ ；　⑧＿＿＿＿＿＿＿＿＿＿＿ 。

18. 经四心腔的横断层面(CT 增强)

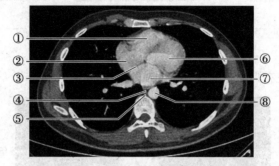

图 3-1-18

① _____ ;　② _____ ;　③ _____ ;

④ _____ ;　⑤ _____ ;　⑥ _____ ;

⑦ _____ ;　⑧ _____ 。

19. 经双心室的横断层面(CT 增强)

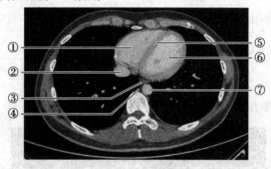

图 3-1-19

① _____ ;　② _____ ;　③ _____ ;

④ _____ ;　⑤ _____ ;　⑥ _____ ;

⑦ _____ 。

20. 经胸锁关节的横断层面(MRI,$T_1$WI)

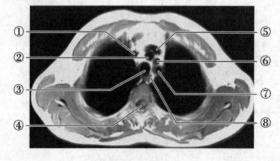

图 3-1-20

①_____；　②_____；　③_____；

④_____；　⑤_____；　⑥_____；

⑦_____；　⑧_____。

### 21. 经主动脉弓的横断层面(MRI,T₁WI)

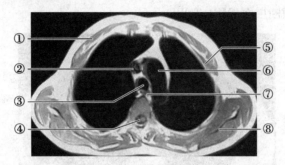

图 3-1-21

①_____；　②_____；　③_____；

④_____；　⑤_____；　⑥_____；

⑦_____；　⑧_____。

### 22. 经主-肺动脉窗的横断层面(MRI,T₁WI)

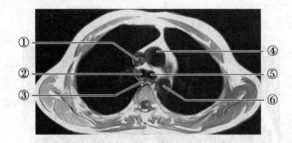

图 3-1-22

①_____；　②_____；　③_____；

④_____；　⑤_____；　⑥_____。

### 23. 经右肺动脉的横断层面(MRI,T₁WI)

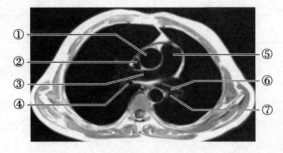

图 3-1-23

①_____；　　②_____；　　③_____；

④_____；　　⑤_____；　　⑥_____；

⑦_____。

24. 经左心房的横断层面(MRI,$T_1WI$)

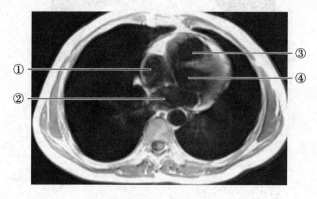

图 3-1-24

①_____；　　②_____；　　③_____；

④_____。

25. 经心室的横断层面(MRI,$T_1WI$)

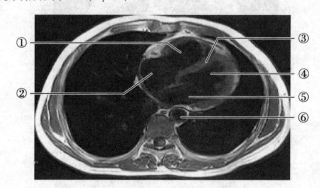

图 3-1-25

①_____；　　②_____；　　③_____；

④_____；　　⑤_____；　　⑥_____。

## 二、习　　题

**（一）名词解释**

1. 肺门

2. 肺根

3. 第二肺门

4. 肺段

5. 肺韧带

6. 胸膜隐窝

7. 肺野

8. 肺纹理

9. 纵隔间隙

10. 血管前间隙

11. 气管前间隙

12. 气管后间隙

13. 隆嵴下间隙

14. 主-肺动脉窗

15. 食管后间隙

**（二）填空题**

1. 胸部横断层解剖中通常以_____平面为上界,以_____平面为下界。其中的纵隔结构最为复杂,其境界一般以_____为前界,_____为后界,两侧则为_____,上方为_____,下方借_____与腹部结构相邻。

2. 胸腺位于_____内,_____的后方,_____的前面,贴近_____。

3. 经主动脉弓横断层面,可显示右肺上叶_____段、_____段及_____段;左肺上叶_____段、_____段及下叶_____段。

4. 经气管分叉横断层面,可显示右肺上叶_____段及下叶_____段;左肺上叶_____段及左肺下叶_____段。

5. 支气管走行与CT扫描层面平行时在肺窗上呈_____形低密度影,垂直时呈_____形影,斜交时呈_____形低密度影。

6. 经胸廓入口横断层面,_____居中,气管两旁偏前外侧为两侧_____。其外侧为由锁骨下静脉及颈内静脉汇合而成的_____,_____断面显示于气管与胸椎之间。

7. 经主动脉弓横断层面,_____居气管的右前方,_____腔内含气,并位于气管、主动脉弓及胸椎之间。

8. 经主-肺动脉窗横断层面,升主动脉居气管_____方,上腔静脉位于升主动脉_____方,降主动脉居胸椎_____侧。

9. 经肺动脉分叉横断层面,左、右主支气管及隆突的前方为_____,呈_____字形。

**（三）单项选择题**（以下每一道题下面有 A、B、C、D、E 五个备选答案,请从中选择一个最佳答案。）

1. 右主支气管的特点是（　　）

A. 细而长　　　　　　　　B. 细而短　　　　　　　　C. 粗而长

D. 粗而短　　　　　　　　E. 倾斜

2. 下列关于气管的描述,错误的是（　　）

A. 上端平对第6颈椎体下缘　B. 分叉处平对胸廓上口　C. 依部位可分为颈部、胸部

D. 后邻食管　　　　　　　E. 以C形软骨为支架

3. 气管杈平对（　　）

A. 颈静脉切迹　　　　　　B. 胸骨柄　　　　　　　C. 胸骨角

D. 剑突　　　　　　　　　E. 以上都不对

4. 下列关于左肺的描述,正确的是(　　　)

A. 分为三叶　　　　　　　B. 外形细长　　　　　　C. 前缘无心切迹

D. 只有水平裂　　　　　　E. 以上均不对

5. 下列关于右肺的描述,错误的是(　　　)

A. 分为三叶　　　　　　　B. 粗短　　　　　　　　C. 前缘无心切迹

D. 有斜裂和水平裂　　　　E. 前缘有心切迹

6. 中纵隔内有(　　　)

A. 心包　　　　　　　　　B. 食管　　　　　　　　C. 气管

D. 迷走神经　　　　　　　E. 胸腺

7. 壁胸膜与脏胸膜互相移行的部位在(　　　)

A. 肺根　　　　　　　　　B. 肺尖　　　　　　　　C. 斜裂

D. 肋膈隐窝　　　　　　　E. 肋纵隔隐窝

8. 正常情况下胸膜腔(　　　)

A. 互不相通　　　　　　　B. 在肺根处相通　　　　C. 借呼吸道与外界相通

D. 与腹膜腔相通　　　　　E. 内为正压

9. 胸膜下界在腋中线上位于(　　　)

A. 第6肋　　　　　　　　B. 第8肋　　　　　　　C. 第10肋

D. 第11肋　　　　　　　E. 第12肋

10. 肺的下界在锁骨中线上位于(　　　)

A. 第6肋　　　　　　　　B. 第7肋　　　　　　　C. 第9肋

D. 第10肋　　　　　　　E. 第12肋

11. 脏胸膜覆盖在(　　　)

A. 心包的表面　　　　　　B. 肺表面　　　　　　　C. 心脏表面

D. 纵隔表面　　　　　　　E. 膈上面

12. 肋膈隐窝位于(　　　)

A. 脏、壁胸膜移行处　　　B. 肋胸膜、膈胸膜移行处　C. 胸膜顶处

D. 膈胸膜与纵隔胸膜移行处　E. 以上都不对

13. 紧邻颈静脉切迹后方的主要结构是(　　　)

A. 左锁骨下静脉　　　　　B. 左侧颈内静脉　　　　C. 左侧颈外静脉

D. 左侧头臂静脉　　　　　E. 左侧静脉角

14. 经胸廓入口的横断层面,上纵隔呈倒"三角形",前外侧角和后角分别是(　　　)

A. 左、右头臂静脉和气管　B. 左、右头臂静脉和食管　C. 头臂静脉、气管和食管

D. 左、右颈总动脉和气管　E. 左、右颈总动脉和食管

15. 下列关于气管前间隙的描述,错误的是(　　　)

A. 位于胸部大血管和气管之间,向上与颈部的气管前间隙相连续,向下达气管隆嵴平面

B. 此间隙在主动脉弓平面和主-肺动脉窗平面最大

C. 其左侧即为主-肺动脉窗间隙

D. 间隙内有奇静脉弓淋巴结和心包上隐窝

E. 在主动脉弓横断层面此间隙的气管前淋巴结仅有 2 个,且出现率为 100%

16. 下列关于主-肺动脉窗的描述,正确的是( )

A. 为放射学概念

B. 左外侧界为纵隔胸膜,内侧界为气管,前、后方分别为主动脉升部、降部和食管

C. 内有动脉韧带、左喉返神经和淋巴结等

D. 正常情况下 CT 难以显示该区淋巴结

E. 以上均对

17. 识别胸部横断层结构肺动脉权的特征性表现为( )

A. 倒"三角"形      B. "人"字形      C. "军刀鞘"样

D. "S"形屈曲      E. "高脚杯"状

**(四)多项选择题**(以下每一道题下面有 A、B、C、D、E 五个备选答案,请从中选择所有正确答案。)

1. 下列关于气管的描述,正确的有( )

A. 颈段位置表浅可触及      B. 胸段前面与食管相贴

C. 分叉处称气管权      D. 由 14 ~ 16 个气管软骨作支架

E. 左、右主支气管的分支相同

2. 下列关于气管与主支气管的描述,正确的有( )

A. 位于喉与肺之间      B. 左主支气管细长、右主支气管粗短

C. 气管后方邻食管      D. 在胸骨角平面与喉相连

E. 异物易坠入右主支气管

3. 通过肺门的结构有( )

A. 气管      B. 主支气管      C. 肺血管

D. 淋巴 和神经      E. 胸导管

4. 下列关于右主支气管的描述,正确的有( )

A. 位于前纵隔上部      B. 较左主支气管短      C. 较左主支气管粗

D. 较左主支气管垂直      E. 可视为气管的直接延续

5. 下列关于主支气管的描述,正确的有( )

A. 为气管权与肺门之间的管道      B. 左支气管上方有主动脉弓跨过

C. 气管异物易落入右主支气管      D. 左、右支气管的分支相同

E. 构造与气管相似

6. 下列关于肺的描述,正确的有( )

A. 前缘锐利、后缘钝圆      B. 左肺前缘有心切迹      C. 两肺均有斜裂和水平裂

D. 内侧面对向纵隔      E. 肺底与膈肌邻贴

7. 下列关于胸膜的描述,正确的有( )

A. 脏、壁胸膜相移行      B. 壁胸膜围成胸膜腔      C. 胸膜腔为负压

D. 胸膜顶为脏胸膜的一部分      E. 脏胸膜伸入肺的斜裂和水平裂内

8. 位于后纵隔的有( )

A. 交感干　　　　　　　　　B. 迷走神经　　　　　　　　C. 食管

D. 气管　　　　　　　　　　E. 奇静脉

9. 下列关于肋膈隐窝的描述,正确的有( )

A. 由脏胸膜和壁胸膜反折而成　　　　　B. 是肋胸膜和膈胸膜反折而成

C. 是胸膜腔的最低部位　　　　　　　　D. 由肋胸膜和纵隔胸膜反折而成

E. 左、右各一

10. 气管前间隙内的主要结构有( )

A. 气管前淋巴结　　　　　　B. 奇静脉弓上淋巴结　　　　C. 心包上隐窝

D. 主动脉弓　　　　　　　　E. 食管

11. 下列关于经气管分叉上部横断层面的描述,正确的有( )

A. 相当于两侧肺门上部

B. 紧靠中线的是气管,为卵圆形环状透亮影

C. 上叶肺静脉后支位于内后侧

D. 气管右侧为右上叶尖段支气管横断面,呈小圆形透亮影

E. 右上叶肺动脉尖支位于上叶尖段支气管断面的前内侧

(五)问答题

1. 列表表示胸部水平断面上各层肺段的分布情况。

2. 正常胸部纵隔窗中各主要层面内纵隔内结构配布关系如何?

3. 在 CT 影像上如何判断斜裂、水平裂的位置?

4. 胸部左旁正中矢状断面、正中矢状断面、右旁正中矢状断面中纵隔内结构配布关系如何?

5. 胸部主要冠状层面上纵隔内结构配布关系如何?

# 第四部分:参考答案

## 一、综合实训(填图)

1. 胸部正位片

①肺尖　②气管　③第五后肋　④右肺门上部　⑤肺门角　⑥右肺门下部　⑦心膈角
⑧肋膈角　⑨锁骨　⑩主动脉结　⑪左肺门　⑫第五前肋　⑬心影　⑭膈肌　⑮脊柱

2. 经胸廓入口的横断层面(CT)

①尖段支气管　②右肺尖段　③气管　④左肺尖后段

3. 经主动脉弓的横断层面(CT)

①前段　②气管　③后段　④前段　⑤主动脉弓　⑥尖后段

4. 经气管分叉的横断层面(CT)

①前段　②右主支气管　③后段　④前段　⑤左主支气管　⑥左斜裂　⑦背段

5. 经中间段支气管的横断层面(CT)

①前段　②中间段支气管　③背段　④前段　⑤左上叶支气管　⑥左斜裂　⑦背段

6. 经中叶支气管的横断层面(CT)

①前段　②外段　③斜裂　④外基底段　⑤后基底段　⑥上舌段　⑦下舌段　⑧基底

干支气管

7. 经左心房的横断层面(CT)

①内段 ②外段 ③外基底段 ④后基底段 ⑤下舌段 ⑥前内侧基底段支气管
⑦外侧基底段支气管 ⑧后侧基底段支气管

8. 经四心腔的横断层面(CT)

①中叶内段 ②下叶内基底段 ③前基底段 ④外基底段 ⑤下叶后基底段 ⑥下舌
段 ⑦内前基底段 ⑧外基底段 ⑨后基底段

9. 经气管分叉上部的横断层面(CT)

①右上叶尖段支气管 ②左上叶前段支气管 ③左上叶尖后段支气管

10. 经右上叶支气管的横断层面(CT)

①右上叶支气管 ②左上叶尖后段支气管

11. 经中间段支气管的横断层面(CT)

①右中间段支气管 ②左舌叶支气管

12. 经中叶支气管的横断层面(CT)

①右中叶支气管 ②右下叶支气管 ③左下叶支气管

13. 经主动脉弓上部的横断层面(CT 增强)

①胸骨柄 ②右头臂静脉 ③气管 ④左颈总动脉 ⑤左头臂静脉 ⑥头臂干 ⑦左
锁骨下动脉 ⑧食管

14. 经主动脉弓的横断层面(CT 增强)

①上腔静脉 ②气管 ③食管 ④血管前间隙 ⑤主动脉弓

15. 经主-肺动脉窗的横断层面(CT 增强)

①上腔静脉 ②右主支气管 ③奇静脉弓 ④食管 ⑤升主动脉 ⑥左主支气管
⑦降主动脉

16. 经主动脉及左右肺动脉的横断层面(CT 增强)

①升主动脉 ②上腔静脉 ③右肺动脉 ④奇静脉 ⑤肺动脉干 ⑥左肺动脉 ⑦左
主支气管 ⑧降主动脉

17. 经左心房的横断层面(CT 增强)

①右心房 ②右上肺静脉 ③食管 ④奇静脉 ⑤右心室 ⑥升主动脉 ⑦左心房
⑧降主动脉

18. 经四心腔的横断层面(CT 增强)

①右心室 ②右心房 ③房间隔 ④食管 ⑤奇静脉 ⑥左心室 ⑦左心房 ⑧降主
动脉

19. 经双心室的横断层面(CT 增强)

①右心室 ②下腔静脉 ③食管 ④奇静脉 ⑤室间隔 ⑥左心室 ⑦降主动脉

20. 经胸锁关节的横断层面(MRI,$T_1$WI)

①右头臂静脉 ②头臂干 ③气管 ④脊髓 ⑤左头臂静脉 ⑥左颈总动脉 ⑦左锁
骨下动脉 ⑧食管

21. 经主动脉弓的横断层面(MRI,$T_1$WI)

①胸大肌 ②上腔静脉 ③气管 ④脊髓 ⑤胸小肌 ⑥主动脉弓 ⑦食管 ⑧肩

胛骨

22. 经主-肺动脉窗的横断层面(MRI,$T_1$WI)

①上腔静脉 ②右主支气管 ③奇静脉 ④升主动脉 ⑤左主支气管 ⑥降主动脉

23. 经右肺动脉的横断层面(MRI,$T_1$WI)

①升主动脉 ②上腔静脉 ③右肺动脉 ④中间段支气管 ⑤肺动脉干 ⑥左下叶支气管 ⑦左下肺动脉

24. 经左心房的横断层面(MRI,$T_1$WI)

①右心房 ②左心房 ③右心室 ④主动脉根部

25. 经心室的横断层面(MRI,$T_1$WI)

①右心室 ②右心房 ③室间隔 ④左心室 ⑤左心房 ⑥降主动脉

## 二、习 题

**(一) 名词解释**

1. 肺门:肺的纵隔面中部偏后有一长椭圆形的凹陷,是支气管、肺动脉、肺静脉、支气管动脉、支气管静脉、淋巴管和神经等出入肺之处,称为肺门,又称为第一肺门。

2. 肺根:出入肺门的所有结构被结缔组织包绕,称为肺根。

3. 第二肺门:肺叶支气管、动脉、静脉、淋巴管和神经出入肺叶之处,称为第二肺门。

4. 肺段:每个肺段支气管的分支与其所属的肺组织构成一个肺段(S),又称为支气管肺段。

5. 肺韧带:为位于肺根的下方,由连于纵隔外侧面与肺内侧面之间的脏、壁胸膜移行而成的双层胸膜皱襞,呈冠状位,连于肺下叶内侧面和后纵隔之间。

6. 胸膜隐窝:壁胸膜相互移行处的胸膜腔,即使在深吸气时肺缘也不能深入其中,称胸膜隐窝。

7. 肺野:在X线胸片上充满气体的两肺在胸片上表现为均匀一致透明的区域称为肺野。

8. 肺纹理:在胸片上自肺门向外呈放射分布的树枝状影称肺纹理,主要由肺动脉和肺静脉组成。

9. 纵隔间隙:纵隔间隙通常是指在纵隔区域内包含无筋膜脂肪组织、淋巴结等结构,向上、向下分别与颈部间隙、腹膜后间隙相连。

10. 血管前间隙:位于胸骨柄后方、大血管的前方,两侧为纵隔胸膜围成的间隙,内有胸腺和低位甲状腺。

11. 气管前间隙:也称气管前腔静脉后间隙,位于上纵隔内,气管胸部、气管权、上腔静脉与主动脉弓及其三大分支之间,为三角形间隙。内有奇静脉弓淋巴结,向上通颈部同名间隙。

12. 气管后间隙:位于气管权以上,气管后壁与脊柱之间的区域,右为右肺,左为左肺上份和主动脉弓下份。奇静脉弓经此间隙向前汇入上腔静脉,该间隙内有食管、胸导管和左、右最上肋间静脉。

13. 隆嵴下间隙:也称气管权下间隙,从气管权开始向下至右肺动脉下缘为隆突下间隙,高约2cm,前为右肺动脉,后为食管和奇静脉,两侧为左、右主支气管,内有隆嵴下淋巴结。

14. 主-肺动脉窗:主动脉升部和主动脉胸部之间至纵隔左缘,在 CT 图像上呈一低密度空隙,放射学上称主-肺动脉窗。

15. 食管后间隙:位于上纵隔内,食管与胸内筋膜间,内有奇静脉、胸导管和副半奇静脉等器官。

**(二)填空题**

1. 第 1 胸椎上缘 心尖消失 胸骨 脊柱胸段 纵隔胸膜 胸廓入口 膈(膈肌)
2. 前纵隔 胸骨柄 大血管 心包前上方
3. 尖 前 后 前 后 背
4. 前 背 前 背
5. 条 圆 卵圆
6. 气管 颈总动脉 头臂静脉 食管
7. 上腔静脉 食管
8. 前 右后 左
9. 肺动脉 "人"

**(三)单项选择题**

1. D 2. B 3. C 4. B 5. E 6. A 7. A 8. A 9. C 10. A 11. B 12. B 13. D 14. B 15. C 16. E 17. B

**(四)多项选择题**

1. ACD 2. ABCE 3. BCD 4. BCD 5. ABCE 6. ABDE 7. ACE 8. ABCE 9. ABCE 10. ABC 11. ABDE

**(五)问答题**

1. 列表表示胸部水平断面上各层肺段的分布情况。

答:

| 胸部横断面 | 左肺 | 右肺 |
| --- | --- | --- |
| 经胸廓入口横断层面 | 上叶尖后段,下叶背段 | 上叶尖段、前段、后段 |
| 经主动脉弓横断层面 | 上叶前段、尖后段,下叶背段 | 上叶尖段、前段及后段 |
| 经主-肺动脉窗横断层面 | 上叶尖后段、前段,下叶背段 | 上叶前段、后段,下叶背段 |
| 经气管分叉横断层面 | 上叶前段、下叶背段 | 上叶前段及下叶背段 |
| 经主动脉根部横断层面 | 上叶上、下舌段,下叶背段 | 中叶外、内侧段,下叶背段 |
| 经左心房横断层面 | 上叶上、下舌段及下叶背段 | 中叶外、内侧段,下叶背段 |
| 经左、右下肺静脉横断层面 | 上叶上、下舌段及下叶前、外、后基底段 | 中叶外、内侧段,下叶前、外、后基底段 |
| 经四心腔横断层面 | 下叶后、外、前内基底段,上叶下舌段 | 下叶后、外、前、内基底段,中叶内、外侧段 |
| 经三心腔横断层面 | 下叶后、外、前内基底段,上叶下舌段 | 下叶后、外、前、内基底段,中叶内、外侧段 |
| 经膈腔静脉孔横断层面 | 下叶后、外、内前基底段,上叶下舌段 | 下叶后、外、前、内基底段,中叶内侧段 |

2. 正常胸部纵隔窗中各主要层面内纵隔内结构配布关系如何?

答:(1)经胸廓入口的横断层面:上气管居中,气管两旁偏前外侧为两侧颈总动脉。两侧颈总动脉外侧为由锁骨下静脉及颈内静脉汇合而成的头臂静脉,左颈总动脉外后方为左锁骨下动脉。食管断面显示于气管与胸椎之间。

(2)经主动脉弓的横断层面:可见右头臂静脉汇入上腔静脉,主动脉弓绕气管自其前向左后行走。上腔静脉居气管的右前方,食管腔内含气,并位于气管、主动脉弓及胸椎之间。

(3)经主-肺动脉窗的横断层面:升主动脉居气管前方,上腔静脉位于升主动脉右后方。上腔静脉的后方、气管右侧可显示奇静脉汇入上腔静脉。降主动脉居胸椎左侧,气管、胸椎和降主动脉之间为含气的食管。

(4)经肺动脉分叉的横断层面:左、右主支气管及隆突的前方为肺动脉,呈"人"字形。右肺动脉自主肺动脉分出后,于升主动脉和右主支气管之间行向右后方,左肺动脉则于左主支气管的前外方,斜向左后方。

3. 在 CT 影像上如何判断斜裂、水平裂的位置?

答:CT 影像上斜裂表现为低密度乏血管带或线状致密影。在胸部横断面上,斜裂内侧端近肺门,外侧端随切面下移逐渐前移。即:在上胸部横断面(肺门以上)中位于肺野后部,自后外侧向前内侧,呈直线或略凸向后的弧形;在中胸部横断面(肺门区域)中位于肺野中部,近冠状位,由肺门区域向外侧横行;在下胸部横断面(肺门以下)中位于肺野前部,自后内侧向前外侧,呈略凸向后的弧形。

CT 影像上水平裂表现为近冠状位的低密度乏血管带,出现右肺门区,右肺动脉以下层面。由于水平裂走行的差异:水平走行时,可表现为近三角形乏血管区;斜向前下时,后部与斜裂融合的增大的斜裂乏血管带;呈波浪形走行时,呈多个小的乏血管带。

4. 胸部左旁正中矢状断面、正中矢状断面、右旁正中矢状断面中纵隔内结构配布关系如何?

答:(1)左旁正中矢状断面(近经肺动脉干矢状面):纵隔前下部为右心室,右心室后上方为肺动脉干行向后上至主动脉弓下方,右心室后方依次为升主动脉、左心房、胸主动脉。

(2)正中矢状断面(近经主动脉弓):纵隔上部由前至后依次为左头臂静脉、升主动脉、主动脉弓及头臂干、气管、食管,升主动脉后方有右肺动脉。纵隔前下方为右心室,其后为左心房。

(3)右旁正中矢状断面(经上腔静脉矢状层面):纵隔前下方为右心房,其后部上、下分别为上腔静脉、下腔静脉,上腔静脉前方为弓形的升主动脉,后方为右肺根结构,从上至下依次为右主支气管、右肺动脉、右上肺静脉和右下肺静脉,在右主支气管上方有奇静脉弓。

5. 胸部主要冠状层面上纵隔内结构配布关系如何?

答:(1)经升主动脉的冠状层面:标志性结构为升主动脉与左心室相连。左心室右侧为右心房,肺动脉干居左心室上方,升主动脉左侧。

(2)经上腔静脉的冠状层面:标志性结构为上腔静脉与右心房相连。上腔静脉向左依次为升主动脉、肺动脉干,升主动脉左上方为主动脉弓,其上可见头臂干及左颈总动脉。右心房左侧为左心室。

(3)经右肺动脉的冠状层面:标志性结构为主动脉弓下方有右肺动脉横行。上纵隔内自右向左为上腔静脉、气管和主动脉弓,在主动脉弓上缘可见左锁骨下动脉。纵隔下部可见右心房、左心室及左心室上方的左心耳。

（4）经气管分叉的冠状层面：标志性结构为气管及左、右主支气管呈"人"形，居纵隔中部。气管杈下方为左心房。左主支气管外上方可见主动脉弓、左肺动脉，右主支气管外上方可见奇静脉弓，肺内有左、右主支气管发出各叶支气管。

（5）经降主动脉的冠状层面：标志性结构为脊柱左侧的降主动脉，重叠于脊柱上的长条状低信号影为奇静脉，奇静脉经右肺根上方汇入上腔静脉。

（李敬哲　于　晶）

# 第二节　心与大血管

## 第一部分：实训目标

1. 掌握　心与大血管的 X 线解剖、CT 解剖、超声解剖，心与大血管典型层面 MRI 解剖。
2. 熟悉　心与大血管的位置、形态及结构。
3. 了解　心与大血管 X 线、CT、MRI、超声检查的价值和局限性。

## 第二部分：重点难点剖析

### 一、应 用 解 剖

**（一）心的位置、外形和心的血管**

1. 心的位置　心位于胸腔中纵隔内，向前平对胸骨体和第 2～6 肋软骨，向后平对第 5～8 胸椎。两侧为纵隔胸膜和肺，后方与食管和胸主动脉等相邻，前方除与胸骨体下部和左侧第 4～6 肋软骨邻近外，其余部分被胸膜和肺覆盖。

2. 心的外形　可分为一尖、一底、两面、三缘和四条沟。

心尖朝向左前下方，由左心室构成；心底朝向右后上方，大部分由左心房，小部分由右心房构成；心的胸肋面朝向前上方，大部分由右心房和右心室构成，小部分由左心耳和左心室构成；心的膈面也称下面，朝向后下，隔心包与膈紧贴，大部分由左心室、小部分由右心室构成。

四条沟可以作为心腔在表面的分界。

3. 心的血管　心的动脉由左、右冠状动脉及其分支组成；心的静脉大部分汇入冠状窦，主要属支包括心大静脉、心中静脉和心小静脉。

**（二）心腔结构**

1. 左心房　位于右心房的左后方，构成心底的大部分，位于主动脉和肺动脉起始部的后方，其向左前方突出的部分称左心耳。

2. 左心室　位于心的左后方，构成心部分胸肋面、左侧缘和膈面。

左房室口位于左心室的右后上方，口周附有二尖瓣。前（尖）瓣位于前内侧，借此将左心室腔分为流入道和流出道两部分；后（尖）瓣位于后外侧。左心室出口为主动脉口，附主动脉瓣：左半月瓣、右半月瓣和后半月瓣。瓣膜与动脉壁之间的内腔膨大称主动脉窦。

3. **右心房**　位于左心房的右前方,构成心胸肋面的右上部和心底的右侧小部分。其前部呈锥形突出,遮于主动脉根部右侧,称右心耳。卵圆窝位于右心房的后内侧壁,房间隔的下部。

4. **右心室**　位于右心房的前下方,是心腔最靠前方的部分,构成心胸肋面的大部分。

右心室以室上嵴为界分流入道和流出道。流入道的入口为右房室口,流出道的出口称肺动脉口。右房室口周缘附有三尖瓣。隔缘肉柱、动脉圆锥为右心室重要结构。

**(三)心间隔**

1. **房间隔**　向左前方倾斜,后缘邻近心表面的后房间沟。卵圆窝是房间隔最薄弱处。

2. **室间隔**　呈45°角倾斜,上方呈斜位,随后向下至心尖呈顺时针方向作螺旋状扭转,前部弯曲,后部平直,中部明显凸向右心室。

室间隔可分为肌部和膜部两部分。

肌部占据室间隔的大部分,膜部分为后上部的房室部和前下部的室间部,室间隔缺损多发生于室间部。

3. **房室隔**　为房间隔和室间隔的过渡、重叠区域。

**(四)心包**

心包为包裹心和出入心的大血管根部的锥体形纤维浆膜囊。分为外层的纤维心包和内层的浆膜心包。浆膜心包脏、壁两层之间密闭的腔隙为心包腔。

心包腔在大血管根部和心周围形成许多窦和隐窝。

1. **心包窦**　浆膜心包的脏、壁两层在大血管根部的反折形成的大小、形态各异的腔隙称为心包窦。

(1)心包横窦:位于升主动脉、肺动脉干后壁与上腔静脉左壁、左心房前壁之间的间隙,大小可容纳一手指。

(2)心包斜窦:位于左心房后壁、左、右肺静脉、下腔静脉与心包后壁之间的间隙。

2. **心包隐窝**　浆膜心包脏层由心表面移行至大血管根部,包绕或覆盖大血管,继而反折续于心包壁层,反折的心包在大血管之间或其周围形成的间隙称为心包隐窝。

(1)心包上隐窝:为升主动脉表面的浆膜心包脏层反折至纤维心包的内面,反折处脏、壁层之间以及脏层之间的腔隙。

(2)左肺动脉隐窝:为位于心包横窦左侧,左肺动脉后下方与左上肺静脉前上方之间的腔隙。

(3)肺静脉隐窝:为位于上、下肺静脉之间的腔隙。右肺静脉隐窝位于右肺中叶支气管的内侧和隆嵴下淋巴结的前方,故该隐窝积液在CT图像上会被误诊为淋巴结肿大。

(4)上腔静脉后隐窝:环绕于上腔静脉后外侧的隐窝。

**(五)胸部大血管**

1. **主动脉**

(1)升主动脉:起自左心室,位于肺动脉干与上腔静脉之间,向右前上方斜行至右侧第2胸肋关节后方移行为主动脉弓。升主动脉起始处发出左、右冠状动脉。

(2)主动脉弓及其分支:主动脉弓在右侧第2肋软骨水平、胸骨角右后方与升主动脉相续,从右前方弯曲向左后方,在第4胸椎体下缘左侧移行为胸主动脉。主动脉弓的左前方有左肺、左纵隔胸膜;右后方依次为气管胸部、食管胸部、胸导管;上部及其三大分支根部的前面有左头臂静脉横过;下方为肺动脉杈、左主支气管、动脉韧带等;右侧为上腔静脉的末段。

　　动脉韧带为胚胎时期的动脉导管,出生后闭锁为纤维结缔组织索,连接于主动脉弓下方和左肺动脉起始处之间,位于动脉导管三角内。

　　(3)胸主动脉:主动脉前方与左肺根、心包后壁、食管和膈相邻,后方为脊柱、半奇静脉和副半奇静脉,左侧为左纵隔胸膜,右侧为食管、胸导管、奇静脉和右纵隔胸膜。

　　2. 肺动脉　左肺动脉经食管、左主支气管及胸主动脉前方至左肺门,分上、下两支进入左肺上、下叶。右肺动脉经升主动脉、上腔静脉的后方至右肺门,分3支进入右肺的上、中、下叶。

　　3. 上腔静脉及其属支　左、右头臂静脉分别由由颈内静脉和锁骨下静脉在侧胸锁关节后方汇合而成,在右侧第1胸肋结合的后方,汇合成上腔静脉。

　　上腔静脉位于右侧第1、2肋间隙前端的后方,在升主动脉及主动脉弓起始部的右侧垂直向下,至右侧第3胸肋关节下缘后方注入右心房。上腔静脉的前方为肺和胸膜,后方有气管、右迷走神经和奇静脉弓,左侧为升主动脉和头臂干起始部,右侧为右膈神经、心包膈血管及纵隔胸膜。

　　4. 肺静脉　左、右各一对,分别为左上、左下肺静脉和右上、右下肺静脉。

　　5. 奇静脉、半奇静脉和副半奇静脉　三组静脉均为上腔静脉的属支。

　　(1)奇静脉:起于右腰升静脉,向上穿右膈脚入后纵隔,与胸主动脉和食管的右后方沿脊柱右前方上行,至第4胸椎高度续奇静脉弓跨右侧肺根上方注入上腔静脉。

　　(2)半奇静脉:起于左腰升静脉,经胸主动脉、食管和胸导管的后方注入奇静脉。

　　(3)副半奇静脉:沿脊柱左侧下降,平第6~7胸椎高度注入半奇静脉或汇入奇静脉。

## 二、X 线 解 剖

### (一) 心后前位

　　是心与大血管的基本摄片体位,后前位片上主要观察心与大血管影的左、右两缘。

　　心右缘分为上、下两段。上段主要为上腔静脉影,其向下进入右心房。下段圆隆,主要由右心房右壁构成。心缘与膈之间的交角为心膈角,右心膈角区有时可见下腔静脉影,其向上进入右心房。

　　心左缘分为上、中、下三段。上段向外突起的部分为主动脉结。中段由主肺动脉干左缘构成,称为肺动脉段,此处向内凹入,称为心腰。下段由左心室构成,左心室缘向外下方延伸然后向内,转弯处为心尖部。

### (二) 心右前斜位

　　右前斜位片上心与大血管影位于脊柱影的左侧,类似三角形。

　　心前缘分为三段:上段为升主动脉,其向上并向后形成主动脉弓,在此位上主动脉弓并非充分显示,升主动脉与降主动脉有部分重叠;中段为肺动脉干及右心室漏斗部;下段为右心室。

　　心后缘分为两段:上段为主动脉弓部、气管及上腔静脉的重叠影组成;下段由心房构成,左、右心房呈上、下排列,难以分清其界限。食管吞钡时,钡剂充盈食管,可显示食管的主动脉、左主支气管及左心房压迫形成的三个压迹。

### (三) 心左前斜位

　　左前斜位片上心与大血管影位于脊柱影的右侧。

心前缘分为两段:上段为升主动脉;下段主要为右心室。

心后缘上部为左心房,下部为左心室。

心影内主动脉从左心室向上升,当它越过肺动脉主干时可见它向上并向后形成主动脉弓,主动脉弓向后向下续为降主动脉,与脊柱相重叠,心前缘与胸壁之间有一斜行长方形间隙,即心前间隙。

**(四)心侧位**

常取左侧位,胸骨位于正前方,心前缘与胸骨间的倒三角形透亮区称为心前间隙或胸骨后间隙,胸椎位于正后方,心后缘与脊柱影之间也有狭长的心后间隙。

心前缘分三段:下段为右心室,其向上向后延续为中段的右室流出道与肺动脉干,升主动脉在主肺动脉上方构成心前缘上段,几乎呈垂直走行,其上端向后延续为主动脉弓。

心后缘分为上下两段:上段为左心房,下段为左心室,一般两者之间无明确分界。

**(五)心血管造影**

1. 右心造影 主要显示右心房、右心室及肺动脉。

(1)前后位:右心房腔表面光滑,位于心影右半,在右心房的右外上和右外下角分别可见上、下腔静脉。右心室在中线稍偏左,腔表面不规则。右心室流入道很短,流出道则较长。肺动脉瓣为一较淡的弧线,分隔右心室与肺动脉。

(2)侧位:右心房位于心影中部,呈卵圆形,右心房向上与上腔静脉相接,向下与下腔静脉相接,偶见右心房腔影向前上突出的右心耳影。

2. 左心造影 主要显示左心房、左心室及主动脉。

(1)前后位:左心房居心底部,常呈横置的卵圆形,表面光滑,在气管分叉下方,两侧与肺静脉相接,二尖瓣位于左心房与左心室之间。左心室壁较厚,游离缘较光滑,随着左心室的舒缩,其心腔大小、形态及室壁厚度变化明显。左心室流入道与流出道相重叠。主动脉瓣的三个瓣叶有时能在舒张期显示,其凸缘朝向左心室。

(2)侧位:左心房在后上部,左心房外形光滑呈卵圆形,二尖瓣见于房室间,为透明的向下向前凸向心室的光滑分隔线。左心室为厚壁腔,呈三角形。主动脉瓣为细的半环形透亮线,右冠瓣在前,左冠瓣在后,无冠瓣在二者之间稍低处。

3. 冠状动脉造影

(1)左冠状动脉右前斜位:左冠状动脉主干显影后,前降支和旋支及其分支显影。前降支位于图像右前方,最长,直达心尖,并有前室间隔支发出,前降支的左下方为对角支,它较前降支小,图像左侧为旋支,钝缘支则自左旋支右侧发出,而后向右下走行。

(2)左冠状动脉左前斜位:左冠状动脉主干首先显影,呈管状指向右下方。主干末端分出前降支和旋支。前降支在图像的左侧,自主干分出后向左下走行,第一对角支则自前降支右侧发出,而后向右下走行。旋支在图像的右侧,自左主干分出后向右下走行,钝缘支在其左侧分出,向左下走行。

(3)右冠状动脉右前斜位:右冠状动脉似字母"L",可较好的把右冠状动脉和锐缘支分离,且可显示后降支中段和远段。右冠状动脉下行,至心后弯向左,右冠状动脉主干显影后,各分支显影,至后降支。

(4)右冠状动脉左前斜位:右冠状动脉似字母"C";可清楚地显示右冠状动脉及各分支。右冠主干自图像的左上伸至左下,然后延续成后降支,后者向右上方向发出许多呈毛刷状的后室间隔支;右房室支则自右冠主干远端与后降支起始点相交处发出,伸向右上方,并有左室后支发出。

# 三、断 层 解 剖

## (一) CT 与 MRI 断层解剖

横断层面解剖详见纵隔 CT 与 MRI 横断层面。

1. 经肺动脉口的冠状层面　左心室位于心的左下方,右心室位于心的右下方,右心耳位于心的右上方。室间隔位于左心室和右心室之间。肺动脉口介于右心耳和左心室之间。

2. 经升主动脉的冠状层面　左头臂静脉行向右下与右头臂静脉汇合成上腔静脉。上腔静脉向下行汇入右心房,左心室位于心的左下方,其通过左心室流出道,向右上与主动脉口相续,主动脉口处可见主动脉瓣。升主动脉由主动脉口始行向右上,然后偏向左上。肺动脉干位于升主动脉左侧凹陷处。

3. 经肺动脉分叉的冠状层面　主动脉弓位于气管的左下方,常能见它发出左颈总动脉或左锁骨下动脉。肺动脉干以及分支左、右肺动脉在断面上呈一长椭圆形,并左侧较右侧高。左肺动脉起始处与主动脉弓左下方的裂隙为心包上隐窝的一部分。上腔静脉位于右肺动脉的右侧,上端有奇静脉汇入,在上腔静脉下方见下腔静脉汇入右心房,左心室较前一断面显著缩小,大部分为左心房占据,左心耳位于左心房的左上方。

4. 经气管分叉的冠状层面　气管末端分出左、右主支气管,整个形态呈"人"字形。在左、右主支气管的两侧,出现肺门诸结构;右主支气管行向外下方发出上叶支气管,然后向下延续为中间支气管至右肺中、下叶。右肺下叶动脉位于中间支气管的外上方。左主支气管向左下方经肺门伸至肺实质,延续为左肺下叶支气管。左心房位于其下方。

5. 经肺动脉干的矢状层面　心位于中纵隔内,右心室位于心的前下方,向上通过动脉圆锥与肺动脉干相连。左心室出现于右心室左上方。左心耳位于肺动脉干的后方,其后上方紧邻左上肺静脉,其下方有左冠状动脉行向前下。主动脉弓位于胸骨柄上份与食管之间,向上发出左锁骨下动脉。左头臂静脉行于左锁骨下动脉与左侧胸锁关节之间。

6. 经升主动脉的矢状层面　升主动脉位于主动脉口与主动脉弓之间,右肺动脉居升主动脉后方,其与左心房之间可见心包横窦,主动脉根部右前方可见右冠状动脉,右心室位于心的前下方。此层面上部可见头臂干发自主动脉弓,头臂干前方为左头臂静脉,在头臂干的后方可见气管。

7. 经上腔静脉的矢状层面　右颈内静脉下行于胸锁乳突肌后方,在锁骨的后上方与右锁骨下静脉合成右头臂静脉,后者与左头臂静脉结合后合成上腔静脉。上腔静脉几乎垂直下行,自右心耳后方汇入右心房。下腔静脉位于右心房后下方,向下通过膈的腔静脉孔进入腹腔。右肺根出现于上腔静脉的后方,右肺根的结构自上而下依次是右主支气管、右肺动脉和右肺静脉,右主支气管上方可见奇静脉弓注入上腔静脉。

8. 经垂直于室间隔的心脏长轴层面　可在同一层面上显示 4 个心腔,可与超声波的四腔心切面相对照。能很好地观察房间隔、室间隔、二尖瓣与三尖瓣口、左心室前壁、侧壁及心尖与心底部心肌。

9. 经平行于室间隔的心脏长轴层面　相当于仰卧位上直接做平行于室间隔的斜位。可在同一层面上显示右心房、右心室或左心房、左心室以充分观察房室间的关系。

10. 经垂直于室间隔的心脏短轴层面　相当于仰卧横轴位上作垂直于室间隔的斜位像。左室乳头肌水平心脏短轴层面可见室间隔将左右心室分隔开,能很好地观察室间隔、前壁、侧壁、下壁、后壁心肌及乳头肌。左室二尖瓣水平心脏短轴层面可观察二尖瓣口、左右心室、室间隔、右室流出道等。

**（二）USG 解剖**

切面超声心动图:

1. 左心室长轴切面　此图可清晰显示右心室、左心室、室间隔、主动脉、主动脉瓣及二尖瓣等结构,并可观察各房室大小及形态,测量室间隔与左室后壁的厚度。乳头肌、腱索及其与二尖瓣的连接显示清楚。能清楚观察到心壁结构异常如室间隔中断、主动脉骑跨以及主动脉瓣、二尖瓣有无增厚、狭窄,活动是否正常等。

2. 心底短轴切面　此图可显示主动脉根部及其瓣叶,左心房、右心房、三尖瓣、右心室及其流出道、肺动脉瓣、肺动脉近端及左冠状动脉主干等。

3. 二尖瓣水平左心室短轴切面　此图可显示左、右心室腔,室间隔与二尖瓣口等结构;临床常用此切面观察心脏形态,左、右心室大小,室间隔走向与活动及二尖瓣开放关闭情况。

4. 心尖四腔切面　在图像上室间隔起于扇尖,向远端伸延,见房间隔及心房穹隆。十字交叉位于中心处,向两侧伸出二尖瓣前叶和三尖瓣隔叶,二尖瓣口及三尖瓣口均可显示。由于室间隔、房间隔连线与二尖瓣、三尖瓣连线呈十字交叉,将左、右心室,左、右心房划为四个腔室,故称心尖四腔观。如将探头稍向上倾斜,扫描平面经过主动脉瓣根部,可获心尖五腔观。

5. 剑突下四腔切面　此图上所显示的房间隔光带与声束方向近于垂直,房间隔显示清晰。收缩期心内见房、室间隔与二尖瓣、三尖瓣组成十字交叉结构。

6. 胸骨上窝主动脉弓长轴切面　可显示主动脉弓及其主要分支和右肺动脉等。

# 第三部分:综合实训与习题

## 一、综合实训(填图)

1. 心后前位

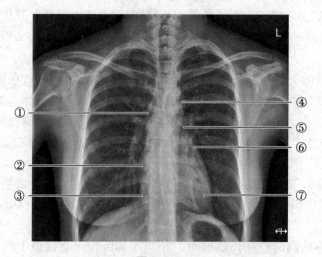

图 3-2-1

①_____；  ②_____；  ③_____；

④_____；  ⑤_____；  ⑥_____；

⑦_____。

## 2. 心左侧位

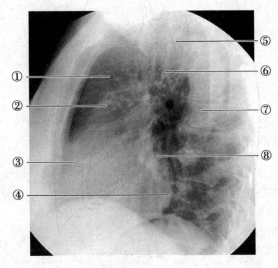

图 3-2-2

①_____；  ②_____；  ③_____；

④_____；  ⑤_____；  ⑥_____；

⑦_____；  ⑧_____。

## 3. 右心造影前后位

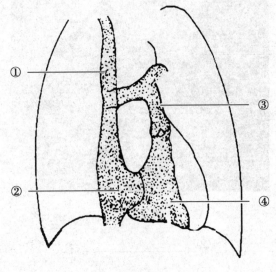

图 3-2-3

①_____；　　②_____；　　③_____；

④_____。

4. 左心造影前后位

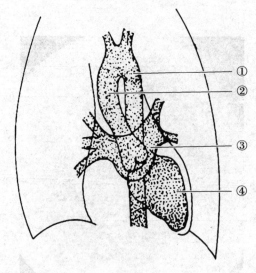

①_____；　　②_____；　　③_____；

④_____。

5. 左冠状动脉右前斜位

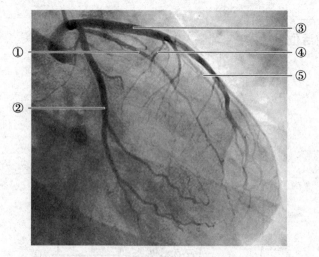

图 3-2-5

①_____；　　②_____；　　③_____；

④_____；　　⑤_____。

6. 左冠状动脉左前斜位

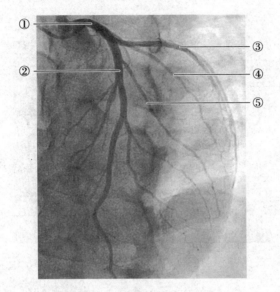

图 3-2-6

①＿＿＿＿＿＿＿＿＿＿＿＿；　②＿＿＿＿＿＿＿＿＿＿＿＿；　③＿＿＿＿＿＿＿＿＿＿＿＿；

④＿＿＿＿＿＿＿＿＿＿＿＿；　⑤＿＿＿＿＿＿＿＿＿＿＿＿。

7. 右冠状动脉右前斜位

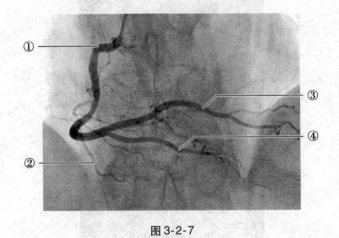

图 3-2-7

①＿＿＿＿＿＿＿＿＿＿＿＿；　②＿＿＿＿＿＿＿＿＿＿＿＿；　③＿＿＿＿＿＿＿＿＿＿＿＿；

④＿＿＿＿＿＿＿＿＿＿＿＿。

8. 右冠状动脉左前斜位

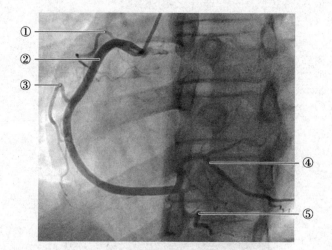

图 3-2-8

①_____；　②_____；　③_____；

④_____；　⑤_____。

9. 经升主动脉的冠状层面（MRI，$T_1WI$ 增强）

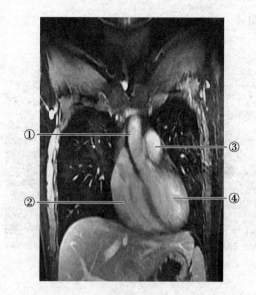

图 3-2-9

①_____；　②_____；　③_____；

④_____。

10. 经上腔静脉的冠状层面(MRI,T$_1$WI 增强)

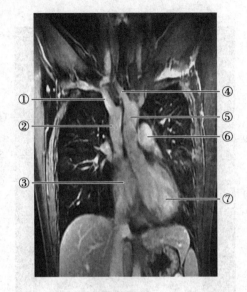

图 3-2-10

①_____；　②_____；　③_____；

④_____；　⑤_____；　⑥_____；

⑦_____。

11. 经右肺动脉的冠状层面(MRI,T$_1$WI 增强)

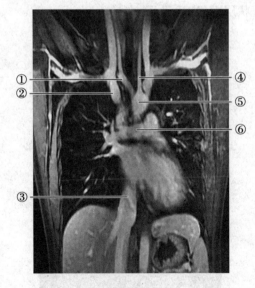

图 3-2-11

①_____；　②_____；　③_____；

④_____；　⑤_____；　⑥_____。

12. 经气管分叉的冠状层面(MRI,T$_1$WI 增强)

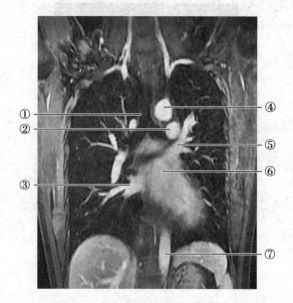

图 3-2-12

① _____ ;  ② _____ ;  ③ _____ ;

④ _____ ;  ⑤ _____ ;  ⑥ _____ ;

⑦ _____ 。

13. 经降主动脉的冠状层面(MRI,T$_1$WI 增强)

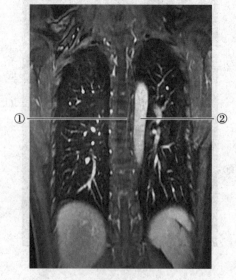

图 3-2-13

① _____ ;  ② _____ 。

14. 经上腔静脉的矢状层面(MRI,T$_1$WI 增强)

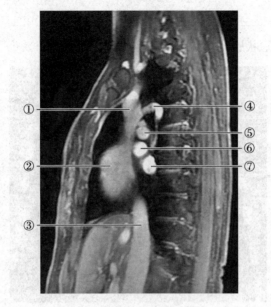

图 3-2-14

①_____；　②_____；　③_____；

④_____；　⑤_____；　⑥_____。

⑦_____。

15. 经主动脉弓的矢状层面(MRI,T$_1$WI 增强)

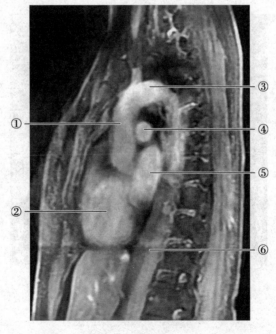

图 3-2-15

① _____ ; ② _____ ; ③ _____ ;

④ _____ ; ⑤ _____ ; ⑥ _____ 。

16. 经升主动脉的冠状层面(CT 增强)

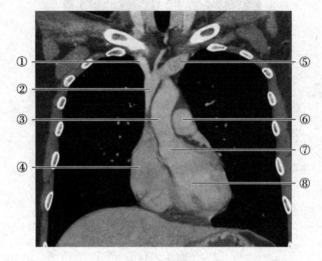

图 3-2-16

① _____ ; ② _____ ; ③ _____ ;

④ _____ ; ⑤ _____ ; ⑥ _____ ;

⑦ _____ ; ⑧ _____ 。

17. 经肺动脉分叉的冠状层面(CT 增强)

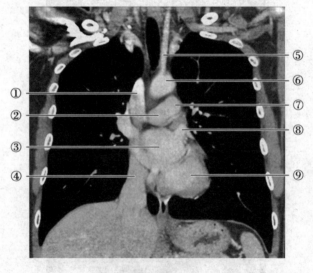

图 3-2-17

① _____ ; ② _____ ; ③ _____ ;

④ _____ ; ⑤ _____ ; ⑥ _____ ;

⑦_____; ⑧_____; ⑨_____。

18. 经气管分叉的冠状层面(CT 增强)

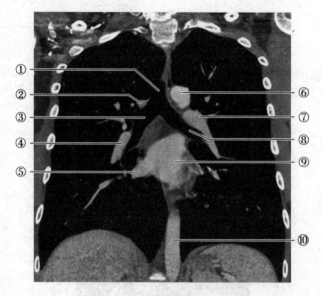

图 3-2-18

①_____; ②_____; ③_____;

④_____; ⑤_____; ⑥_____;

⑦_____; ⑧_____; ⑨_____;

⑩_____。

19. 经肺动脉干的矢状层面(CT 增强)

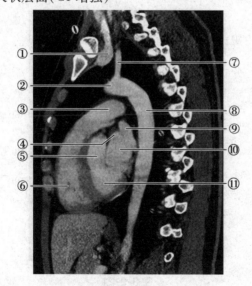

图 3-2-19

①_____; ②_____; ③_____;

④_____; ⑤_____; ⑥_____;

⑦_____; ⑧_____; ⑨_____;

⑩_____; ⑪_____。

20. 经升主动脉的矢状层面(CT 增强)

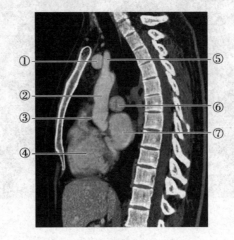

图 3-2-20

①_____; ②_____; ③_____;

④_____; ⑤_____; ⑥_____;

⑦_____。

21. 经上腔静脉的矢状层面(CT 增强)

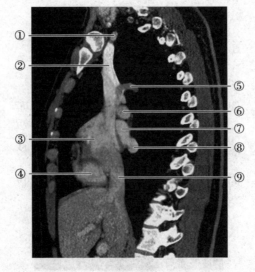

图 3-2-21

①＿＿＿＿＿＿＿＿＿＿；　②＿＿＿＿＿＿＿＿＿＿；　③＿＿＿＿＿＿＿＿＿＿；
④＿＿＿＿＿＿＿＿＿＿；　⑤＿＿＿＿＿＿＿＿＿＿；　⑥＿＿＿＿＿＿＿＿＿＿；
⑦＿＿＿＿＿＿＿＿＿＿；　⑧＿＿＿＿＿＿＿＿＿＿；　⑨＿＿＿＿＿＿＿＿＿＿。

22. 经垂直于室间隔的心脏长轴层面(CT 增强 )

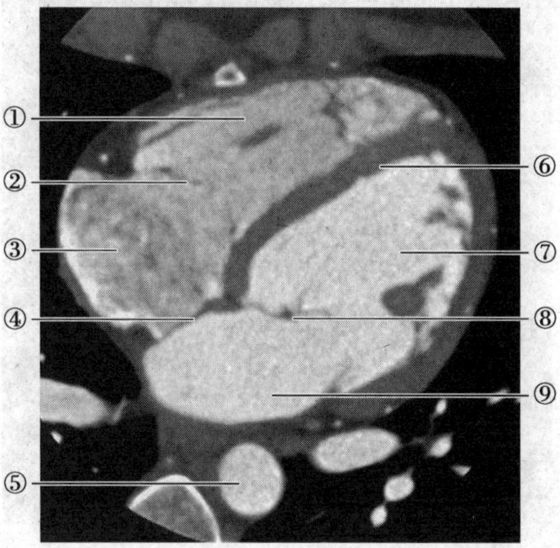

图 3-2-22

①＿＿＿＿＿＿＿＿＿＿；　②＿＿＿＿＿＿＿＿＿＿；　③＿＿＿＿＿＿＿＿＿＿；
④＿＿＿＿＿＿＿＿＿＿；　⑤＿＿＿＿＿＿＿＿＿＿；　⑥＿＿＿＿＿＿＿＿＿＿；
⑦＿＿＿＿＿＿＿＿＿＿；　⑧＿＿＿＿＿＿＿＿＿＿；　⑨＿＿＿＿＿＿＿＿＿＿。

23. 经平行于室间隔的左心长轴层面(CT 增强)

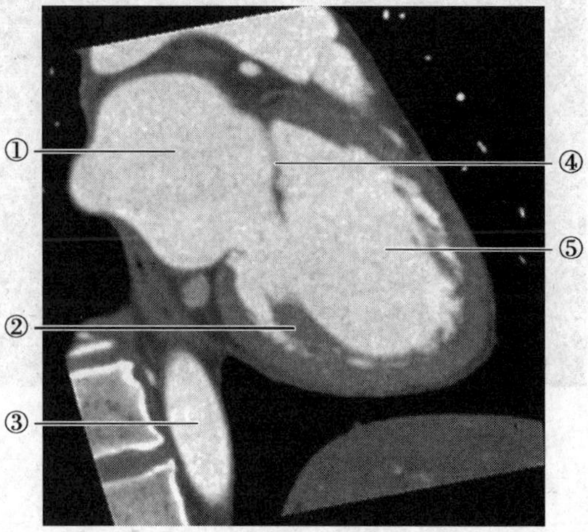

图 3-2-23

①＿＿＿＿＿＿＿＿＿＿；　②＿＿＿＿＿＿＿＿＿＿；　③＿＿＿＿＿＿＿＿＿＿；

④＿＿＿＿＿＿＿＿＿＿＿；　　⑤＿＿＿＿＿＿＿＿＿＿＿＿。

24. 经左室乳头肌水平的心脏短轴层面（CT 增强）

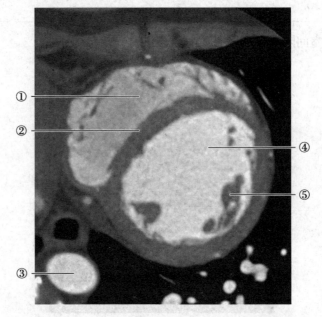

图 3-2-24

①＿＿＿＿＿＿＿＿＿＿；　　②＿＿＿＿＿＿＿＿＿＿；　　③＿＿＿＿＿＿＿＿＿＿；
④＿＿＿＿＿＿＿＿＿＿；　　⑤＿＿＿＿＿＿＿＿＿＿。

25. 左心室长轴切面

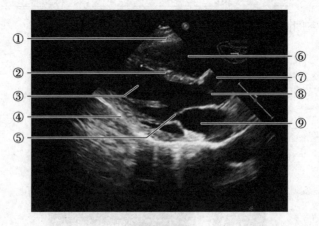

图 3-2-25

①＿＿＿＿＿＿＿＿＿＿；　　②＿＿＿＿＿＿＿＿＿＿；　　③＿＿＿＿＿＿＿＿＿＿；
④＿＿＿＿＿＿＿＿＿＿；　　⑤＿＿＿＿＿＿＿＿＿＿；　　⑥＿＿＿＿＿＿＿＿＿＿；
⑦＿＿＿＿＿＿＿＿＿＿；　　⑧＿＿＿＿＿＿＿＿＿＿；　　⑨＿＿＿＿＿＿＿＿＿＿。

26. 心底短轴切面

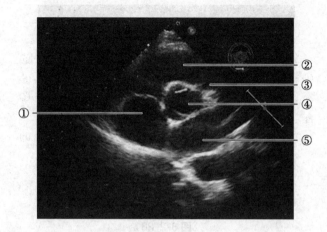

图 3-2-26

①_____; ②_____; ③_____;
④_____; ⑤_____。

27. 二尖瓣水平左心室短轴切面

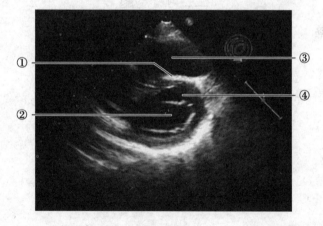

图 3-2-27

①_____; ②_____; ③_____;
④_____。

28. 心尖四腔切面

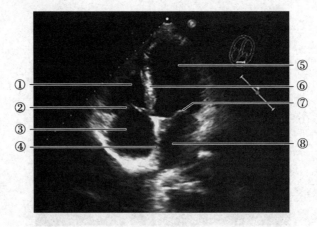

图 3-2-28

① _____ ; ② _____ ; ③ _____ ;

④ _____ ; ⑤ _____ ; ⑥ _____ ;

⑦ _____ ; ⑧ _____ 。

## 二、习 题

### （一）名词解释

1. 主动脉窦

2. 心包窦

3. 心包横窦

4. 心包斜窦

5. 心包隐窝

6. 心包上隐窝

7. 动脉韧带

8. 心腰

9. 心前间隙

10. 心后间隙

### （二）填空题

1. 头颈和上肢的静脉分别汇入 _____ 和 _____ ,二者又汇合成头臂静脉,汇合处向外的夹角称 _____ ,左、右头臂静脉最终汇合成 _____ 。

2. 心表面分隔心房和心室的标志为 _____ ,分隔左、右心室的标志为 _____ 。在体心的轴线是指从心尖到心底之间的 _____ 和与之相垂直的 _____ 。

3. 肺动脉干由 _____ 发出后,在 _____ 下方分为左、右肺动脉。进入肺门前,右肺动脉走行 _____ ,左肺动脉走行 _____ 。

4. 右肺动脉进入肺门后立即分出前干即为 _____ ,本干继续下行称为 _____ ,并在斜裂处分为 _____ 和 _____ 。左肺动脉进入肺门后以 _____ 形式从左主支气管的前上方绕至上叶支气管的后下方,易名为_____,而_____不形成总干,均以短小的分支进入肺段。

5. _____是心与大血管的基本摄片体位。

6. 心后前位摄片,心右缘分为上、下两段。上段主要为_____影,其向下进入_____。心右缘下段圆隆,主要由右心房右壁构成。

7. 心后前位摄片,心左缘分为上、中、下三段。上段向外突起的部分为_____;中段由_____左缘构成,称为肺动脉段,此处向内凹入,称为_____;下段由_____构成。

8. 心右前斜位片上心与大血管影位于脊柱影的_____侧,类似_____,心影的近脊柱侧为_____,近胸肋骨侧为_____。

9. 心右前斜位片上心前缘分为三段。上段为_____,中段为_____及右心室漏斗部,下段为_____。

10. 食管吞钡时,钡剂充盈食管,可显示食管的_____、_____及_____压迫形成的三个压迹,并可借此判断左心房增大情况。

11. 心左前斜位片上心与大血管影位于脊柱影的_____侧,_____与 X 线方向接近平行。

12. 心侧位片上心后缘分为上下两段,上段为_____,下段为_____,一般两者之间无明确分界。

13. 心血管造影时,右心造影主要显示_____、_____及_____,左心造影主要显示_____、_____及_____。

14. 冠状动脉造影时,右冠状动脉右前斜位,右冠状动脉似字母_____,右冠状动脉左前斜位,右冠状动脉似字母_____。

15. 经主动脉弓的横断层面,_____位居纵隔中央,气管左前方为_____,呈自右前向左后斜行。主动脉弓前方的前纵隔呈_____。

16. 经主-肺动脉窗的横断层面,可同时观察到_____和_____,_____大多位于此层面。

17. 经主肺动脉及左右肺动脉的横断层面,主肺动脉与两侧肺动脉呈_____字形排列。升主动脉位于主肺动脉_____,降主动脉位于纵隔_____。

18. 经"四腔心"的横断层面,纵隔内心脏断面增至最大,右半心位于_____方,左半心位于_____方。

19. 经双心室的横断层面,可见左、右心室及室间隔,左心室位于左后方,断面呈_____形,右心室位于右前方,断面呈_____形。

20. 心脏超声常用的探测方法有:_____、_____及_____等。

21. 临床常用_____切面观察心脏形态,左、右心室大小,室间隔走向与活动及二尖瓣开放关闭情况。

22. 由于_____连线与_____连线呈十字交叉,将左、右心室,左、右心房划为四个腔室,故称心尖四腔观。

(三) 单项选择题(以下每一道题下面有 A、B、C、D、E 五个备选答案,请从中选择一个最佳答案。)

1. 心的位置位于( )

A. 胸膜腔内　　　　　　B. 胸腔上纵隔　　　　　　C. 胸腔中纵隔

D. 胸腔前纵隔　　　　　E. 胸腔后纵隔

2. 体循环起自(　　)

A. 左心房　　　　　　　B. 左心室　　　　　　　　C. 右心房

D. 右心室　　　　　　　E. 动脉圆锥

3. 右心房有(　　)

A. 肺静脉口　　　　　　B. 肺动脉口　　　　　　　C. 冠状窦口

D. 右房室瓣　　　　　　E. 心大静脉开口

4. 左心室的入口是(　　)

A. 冠状窦口　　　　　　B. 左房室口　　　　　　　C. 下腔静脉口

D. 右肺静脉口　　　　　E. 上腔静脉口

5. 下列关于卵圆窝的描述,正确的是(　　)

A. 在右心房内　　　　　B. 在左心房内　　　　　　C. 在室间隔上

D. 胎儿时期就存在　　　E. 在右心室内

6. 防止左心室的血液逆流入左心房的是(　　)

A. 冠状窦瓣　　　　　　B. 二尖瓣　　　　　　　　C. 三尖瓣

D. 主动脉瓣　　　　　　E. 肺动脉瓣

7. 属于主动脉弓分支的是(　　)

A. 左冠状动脉　　　　　B. 右冠状动脉　　　　　　C. 左锁骨下动脉

D. 右锁骨下动脉　　　　E. 右颈总动脉

8. 紧邻颈静脉切迹后方的主要结构是(　　)

A. 左锁骨下静脉　　　　B. 左侧颈内静脉　　　　　C. 左侧颈外静脉

D. 左侧头臂静脉　　　　E. 左侧静脉角

9. 胸部颈静脉切迹层面的上纵隔呈倒"三角形",前外侧角和后角分别是(　　)

A. 左、右头臂静脉和气管　　B. 左、右头臂静脉和食管　　C. 头臂静脉、气管和食管

D. 左、右颈总动脉和气管　　E. 左、右颈总动脉和食管

10. 胸部横断层解剖的 CT 或 MRI 图像中,第 4 胸椎间盘层面内图像较为清晰且有标志性的纵隔结构为(　　)

A. 第 4 胸椎间盘　　　　B. 第 4 胸椎体　　　　　　C. 主动脉弓

D. 上腔静脉　　　　　　E. 气管

11. 下列关于气管前间隙的描述,错误的是(　　)

A. 位于胸部大血管和气管之间,向上与颈部的气管前间隙相连续,向下达气管隆嵴平面

B. 此间隙在主动脉弓平面和主-肺动脉窗平面最大

C. 其左侧即为主-肺动脉窗间隙

D. 间隙内有奇静脉弓淋巴结和心包上隐窝

E. 在主动脉弓横断层面此间隙的气管前淋巴结仅有 2 个,且出现率为 100%

12. 下列关于主-肺动脉窗的描述,正确的是(　　)

A. 为放射学概念

B. 左外侧界为纵隔胸膜,内侧界为气管,前、后方分别为主动脉升部、降部和食管

C. 内有动脉韧带、左喉返神经和淋巴结等

D. 正常情况下 CT 难以显示该区淋巴结

E. 以上均对

13. 下列关于动脉导管三角的描述,正确的是(　　　　)

A. 位于主动脉弓右后方

B. 前界为左迷走神经

C. 后界为左膈神经

D. 上界为左肺动脉

E. 其内有动脉韧带等

**(四) 多项选择题**(以下每一道题下面有 A、B、C、D、E 五个备选答案,请从中选择所有正确答案。)

1. 主动脉弓的分支包括(　　　　　)

A. 右颈总动脉

B. 右锁骨下动脉

C. 左颈总动脉

D. 左锁骨下动脉

E. 头臂干

2. 下列关于心包的描述,正确的有(　　　　)

A. 心包分浆膜心包和纤维心包两部分

B. 浆膜心包和纤维心包围成的腔为心包腔

C. 心包腔为密闭的腔

D. 心包窦是心包腔的一部分

E. 浆膜心包分脏、壁两层

3. 下列关于室间隔的描述,正确的有(　　　　　)

A. 位于左、右心室之间

B. 分为肌部和膜部两部分

C. 膜部占据室间隔的大部分

D. 后上部位于右心房和左心室之间,称房室部

E. 前下部位于左、右心室之间,称室间部

4. 关于经主动脉弓上部的横断层面解剖结构包含内容叙述正确的有(　　　　　　)

A. 形成"五个血管层"

B. 三个动脉的排列与主动脉弓的走行一致

C. 左头臂静脉呈水平走行,横过左颈总动脉和头臂干的后方

D. 左头臂静脉呈水平走行,横过左颈总动脉和头臂干的前方

E. 左肺上叶尖后段支气管

5. 胸部主动脉弓层面内(　　　　　)

A. 气管位居纵隔中央

B. 气管左前方为主动脉弓

C. 主动脉弓前方的前纵隔呈三角形

D. 气管食管沟和主动脉弓之间有右喉返神经

E. 于奇静脉内侧可见气管前腔静脉后间隙

6. 下列关于心脏超声剑突下四腔切面的描述,正确的有(　　　　　)

A. 显示的房间隔光带与声束方向近于平行

B. 显示的房间隔光带与声束方向近于垂直

C. 房间隔显示清晰

D. 收缩期心内见房、室间隔与二尖瓣、三尖瓣组成十字交叉结构

E. 舒张期心内见房、室间隔与二尖瓣、三尖瓣组成十字交叉结构

**（五）问答题**

1. 试述心后前位片上心与大血管的解剖结构。

2. 简述冠状动脉造影的主要解剖结构。

3. 分别试述经主动脉弓、经肺动脉分叉及经左心房横断层面的解剖结构。

4. 主要冠状层面上心与大血管结构配布关系如何？

5. 分别简述左心室长轴、二尖瓣水平左心室短轴及心尖四腔切面的 USG 解剖结构。

# 第四部分:参考答案

## 一、综合实训(填图)

1. 心后前位

①上腔静脉　②右心房　③心膈角　④主动脉结　⑤肺动脉　⑥左心耳　⑦左心室

2. 心左侧位

①升主动脉　②肺动脉　③右心室　④左心室　⑤主动脉弓　⑥主-肺动脉窗　⑦降主动脉　⑧左心房

3. 右心造影前后位

①上腔静脉　②右心房　③肺动脉　④右心室

4. 左心造影前后位

①降主动脉　②升主动脉　③左心房　④左心室

5. 左冠状动脉右前斜位

①对角支　②左旋支　③左前降支　④室间隔支　⑤钝缘支

6. 左冠状动脉左前斜位

①左主干　②左前降支　③左旋支　④钝缘支　⑤对角支

7. 右冠状动脉右前斜位

①右主干　②锐缘支　③左室后支　④后降支

8. 右冠状动脉左前斜位

①窦房结支　②右主干　③锐缘支　④左室后支　⑤后降支

9. 经升主动脉冠状层面(MRI,$T_1$WI 增强)

①升主动脉　②右心房　③肺动脉干　④左心室

10. 经上腔静脉冠状层面(MRI,$T_1$WI 增强)

①右头臂静脉　②上腔静脉　③右心房　④头臂干　⑤升主动脉　⑥肺动脉干　⑦左心室

11. 经右肺动脉的冠状层面(MRI,$T_1$WI 增强)

①头臂干　②右头臂静脉　③下腔静脉　④左颈总动脉　⑤主动脉弓　⑥右肺动脉

12. 经气管分叉的冠状层面(MRI,$T_1$WI 增强)

①气管　②肺动脉　③右下肺静脉　④主动脉弓　⑤左上肺静脉　⑥左心房　⑦降主动脉

13. 经降主动脉的冠状层面（MRI，$T_1$WI 增强）
①奇静脉　②降主动脉

14. 经上腔静脉的矢状层面（MRI，$T_1$WI 增强）
①上腔静脉　②右心房　③下腔静脉　④奇静脉弓　⑤右肺动脉　⑥右上肺静脉
⑦右下肺静脉

15. 经主动脉弓的矢状层面（MRI，$T_1$WI 增强）
①升主动脉　②左心室　③主动脉弓　④右肺动脉　⑤左心房　⑥降主动脉

16. 经升主动脉的冠状层面（CT 增强）
①右头臂静脉　②上腔静脉　③升主动脉　④右心房　⑤左头臂静脉　⑥肺动脉干
⑦主动脉瓣　⑧左心室

17. 经肺动脉分叉的冠状层面（CT 增强）
①上腔静脉　②右肺动脉　③左心房　④下腔静脉　⑤左颈总动脉　⑥主动脉弓
⑦左肺动脉　⑧左心耳　⑨左心室

18. 经气管分叉的冠状层面（CT 增强）
①气管　②奇静脉弓　③右主支气管　④右下肺动脉　⑤右下肺静脉　⑥主动脉弓
⑦左肺动脉　⑧左主支气管　⑨左心房　⑩降主动脉

19. 经肺动脉干的矢状层面（CT 增强）
①左头臂静脉　②主动脉弓　③肺动脉干　④左心耳　⑤升主动脉　⑥右心室　⑦左
锁骨下动脉　⑧降主动脉　⑨左肺静脉　⑩左心房　⑪左心室

20. 经升主动脉的矢状层面（CT 增强）
①左头臂静脉　②升主动脉　③右冠状动脉　④右心室　⑤头臂干　⑥右肺动脉
⑦左心房

21. 经上腔静脉的矢状层面（CT 增强）
①右锁骨下动脉　②上腔静脉　③右心房　④右心室　⑤奇静脉弓　⑥右肺动脉
⑦右上肺静脉　⑧右下肺静脉　⑨下腔静脉

22. 经垂直于室间隔的心脏长轴层面（CT 增强）
①右心室　②三尖瓣　③右心房　④房间隔　⑤降主动脉　⑥室间隔　⑦左心室
⑧二尖瓣　⑨左心房

23. 经平行于室间隔的左心长轴层面（CT 增强）
①左心房　②乳头肌　③降主动脉　④二尖瓣　⑤左心室

24. 经左室乳头肌水平的心脏短轴层面（CT 增强）
①右心室　②室间隔　③降主动脉　④左心室　⑤乳头肌

25. 左心室长轴切面
①右室前壁　②室间隔　③左心室　④左室后壁　⑤二尖瓣　⑥右心室　⑦主动脉
⑧主动脉瓣　⑨左心房

26. 心底短轴切面
①右心房　②右室流出道　③肺动脉　④主动脉　⑤左心房

27. 二尖瓣水平左心室短轴切面
①室间隔　②二尖瓣口　③右心室　④左心室

28. 心尖四腔切面

①右心室 ②三尖瓣 ③右心房 ④房间隔 ⑤左心室 ⑥室间隔 ⑦二尖瓣 ⑧左心房

## 二、习 题

### （一）名词解释

1. 主动脉窦：主动脉瓣相对的动脉壁向外膨出，主动脉窦可分为左窦、右窦和后窦。

2. 心包窦：浆膜心包的脏、壁两层在大血管根部的反折形成的大小、形态各异的腔隙称为心包窦。

3. 心包横窦：位于升主动脉、肺动脉干后壁与上腔静脉左壁、左心房前壁之间的间隙，大小可容纳一指。

4. 心包斜窦：位于左心房后壁、左、右肺静脉、下腔静脉与心包后壁之间的间隙。

5. 心包隐窝：浆膜心包脏层由心表面移行至大血管根部，包绕或覆盖大血管，继而反折续于心包壁层，反折的心包在大血管之间或其周围形成的间隙称为心包隐窝。

6. 心包上隐窝：为升主动脉表面的浆膜心包脏层反折至纤维心包的内面，反折处脏、壁层之间以及脏层之间的腔隙。

7. 动脉韧带：由肺动脉干分叉处稍左侧连至主动脉弓下缘的纤维结缔组织索，是胎儿时动脉导管在出生后闭锁的遗迹。也叫动脉导管索。

8. 心腰：心腰是指主动脉与左心室的凹陷处。心腰消失提示左房增大显著，而心腰凹陷明显见于左心室增大。

9. 心前间隙：心前缘与胸骨间的倒三角形透亮区，称为心前间隙或胸骨后间隙。

10. 心后间隙：心后缘与脊柱影之间狭长的间隙。

### （二）填空题

1. 颈内静脉 锁骨下静脉 静脉角 上腔静脉

2. 冠状沟 室间沟 纵轴 横轴

3. 右心室 主动脉弓 较长、较平、较低 较短、较陡、较高

4. 右肺上叶动脉 叶间动脉 右肺中叶动脉 右肺下叶动脉 左肺动脉弓 左肺下叶动脉 左肺上叶动脉

5. 心后前位

6. 上腔静脉 右心房

7. 主动脉结 主肺动脉干 心腰 左心室

8. 左 三角形 心后缘 心前缘

9. 升主动脉 肺动脉干 右心室

10. 主动脉 左主支气管 左心房

11. 右 室间隔

12. 左心房 左心室

13. 右心房 右心室 肺动脉 左心房 左心室 主动脉

14. "L" "C"

15. 气管 主动脉弓 三角形

16. 升主动脉 降主动脉 奇静脉弓

17. "人" 右侧 左后方

18. 右前 左后

19. 半圆 三角

20. M 型超声心动图 切面超声心动图 多普勒超声心动图

21. 二尖瓣水平左心室短轴

22. 室间隔、房间隔 二尖瓣、三尖瓣

**(三)单项选择题**

1. C 2. B 3. E 4. B 5. A 6. B 7. B 8. C 9. E 10. D 11. B 12. E 13. C

**(四)多项选择题**

1. CDE 2. ACDE 3. ABDE 4. ABDE 5. ABCE 6. BCD

**(五)问答题**

1. 试述心后前位片上心与大血管的解剖结构。

答:后前位是心与大血管的基本摄片体位,主要观察心与大血管影的左、右两缘。

心右缘分为上、下两段。上段主要为上腔静脉影,其向下进入右心房。下段圆隆,主要由右心房右壁构成。心缘与膈之间的交角为心膈角,右心膈角区有时可见下腔静脉影,其向上进入右心房。

心左缘分为上、中、下三段。上段向外突起的部分为主动脉结。中段由主肺动脉干左缘构成,称为肺动脉段,此处向内凹入,称为心腰。下段由左心室构成,左心室缘向外下方延伸然后向内,转弯处为心尖部。

2. 简述冠状动脉造影的主要解剖结构。

答:(1)左冠状动脉右前斜位:左冠状动脉主干显影后,前降支和旋支及其分支显影。图像的右上方为前降支,且最长,直达心尖,并有前室间隔支发出,前降支的左下方为对角支,它较前降支小,图像左侧为旋支,钝缘支则自左旋支右侧发出,而后向右下走行。

(2)左冠状动脉左前斜位:左冠状动脉主干首先显影,呈管状指向右下方。主干末端分出前降支和旋支。前降支在图像的左侧,自主干分出后向左下走行,第一对角支则自前降支右侧发出,而后向右下走行。旋支在图像的右侧,自左主干分出后向右下走行,第一钝缘支在其左侧分出,向左下走行。

(3)右冠状动脉右前斜位:右冠状动脉似字母"L",可较好的把右冠状动脉和锐缘支分离,且可显示后降支中段和远段。右冠状动脉下行,至心后弯向左,右冠状动脉主干显影后,各分支显影,至后降支。

(4)右冠状动脉左前斜位:右冠状动脉似字母"C";可清楚地显示右冠状动脉及各分支。右冠主干自图像的左上伸至左下,然后延续成后降支,后者向右上方向发出许多呈毛刷状的后室间隔支;右房室支则自右冠主干远端与后降支起始点相交处发出,伸向右上方,并有左室后支发出。

3. 分别试述经主动脉弓、经肺动脉分叉及经左心房横断层面的解剖结构。

答:(1)经主动脉弓的横断层面:气管位居纵隔中央,气管左前方为主动脉弓,呈自右前向左后斜行。主动脉弓前方的前纵隔呈三角形,尖端指向前,为脂肪组织,正常成人其内有胸腺残余。于奇静脉内侧可见气管前腔静脉后间隙,除包含脂肪和一些结缔组织外,通常还包括数个小淋巴结。

（2）经肺动脉分叉的冠状层面：主动脉弓位于气管的左下方，常能见它发出左颈总动脉或左锁骨下动脉。肺动脉干以及分支左、右肺动脉在断面上呈一长椭圆形，并左侧较右侧高。左肺动脉起始处与主动脉弓左下方的裂隙为心包上隐窝的一部分。上腔静脉位于右肺动脉的右侧，上端有奇静脉汇入，在上腔静脉下方见下腔静脉汇入右心房，左心室较前一断面显著缩小，大部分为左心房占据，左心耳位于左心房的左上方。

（3）经左心房的横断层面：升主动脉根部位居心脏中央，左心房位于主动脉根部后方，奇静脉、食管及降主动脉前方。右心室位于主动脉根部左前方。右心房位于主动脉根部右侧。于此平面常同时显示冠状动脉主干及其主要分支的近段。食管奇静脉隐窝亦见于此层面。

4. 主要冠状层面上心与大血管结构配布关系如何？

答：（1）经升主动脉的冠状层面：左头臂静脉行向右下与右头臂静脉汇合成上腔静脉。上腔静脉向下行汇入右心房，左心室位于心的左下方，其通过左心室流出道，向右上与主动脉口相续，主动脉口处可见主动脉瓣。升主动脉由主动脉口始行向右上，然后偏向左上。肺动脉干位于升主动脉左侧凹陷处。

（2）经气管分叉的冠状层面：气管末端分出左、右主支气管，整个形态呈"人"字形。在左、右主支气管的两侧，出现肺门诸结构；右主支气管行向外下方发出上叶支气管，然后向下延续为中间支气管至右肺中、下叶。右肺下叶动脉位于中间支气管的外上方。左主支气管向左下方经肺门伸至肺实质，延续为左肺下叶支气管。左心房位于其下方。

5. 分别简述左心室长轴、二尖瓣水平左心室短轴及心尖四腔切面的 USG 解剖结构。

答：（1）左心室长轴切面：此图可清晰显示右心室、左心室、室间隔、主动脉、主动脉瓣及二尖瓣等结构，并可观察各房室大小及形态，测量室间隔与左室后壁的厚度。乳头肌、腱索及其与二尖瓣的连接显示清楚。能清楚观察到心壁结构异常如室间隔中断、主动脉骑跨以及主动脉瓣、二尖瓣有无增厚、狭窄，活动是否正常等。

（2）二尖瓣水平左心室短轴切面：此图可显示左、右心室腔，室间隔与二尖瓣口等结构；临床常用此切面观察心脏形态，左、右心室大小，室间隔走向与活动及二尖瓣开放关闭情况。

（3）心尖四腔切面：在图像上室间隔起于扇尖，向远端伸延，见房间隔及心房穹隆。十字交叉位于中心处，向两侧伸出二尖瓣前叶和三尖瓣隔叶，二尖瓣口及三尖瓣口均可显示。由于室间隔、房间隔连线与二尖瓣、三尖瓣连线呈十字交叉，将左、右心室，左、右心房划为四个腔室，故称心尖四腔观。

（梁海胜　于　晶）

# 第三节　胸内淋巴系统

## 第一部分：实训目标

1. 掌握　胸部淋巴结的 CT 解剖。
2. 熟悉　胸部淋巴结群的分布及淋巴引流途径。
3. 了解　胸部淋巴结的 X 线、MRI 解剖。

## 第二部分:重点难点剖析

### 一、应 用 解 剖

胸部的淋巴管和淋巴结位于胸壁内和胸腔器官周围,可分为胸壁和胸腔脏器者两种。

胸壁淋巴结位于脏、壁两层胸膜之间,包括胸骨旁淋巴结、肋间淋巴结和膈上淋巴结等。

胸腔脏器淋巴结位于纵隔、肺门和肺内,包括纵隔前淋巴结,气管、支气管、肺淋巴结和纵隔后淋巴结3群。

#### (一)纵隔淋巴结的位置和分群

1. 纵隔前淋巴结 位于上纵隔前部和前纵隔内,在大血管和心包的前方,收纳胸腺、心、心包、纵隔胸膜和肺等处的淋巴,其输出管注入支气管纵隔干。其中,位于主动脉弓前下方,动脉韧带附近的淋巴结称动脉韧带淋巴结或主-肺动脉窗淋巴结,左肺上叶癌常转移至此淋巴结。

2. 气管、支气管和肺淋巴结 位于中纵隔和上纵隔中部,引流肺、胸膜脏层、支气管、气管、心和食管等处的淋巴,并收纳纵隔后淋巴结的输出淋巴管的淋巴。其输出淋巴管注入左、右支气管纵隔干。该淋巴结群按其与气管、支气管或血管的关系可分为4组。

(1)气管旁淋巴结:沿气管排列,收纳气管支气管淋巴结的输出淋巴管的淋巴,其与纵隔前淋巴结、胸骨旁淋巴结的输出淋巴管汇合为支气管纵隔干。

(2)气管和支气管淋巴结:位于气管权的上、下方,收纳支气管肺淋巴结的输出淋巴管的淋巴,其输出淋巴管注入气管旁淋巴结。

(3)支气管肺淋巴结:位于肺门区,也称肺门淋巴结,收纳肺、胸膜脏层和食管等处的淋巴,其输出淋巴管注入气管支气管淋巴结。

(4)肺淋巴结:位于肺叶和肺段支气管分支夹角处,收纳相应肺叶和肺段的淋巴,其输出淋巴管注入支气管肺淋巴结。

3. 纵隔后淋巴结 位于上纵隔后部和后纵隔内,沿胸主动脉和食管排列,收纳食管胸段、心包后部和膈后部的淋巴。该淋巴结群的输出管多注入胸导管。

#### (二)纵隔淋巴结的分区

关于纵隔淋巴结的分区,本书借鉴美国胸科学会(American Thoracic Society,ATS)肺局部淋巴结图,此图简明、实用,是国际上应用于肺癌淋巴结分期方案之一。

ATS图中纵隔淋巴结的分区主要依据"1竖、4横、1斜"6条线来划分。竖线为经气管正中的垂线,区分左、右侧气管旁淋巴结。第1条横线为经主动脉弓上缘的水平线,将气管旁淋巴结分为上方的气管旁上淋巴结(2R/2L区)和下方的气管旁下淋巴结(4R/4L区);第2条横线为经奇静脉弓上缘的水平线,区分右气管旁下淋巴结(4R区)与右气管支气管淋巴结(10R区);第3条横线为经气管隆嵴的水平线,区分左气管旁下淋巴结(4L区)与左支气管淋巴结(10L区);第4条横线为经左肺上叶支气管开口的水平线,区分左支气管淋巴结(10L区)与左肺内淋巴结(11L区)。斜线为沿右肺上叶支气管上缘与支气管长轴相一致的平行线,区分右气管支气管淋巴结(10R区)与右肺内淋巴结(11R区)。

#### (三)纵隔淋巴结的数目和大小

1. 纵隔淋巴结的数目 除肺内淋巴结(11区)之外,纵隔淋巴结的数目6区和4区最多,其次为2区和10区。其中,右气管旁淋巴结(2R、4R)多于左气管旁淋巴结(2L、4L)。纵隔淋巴结在CT上显示的数量随年龄的增长而增加,且同年龄组女性淋巴结数量略多于男性。

2. 纵隔淋巴结的大小　纵隔各区淋巴结大小不一。一般气管旁下及支气管淋巴结大于气管旁上淋巴结,隆嵴下间隙内常见由2~3个淋巴结融合成一个巨大淋巴结,为纵隔内最大淋巴结。

## 二、X 线 解 剖

纵隔是胸部淋巴循环的集中点,但所有这些淋巴结和淋巴管通常在正常情况下都不显影,只有在病理情况下才能看出。

两肺各区淋巴引流的途径如下:

1. 右肺上叶前内侧部→右侧上部支气管肺淋巴结→右气管支气管淋巴结→右气管旁淋巴结及右纵隔前淋巴结。

2. 右肺上叶后外侧部、中叶和下叶上部→右侧中部支气管肺淋巴结→右气管支气管淋巴结→右气管旁淋巴结及隆突下淋巴结→右纵隔前、后淋巴结。

3. 右肺下叶基底部→右侧下部支气管肺淋巴结→隆突下淋巴结→纵隔后淋巴结。

4. 左肺上叶上部→左侧上部支气管肺淋巴结→左气管支气管淋巴结→左气管旁淋巴结及左纵隔前淋巴结。

5. 左肺上叶下部和下叶上部→左侧中部支气管肺淋巴结→隆突下淋巴结,左气管旁淋巴结及左纵隔前淋巴结。

6. 左肺下叶下部→左侧下部支气管肺淋巴结→隆突下淋巴结→纵隔后淋巴结。

## 三、断 层 解 剖

在CT上,淋巴结通常表现为散在分布的圆形或椭圆形软组织密度影,淋巴结内有时含有少量脂肪,薄层扫描时常可显示。根据部位,淋巴结通常能够与血管区分,然而能否正确识别淋巴结与其周围纵隔脂肪的含量有直接关系,纵隔脂肪很少,没有对比增强,淋巴结有时很难与血管鉴别。MRI对比分辨率更高,可多方位成像,且血管常表现为流空低信号,从而更容易识别包埋在纵隔脂肪组织内或邻近纵隔或肺门血管的淋巴结。

(一)壁淋巴结

1. 壁前组　即内乳组,位于胸骨后,肋间隙的前端,邻近内乳动脉及静脉,引流前胸壁和内侧乳腺。

2. 壁中组　即心周组,也称膈面组,位于心脏或心包前后或外侧,在横膈的表面,引流下胸部肋间隙、心包和横膈。

3. 壁后组　又分为椎旁组和肋间组,位于后肋间隙,邻近椎体,偏内侧的为椎旁组,偏外侧的为肋间组,引流后胸膜、胸壁和脊柱,与其他后纵隔淋巴结交通,该组为淋巴结转移的常见部位。

(二)内脏淋巴结

1. 内脏前组　即血管前组,位于主动脉的前方,与大血管关系密切,引流大多数前纵隔结构,向前与内乳淋巴链交通,向后与气管旁和主-肺动脉窗淋巴结交通。

2. 内脏中组　肺内可累及淋巴结的病变,通常累及这些淋巴结。按其和气管,支气管或血管的关系可大致分为5组。

(1)气管组:主要位于气管前方和两侧,尤其以气管右前方最为好发,有时也能见到气管后淋巴结。

(2)气管支气管组:奇静脉在气管与右主支气管交界处向前进入上腔静脉,因此这里又被称为奇静脉淋巴结,主要负责引流肺,除左上肺之外,这些淋巴结为两肺大部分引流的最终途径,因此,不管肺病变的部位如何通常都会引起该组淋巴结的增大。

(3)支气管肺组:主要位于两主支气管周围,支气管肺淋巴结在主支气管远端通常称为肺门淋巴结,这个部位的淋巴结若不大,CT平扫则难以和这里的血管区别。磁共振检查肺门血管表现为流空信号而淋巴结表现为软组织的中等强度信号,两者可以区分。

(4)主动脉肺动脉组:又分为两组,一组在主动脉弓左侧,另一组位于主-肺动脉窗内,即主动脉弓的下方,引流左上肺淋巴。

(5)支气管隆突下组:位于两主支气管之间的隆突下间隙内,食管前方,引流下肺门和两下肺,与右气管旁淋巴链相互交通。

3. 内脏后组　又称食管旁组,位于食管的两侧,下肺韧带的内侧,引流下肺内侧、食管和横膈后部。

# 第三部分:综合实训与习题

## 一、综合实训(填图)

1. 壁前组,内乳淋巴结

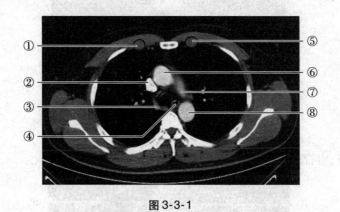

图 3-3-1

①_____;　②_____;　③_____;

④_____;　⑤_____;　⑥_____;

⑦_____;　⑧_____。

2. 壁中组，膈上心周淋巴结

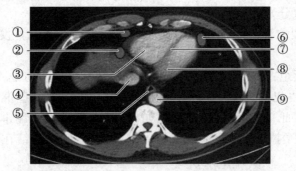

图 3-3-2

①_____；　②_____；　③_____；

④_____；　⑤_____；　⑥_____；

⑦_____；　⑧_____；　⑨_____。

3. 壁后组，肋间淋巴结

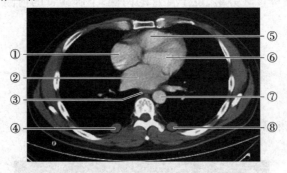

图 3-3-3

①_____；　②_____；　③_____；

④_____；　⑤_____；　⑥_____；

⑦_____；　⑧_____。

4. 内脏前组，血管前淋巴结

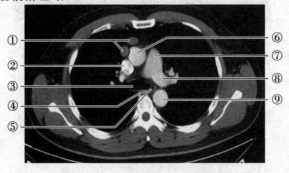

图 3-3-4

① _____ ; ② _____ ; ③ _____ ;

④ _____ ; ⑤ _____ ; ⑥ _____ ;

⑦ _____ ; ⑧ _____ ; ⑨ _____ 。

5. 内脏中组,气管旁淋巴结

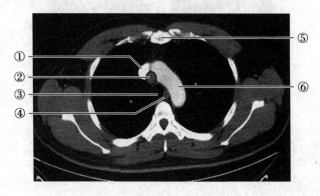

图 3-3-5

① _____ ; ② _____ ; ③ _____ ;

④ _____ ; ⑤ _____ ; ⑥ _____ 。

6. 内脏中组,气管支气管旁淋巴结

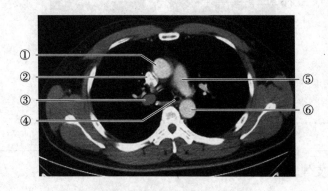

图 3-3-6

① _____ ; ② _____ ; ③ _____ ;

④ _____ ; ⑤ _____ ; ⑥ _____ 。

7. 内脏中组,支气管旁淋巴结

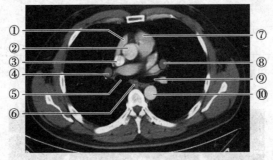

图 3-3-7

① _____ ; ② _____ ; ③ _____ ;

④ _____ ; ⑤ _____ ; ⑥ _____ ;

⑦ _____ ; ⑧ _____ ; ⑨ _____ ;

⑩ _____ 。

8. 内脏中组,主-肺动脉窗淋巴结

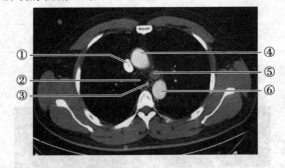

图 3-3-8

① _____ ; ② _____ ; ③ _____ ;

④ _____ ; ⑤ _____ ; ⑥ _____ 。

9. 内脏中组,支气管隆突下淋巴结

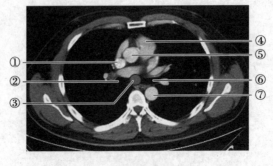

图 3-3-9

①_____;　②_____;　③_____;

④_____;　⑤_____;　⑥_____;

⑦_____。

10. 内脏后组,食管旁淋巴结

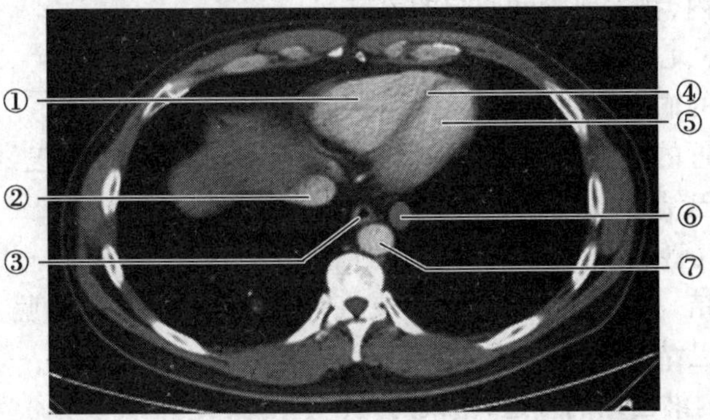

图 3-3-10

①_____;　②_____;　③_____;

④_____;　⑤_____;　⑥_____;

⑦_____。

# 二、习　题

（一）名词解释

1. 纵隔前淋巴结

2. 气管旁淋巴结

3. 气管和支气管淋巴结

4. 支气管肺淋巴结

5. 肺淋巴结

6. 纵隔后淋巴结

（二）填空题

1. 胸壁淋巴结位于脏、壁两层胸膜之间,包括_____、_____和_____。

2. 胸腔脏器淋巴结位于纵隔、肺门和肺内,包括_____、_____和_____ 3 群。

3. 气管、支气管和肺淋巴结按其与气管、支气管或血管的关系可分为 4 组:_____、_____、_____和_____。

4. ATS 图中纵隔淋巴结的分区主要依据"1 竖、4 横、1 斜"6 条线来划分。竖线为经_____的垂线;第 1 条横线为经_____的水平线,第 2 条横线为经_____的水平线,第 3 条横线为经_____的水平线,第 4 条横线为经_____的水平线,斜线为沿_____与支气管长轴相一致的平行线。

5. 在 CT 上,淋巴结通常表现为散在分布的圆形或椭圆形_____,淋巴结内有时含有少量脂肪,＿＿＿＿＿＿时常可显示。

6. 磁共振检查肺门血管表现为＿＿＿＿＿＿,而淋巴结表现为软组织的＿＿＿＿＿＿。

**(三)单项选择题**(以下每一道题下面有 A、B、C、D、E 五个备选答案,请从中选择一个最佳答案。)

1. 下列关于纵隔前淋巴结的描述,错误的是(　　　)

A. 位于前纵隔内,在大血管和心包的前方

B. 收纳胸腺、心、心包、纵隔胸膜和肺等处的淋巴

C. 该淋巴结群的输出管注入支气管纵隔干

D. 动脉韧带附近的淋巴结称动脉韧带淋巴结或主-肺动脉窗淋巴结

E. 属于胸壁淋巴结

2. 以下不属于气管、支气管和肺淋巴结的是(　　　)

A. 气管旁淋巴结　　　　　　B. 气管支气管淋巴结　　　　　C. 膈上淋巴结

D. 支气管肺淋巴结　　　　　E. 肺淋巴结

3. 下列关于胸内淋巴结的描述,错误的是(　　　)

A. 在 CT 上,淋巴结通常表现为散在分布的圆形或椭圆形软组织密度影

B. 淋巴结内有时含有少量脂肪,薄层扫描时常可显示

C. 纵隔脂肪很少,没有对比增强,CT 检查时淋巴结有时很难与血管鉴别

D. MRI 更容易识别包埋在纵隔脂肪内或邻近纵隔或肺门血管的淋巴结

E. CT 能否正确识别淋巴结与其周围纵隔脂肪的含量无关

**(四)多项选择题**(以下每一道题下面有 A、B、C、D、E 五个备选答案,请从中选择所有正确答案。)

1. 下列关于纵隔淋巴结的描述,正确的有(　　　　　　)

A. 是胸部淋巴循环的集中点　　　　　　B. 只接受纵隔的淋巴引流

C. 右侧汇入支气管淋巴干　　　　　　　D. 左侧汇入胸导管

E. 正常情况下 X 线显影

2. 下列关于纵隔各区淋巴引流途径的描述,正确的有(　　　　　　)

A. 纵隔前淋巴结主要收纳胸腺、心、心包、纵隔胸膜和肺等处的淋巴

B. 纵隔后淋巴结主要收纳食管胸段、心包后部和膈后部的淋巴

C. 肺组织的淋巴引流自胸膜下的肺泡管开始,初成淋巴管网,而后由两条途径回流:一条是行于肺内各级支气管周围的淋巴管,向肺门汇集;另一条是沿肺胸膜下淋巴管向肺门引流

D. 肺淋巴结经支气管和气管周围的淋巴结继续回流

E. 以上均对

3. 下列关于胸内淋巴结的描述,正确的有(　　　　　　)

A. 胸内淋巴结可分为壁淋巴结和内脏淋巴结

B. 壁淋巴结位于壁层胸膜外

C. 壁淋巴结主要引流胸壁结构

D. 内脏淋巴结位于纵隔、肺门和肺内

E. 内脏淋巴结与肺或肺门密切相关,引流肺和纵隔结构

4. 下列关于胸壁淋巴结的描述,错误的有(　　　　　)

A. 壁前组即内乳组,引流前胸壁和内侧乳腺

B. 壁中组即心周组,也称膈面组

C. 壁中组位于心脏或心包前后或外侧,在横膈的表面

D. 壁中组引流下胸部肋间隙、心包和横膈

E. 壁后组又分为椎旁组和肋间组,位于后肋间隙

（五）问答题

1. 简述胸部主要淋巴结群的分布和引流途径。

2. 断层图像上如何识别胸内淋巴结?

# 第四部分:参考答案

## 一、综合实训(填图)

1. 壁前组,内乳淋巴结

①内乳淋巴结　②上腔静脉　③奇静脉弓　④食管　⑤内乳淋巴结　⑥升主动脉　⑦左肺动脉　⑧降主动脉

2. 壁中组,膈上心周淋巴结

①心膈角淋巴结　②心周淋巴结　③右心室　④下腔静脉　⑤食管　⑥心周淋巴结　⑦室间隔　⑧左心室　⑨降主动脉

3. 壁后组,肋间淋巴结

①右心房　②左心房　③食管　④肋间淋巴结　⑤右心室　⑥左心室　⑦降主动脉　⑧肋间淋巴结

4. 内脏前组,血管前淋巴结

①血管前淋巴结　②上腔静脉　③右主支气管　④奇静脉　⑤食管　⑥升主动脉　⑦肺动脉干　⑧左肺动脉　⑨降主动脉

5. 内脏中组,气管旁淋巴结

①上腔静脉　②气管旁淋巴结　③气管　④食管　⑤胸骨　⑥主动脉弓

6. 内脏中组,气管支气管旁淋巴结

①升主动脉　②上腔静脉　③气管支气管淋巴结　④食管　⑤左肺动脉　⑥降主动脉

7. 内脏中组,支气管旁淋巴结

①右心耳　②升主动脉　③上腔静脉　④右肺门淋巴结　⑤中间段支气管　⑥奇静脉　⑦右心室　⑧左肺门淋巴结　⑨左主支气管　⑩降主动脉

8. 内脏中组,主-肺动脉窗淋巴结

①上腔静脉　②气管　③食管　④升主动脉　⑤主-肺动脉窗淋巴结　⑥降主动脉

9. 内脏中组,支气管隆突下淋巴结

①上腔静脉　②中间段支气管　③隆突下淋巴结　④肺动脉干　⑤升主动脉　⑥左主支气管　⑦降主动脉

10. 内脏后组,食管旁淋巴结

①右心室　②下腔静脉　③食管　④室间隔　⑤左心室　⑥食管旁淋巴结　⑦降主动脉

## 二、习 题

**（一）名词解释**

1. 纵隔前淋巴结:位于上纵隔前部和前纵隔内,在大血管和心包的前方,收纳胸腺、心、心包、纵隔胸膜和肺等处的淋巴。

2. 气管旁淋巴结:沿气管排列,收纳气管支气管淋巴结的输出淋巴管的淋巴,其与纵隔前淋巴结、胸骨旁淋巴结的输出淋巴管汇合为支气管纵隔干。

3. 气管和支气管淋巴结:位于气管杈的上、下方,收纳支气管肺淋巴结的输出淋巴管的淋巴,其输出淋巴管注入气管旁淋巴结。

4. 支气管肺淋巴结:位于肺门区,也称肺门淋巴结,收纳肺、胸膜脏层和食管等处的淋巴,其输出淋巴管注入气管支气管淋巴结。

5. 肺淋巴结:位于肺叶和肺段支气管分支夹角处,收纳相应肺叶和肺段的淋巴,其输出淋巴管注入支气管肺淋巴结。

6. 纵隔后淋巴结:位于上纵隔后部和后纵隔内,沿胸主动脉和食管排列,收纳食管胸段、心包后部和膈后部的淋巴。

**（二）填空题**

1. 胸骨旁淋巴结　肋间淋巴结　膈上淋巴结

2. 纵隔前淋巴结　气管、支气管和肺淋巴结　纵隔后淋巴结

3. 气管旁淋巴结　气管和支气管淋巴结　支气管肺淋巴结　肺淋巴结

4. 气管正中　主动脉弓上缘　奇静脉弓上缘　气管隆嵴　左肺上叶支气管开口　右肺上叶支气管上缘

5. 软组织密度影　薄层扫描

6. 流空信号　中等强度信号

**（三）单项选择题**

1. E　2. C　3. E

**（四）多项选择题**

1. ACD　2. ABCDE　3. ACDE　4. ABCDE

**（五）问答题**

1. 简述胸部主要淋巴结群的分布和引流途径。

答:胸腔脏器淋巴结为胸部主要的淋巴结群,位于纵隔、肺门和肺内,包括纵隔前淋巴结,气管、支气管、肺淋巴结和纵隔后淋巴结3群。

（1）纵隔前淋巴结:位于上纵隔前部和前纵隔内,在大血管和心包的前方,收纳胸腺、心、心包、纵隔胸膜和肺等处的淋巴,其输出管注入支气管纵隔干。

（2）气管、支气管和肺淋巴结:位于中纵隔和上纵隔中部,引流肺、胸膜脏层、支气管、气管、心和食管等处的淋巴,并收纳纵隔后淋巴结的输出淋巴管的淋巴。其输出淋巴管注入左、右支气管纵隔干。该淋巴结群按其与气管、支气管或血管的关系可分为4组。

①气管旁淋巴结:沿气管排列,收纳气管支气管淋巴结的输出淋巴管的淋巴,其与纵隔前淋巴结、胸骨旁淋巴结的输出淋巴管汇合为支气管纵隔干。

②气管和支气管淋巴结:位于气管杈的上、下方,收纳支气管肺淋巴结的输出淋巴管的

淋巴,其输出淋巴管注入气管旁淋巴结。

③支气管肺淋巴结:位于肺门区,也称肺门淋巴结,收纳肺、胸膜脏层和食管等处的淋巴,其输出淋巴管注入气管支气管淋巴结。

④肺淋巴结:位于肺叶和肺段支气管分支夹角处,收纳相应肺叶和肺段的淋巴,其输出淋巴管注入支气管肺淋巴结。

(3)纵隔后淋巴结:位于上纵隔后部和后纵隔内,沿胸主动脉和食管排列,收纳食管胸段、心包后部和膈后部的淋巴。该淋巴结群的输出管多注入胸导管。

2. 断层图像上如何识别胸内淋巴结?

答:在 CT 上,淋巴结通常表现为散在分布的圆形或椭圆形软组织密度影,淋巴结内有时含有少量脂肪,薄层扫描时常可显示。根据部位,淋巴结通常能够与血管区分,然而能否正确识别淋巴结与其周围纵隔脂肪的含量有直接关系,纵隔脂肪很少,没有对比增强,淋巴结有时很难与血管鉴别。MRI 对比分辨率更高,可多方位成像,且血管常表现为流空低信号,从而更容易识别包埋在纵隔脂肪组织内或邻近纵隔或肺门血管的淋巴结。

(孙　琦　梁海胜　于　晶)

# 第四节　乳　　腺

## 第一部分:实训目标

1. 掌握　正常乳腺 X 线解剖。
2. 熟悉　乳腺 MRI 解剖、乳腺 USG 解剖和乳腺导管造影。
3. 了解　乳腺的分型。

## 第二部分:重点难点剖析

### 一、应 用 解 剖

1. 乳房的组成和位置　乳房由皮肤、乳腺和脂肪组织构成,位于胸大肌表面,第 3~6 肋之间,内侧位于胸骨旁线,外侧可达腋中线。成年未产妇女乳头平第 4 肋间隙或第 5 肋。

2. 乳腺的结构　乳腺位于皮下浅筋膜的浅层与深层之间,主要结构有:

(1)乳腺叶:乳腺被脂肪组织分割成 15~20 个以乳头为中心呈放射状排列的乳腺叶。

(2)乳腺管:乳腺叶的输乳管逐步汇集,近乳头处膨大为梭形输乳管窦,借开口于乳头的输乳孔。

(3)Cooper 韧带:也称乳房悬韧带,为连于皮肤和胸肌筋膜之间的结缔组织束,将乳腺固定于浅筋膜内。乳腺癌早期,乳房悬韧带受侵缩短,牵拉皮肤内陷形成小凹,称"酒窝征",为乳腺癌的一种特殊体征。

### 二、X 线 解 剖

1. 乳头、皮肤和乳晕　乳头为突出于乳房中央的圆形阴影。皮肤为光滑整齐、密度稍高的线状软组织影,厚度均匀,平均约 1.0mm。以乳头为中心直径 3.0～4.0cm 范围为乳晕,密度稍高于皮肤。

2. 脂肪层　呈高度透亮带。分为皮下脂肪层和乳后脂肪层,前者介于皮肤与浅筋膜间,厚约 10mm,其内可见 Cooper 韧带阴影,后者位于乳腺组织与胸壁之间,与胸壁平行,厚1～2mm。

3. Cooper 韧带　位于皮下脂肪层中,呈半环形、三角形条索状阴影,尖端向乳头。

4. 乳腺导管　为乳晕后的横行、密度稍低条状影,其前端较宽,为大乳腺导管及其壶腹部,中小导管通常显示不清。

乳腺导管造影是一种检查方法,对导管内病变的定位诊断有较高价值。正常人有 15～20 支乳腺导管,乳腺导管造影可见正常乳腺导管管壁光滑、均匀,走行自然,管内不应出现充盈缺损现象,可定量分析、测量乳腺导管的粗细、病变大小及与乳头的距离。

注射造影剂时,若压力过高,对比剂可进入腺泡内形成斑点状致密影,若混入气泡可造成圆形或椭圆形缺损,要注意与导管内病变导致充盈缺损鉴别。

5. 乳腺实质　呈密度较高的片状致密影,边缘多较模糊,由许多小叶及其周围纤维组织融合而成。可呈云絮状、棉花状等多种形态。

6. 血管及淋巴　乳内淋巴一般不显影。在脂肪多、腺体少的乳腺中,乳腺血管容易显示。

## 三、断 层 解 剖

### (一) 乳腺 MRI 解剖

脂肪和纤维腺体的 MRI 信号差别显著,对比清晰,在致密型乳腺、乳腺成形术后或手术瘢痕的评价等方面 MRI 已成为乳腺检查的重要方法。在 SE(自旋回波)序列,乳腺中各组织的信号特点如下:

1. 脂肪组织　$T_1WI$ 图像呈高信号,$T_2WI$ 图像呈中高信号。

2. Cooper 韧带和结缔组织　$T_1WI$、$T_2WI$ 表现为低信号结构,Cooper 韧带呈线状。

3. 乳腺实质　是由腺体和导管构成的复合结构,乳腺导管一般不显示,乳腺实质在 $T_1WI$ 图像明显低于脂肪组织,略高于肌肉组织,呈中等灰色信号。

4. 血管　$T_2WI$ 图像上常表现无信号区,呈线状,有时呈网状。

### (二) 乳腺 USG 解剖

正常乳腺超声图像由浅至深的层次结构为:

1. 皮肤、乳头、乳晕　皮肤为均匀的强回声亮线,边缘光滑、整齐,厚2～3mm,乳晕处稍厚,乳头呈边界清楚的外凸圆形结节。乳头和乳晕后方有条状无回声区,为输乳管窦和主乳管。

2. 皮下脂肪层、Cooper 韧带　皮下脂肪层低回声,内有散在的条索状或三角形的强回声细光带,斜行连于皮肤,为 Cooper 韧带。

3. 腺体组织、乳腺导管和乳腺血管　乳腺组织呈三角形,尖端指向乳头,底向胸壁,厚约 1.0cm±0.3cm,乳腺病变多发生在此层内。

乳腺内腺叶呈斑点状中等强度回声,分布均匀,可见条索状、斑片状较高回声的纤维组织和低回声的脂肪组织。

乳腺导管呈大小相似、排列不齐的圆形或卵圆形无回声暗区。

乳腺血管呈管状无回声区,彩色多普勒血流显像(CDF)可显示乳腺血流信号。

4. 乳后结构　包括乳后脂肪、胸大肌及肋骨。乳后脂肪低回声,其后为胸大肌,超声可见肌肉纹理回声,呈均匀实质性的低回声,深层的肋骨呈强回声,后方有声影,肋软骨为边界清晰的卵圆形低回声区。胸大肌回声可以保证乳腺检查的完整。

# 第三部分:综合实训与习题

## 一、综合实训(填图)

1. 乳腺轴位

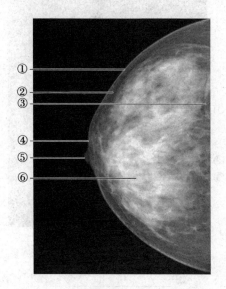

图 3-4-1

①＿＿＿＿＿＿＿＿＿＿　;　②＿＿＿＿＿＿＿＿＿＿　;　③＿＿＿＿＿＿＿＿＿＿　;
④＿＿＿＿＿＿＿＿＿＿　;　⑤＿＿＿＿＿＿＿＿＿＿　;　⑥＿＿＿＿＿＿＿＿＿＿　。

2. 乳腺侧位

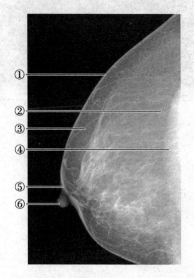

图 3-4-2

① _____ ; ② _____ ; ③ _____ ;

④ _____ ; ⑤ _____ ; ⑥ _____ 。

## 3. 正常乳腺导管造影

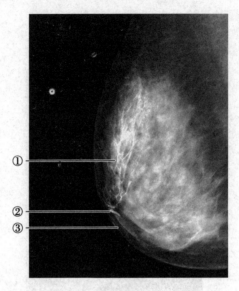

图 3-4-3

① _____ ; ② _____ ; ③ _____ 。

## 4. 正常乳腺横断层面(MRI,$T_1WI$)

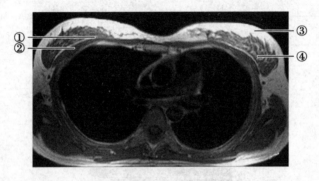

图 3-4-4

① _____ ; ② _____ ; ③ _____ ;

④ _____ 。

5. 正常乳腺矢状层面( MRI, $T_1$ WI)

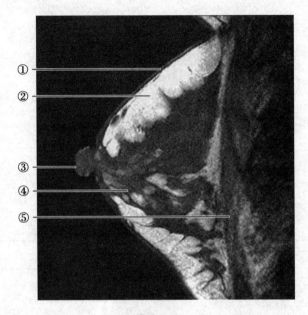

图 3-4-5

① _____ ; ② _____ ; ③ _____ ;

④ _____ ; ⑤ _____ 。

6. 正常乳腺横断层面( CT)

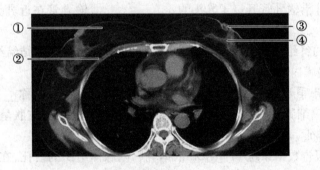

图 3-4-6

① _____ ; ② _____ ; ③ _____ ;

④ _____ 。

7. 正常乳腺声像图

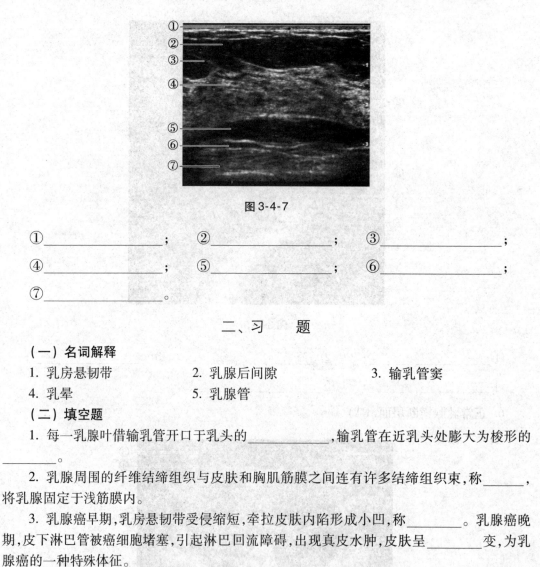

图 3-4-7

① ＿＿＿＿＿＿＿＿＿＿ ; 　　② ＿＿＿＿＿＿＿＿＿＿ ; 　　③ ＿＿＿＿＿＿＿＿＿＿ ;

④ ＿＿＿＿＿＿＿＿＿＿ ; 　　⑤ ＿＿＿＿＿＿＿＿＿＿ ; 　　⑥ ＿＿＿＿＿＿＿＿＿＿ ;

⑦ ＿＿＿＿＿＿＿＿＿＿ 。

## 二、习　　题

**（一）名词解释**

1. 乳房悬韧带　　　　　2. 乳腺后间隙　　　　　　　3. 输乳管窦

4. 乳晕　　　　　　　　5. 乳腺管

**（二）填空题**

1. 每一乳腺叶借输乳管开口于乳头的＿＿＿＿＿＿＿＿，输乳管在近乳头处膨大为梭形的

＿＿＿＿＿＿。

2. 乳腺周围的纤维结缔组织与皮肤和胸肌筋膜之间连有许多结缔组织束,称＿＿＿＿＿＿,

将乳腺固定于浅筋膜内。

3. 乳腺癌早期,乳房悬韧带受侵缩短,牵拉皮肤内陷形成小凹,称＿＿＿＿＿＿＿。乳腺癌晚

期,皮下淋巴管被癌细胞堵塞,引起淋巴回流障碍,出现真皮水肿,皮肤呈＿＿＿＿＿＿＿变,为乳

腺癌的一种特殊体征。

4. 乳腺影像报告数据系统 BI- RADS 依据乳腺内腺体组织的占比,在将乳腺分为 4 型:

＿＿＿＿＿＿＿、＿＿＿＿＿＿、＿＿＿＿＿＿和＿＿＿＿＿＿。

5. ＿＿＿＿＿＿＿＿＿具有诊断正确性高,费用相对较低及操作简便等特点,被公认为乳腺疾

患影像学检查的首选方法,可显示乳腺内的肿块和细小钙化。

**（三）单项选择题**(以下每一道题下面有 A、B、C、D、E 五个备选答案,请从中选择一个最

佳答案。)

1. 下列关于乳房的描述,错误的是(　　　)

A. 由皮肤、乳腺和脂肪组织构成

B. 乳房位于胸大肌表面,第 3～6 肋之间

C. 乳腺位于皮下浅筋膜的浅层与深层之间

D. 乳房后隙位于胸肌筋膜与胸大肌之间

E. 乳房悬韧带连于皮肤与胸肌筋膜

2. 下列关于女性乳房的描述,正确的是(    )

A. 位于第 1~7 肋高度

B. 仅由乳腺构成

C. 乳腺被脂肪组织分割成 15~20 个乳腺叶

D. 乳腺癌早期,可见"橘皮样"改变

E. "酒窝征"为乳腺癌的一种特征体征

3. 乳腺疾患影像学检查的首选方法为(    )

A. 普通 X 线摄影          B. 钼靶 X 线摄影          C. 乳腺导管造影

D. 乳腺 MRI               E. 乳腺 USG

4. 下列关于乳腺导管的描述,错误的是(    )

A. 正常人每个乳腺小叶有数根乳腺导管

B. 乳腺导管造影对导管内病变的定位诊断有较高价值

C. 乳腺导管造影可见乳腺导管开口于乳头

D. 正常乳腺导管管壁光滑、均匀,走行自然,管内不应出现充盈缺损现象

E. 乳腺导管造影时,注射造影剂应保持低压缓慢注射

**(四) 多项选择题**(以下每一道题下面有 A、B、C、D、E 五个备选答案,请从中选择所有
正确答案。)

1. 下列关于正常乳腺 X 线解剖的描述,正确的有(    )

A. 乳腺下反折处皮肤最厚

B. 皮下脂肪层为皮肤深部呈高度透亮带

C. Cooper 韧带为皮下脂肪层中半环形条索状阴影

D. 乳腺导管为乳晕后的横行、密度稍低条状影

E. 乳腺血管不容易显示

2. 下列关于钼靶 X 线的描述,正确的有(    )

A. 对不同乳腺类型中病变检出的敏感性不同

B. 对不同乳腺类型中病变检出的敏感性相同

C. 对脂肪型乳腺中病变的检出率很高

D. 对致密型乳腺中病变的检出率则有所降低

E. 以上均对

3. 下列关于女性乳房的描述,正确的有(    )

A. 位于胸前壁,胸大肌和胸肌筋膜深面

B. 乳头和乳晕有输乳管的开口

C. 结构中无脂肪组织

D. 输乳管在近乳头处膨大成输乳管窦

E. 乳腺手术应尽可能以乳头为中心作放射状切口

4. 下列关于正常乳腺超声图像的描述,正确的有(    )

A. 皮肤为均匀的强回声亮线,边缘光滑、整齐

B. 皮下脂肪层低回声,内有散在的条索状或三角形的强回声细光带,斜行连于皮肤,为

Cooper 韧带

C. 乳腺组织呈三角形,尖端指向乳头,底向胸壁

D. 乳腺导管呈大小相似、排列不齐的圆形或卵圆形无回声区区

E. 乳腺血管呈管状无回声区,彩色多普勒血流显像(CDF)可显示乳腺血流信号

**（五）问答题**

1. 简述临床常用乳腺影像学检查方法的优、缺点。

2. 简述乳腺的 X 线分型及表现。

3. 简述乳腺的 USG 声像图表现。

# 第四部分:参考答案

## 一、综合实训(填图)

1. 乳腺轴位

①皮肤 ②皮下脂肪 ③胸大肌 ④乳晕 ⑤乳头 ⑥腺体组织

2. 乳腺侧位

①皮肤 ②乳后脂肪间隙 ③悬韧带 ④胸大肌 ⑤乳晕 ⑥乳头

3. 正常乳腺导管造影

①输乳管 ②输乳管窦 ③乳头

4. 正常乳腺横断层面(MRI,$T_1$WI)

①乳腺后间隙 ②胸大肌 ③皮下脂肪 ④乳腺腺体

5. 正常乳腺矢状层面(MRI,$T_1$WI)

①皮肤 ②皮下脂肪 ③乳头 ④乳腺腺体 ⑤胸大肌

6. 正常乳腺横断层面(CT)

①皮下脂肪 ②胸大肌 ③乳头 ④乳腺腺体

7. 正常乳腺声像图

①皮肤 ②皮下脂肪 ③Cooper 韧带 ④乳腺腺体 ⑤乳腺后脂肪 ⑥乳腺后间隙
⑦胸大肌

## 二、习 题

**（一）名词解释**

1. 乳房悬韧带:乳腺周围的纤维结缔组织与皮肤和胸肌筋膜之间连有许多结缔组织束,称乳房悬韧带(Cooper 韧带),将乳腺固定于浅筋膜内。

2. 乳腺后间隙:胸大肌前面的深筋膜与乳腺体后面的包膜之间的间隙,称乳腺后间隙,内有疏松结缔组织,但无大血管存在。

3. 输乳管窦:输乳管在近乳头处膨大为壶腹,称为输乳管窦,有储存乳汁的作用。

4. 乳晕:是乳头周围皮肤色素沉着较深的环形区。

5. 乳腺管:又称输乳管、乳腺导管、乳导管或总导管,位于胸部的皮下组织中,是乳房的主要构成组织之一,也是乳汁的排泄管道。

（二）填空题

1. 输乳孔 输乳管窦

2. 乳房悬韧带（Cooper 韧带）

3. 酒窝征 橘皮样

4. 脂肪型 少量腺体型 多量腺体型 致密型

5. 钼靶摄影

（三）单项选择题

1. D 2. C 3. B 4. A

（四）多项选择题

1. ABCD 2. ACD 3. DE 4. ABCDE

（五）问答题

1. 简述临床常用乳腺影像学检查方法的优、缺点。

答：乳腺钼靶 X 线应用最为广泛，因设备简单、检查方便、准确性高（可发现 0.5cm 的肿块和细小钙化），已成为乳腺疾病检查的首选方法，并作为乳腺癌普查的手段。

乳腺 MRI 因其具有的可三维成像、动态增强，双乳成像、无辐射等特点已成为乳腺 X 线检查的重要补充方法，在致密型乳腺检查、良恶性鉴别和术后评价等方面有优势。

USG 检查具有无辐射，病灶的轮廓和形态显示清晰，对内囊性或实性肿物鉴别准确，可提供肿块的准确位置、瘤体大小和数目等优势。

2. 简述乳腺的 X 线分型及表现。

答：BI-RADS 依据乳腺内腺体组织的占比，在将乳腺分为 4 型：

（1）脂肪型：腺体组织占 25% 以下，乳腺内几乎全部为脂肪组织；

（2）少量腺体型：腺体组织占 25%~50%，散在分布于乳腺内；

（3）多量腺体型：腺体组织占 51%~75%，乳腺表现为不均匀致密形态；

（4）致密型：腺体组织占 75% 以上，乳腺组织非常致密。

3. 简述乳腺的 USG 声像图表现。

答：正常乳腺超声图像由浅至深的层次结构为：

（1）皮肤、乳头、乳晕：皮肤为均匀的强回声亮线，边缘光滑、整齐，约 2~3mm 厚，乳晕处稍厚，乳头呈边界清楚的外凸圆形结节。乳头和乳晕后方有条状无回声区，为输乳管窦和主乳管。

（2）皮下脂肪层、Cooper 韧带：皮下脂肪层低回声，内有散在的条索状或三角形的强回声细光带，斜行连于皮肤，为 Cooper 韧带。

（3）腺体组织、乳腺导管和乳腺血管：乳腺组织呈三角形，尖端指向乳头，底向胸壁，厚约 1.0cm±0.3cm，乳腺病变多发生在此层内。

乳腺内腺叶呈斑点状中等强度回声，分布均匀，可见条索状、斑片状较高回声的纤维组织和低回声的脂肪组织。

乳腺导管呈大小相似、排列不齐的圆形或卵圆形无回声暗区。

乳腺血管呈管状无回声区，彩色多普勒血流显像（CDF）可显示乳腺血流信号。

（4）乳后结构：包括乳后脂肪、胸大肌及肋骨。乳后脂肪低回声，其后为胸大肌，超声可见肌肉纹理回声，呈均匀实质性的低回声，深层的肋骨呈强回声，后方有声影，肋软骨为边界清晰的卵圆形低回声区。

（李志宏 梁海胜 于 晶）

# 第四章 ▶▶▶ ........................................

# 腹　　部

## 第一节　食管与胃肠道

### 第一部分：实训目标

1. 掌握　食管、胃肠道的钡餐造影、双重造影及断层解剖。
2. 熟悉　食管、胃肠道的应用解剖。
3. 了解　食管及胃肠道的解剖毗邻。

### 第二部分：重点难点剖析

#### 一、应　用　解　剖

**（一）食管**

1. 食管的位置　走行于脊柱前方，上端在第 6 颈椎椎体下缘高度与咽相续，下行穿过膈的食管裂孔，在第 11 胸椎椎体左侧与胃的贲门相连，全长约 25cm。食管按其行程可分为颈部、胸部和腹部 3 部分。

2. 食管的三处生理性狭窄　第一处位于食管起始处，距离中切牙约 15cm；第二处位于食管与左主支气管交叉处，距离中切牙约 25cm；第三处位于食管穿膈处，距离中切牙约 40cm。狭窄处易滞留异物，同时也是食管肿瘤的好发部位。食管中下段一般有黏膜纵行皱襞 3~4 条，上端不恒定。

**（二）胃**

1. 胃的位置　胃在中等充盈时，大部分位于左季肋区，小部分位于腹上区。胃贲门在第 11 胸椎左侧，幽门在第 1 腰椎下缘右侧。活体上胃的位置常因体位、呼吸及胃内容物的多少而发生变化。

2. 胃的毗邻　胃前壁的右侧与肝左叶相邻，左侧与膈相邻，下部接触腹前壁，此处移动性大，通常称胃前壁的游离区。胃后壁隔网膜囊与胰、左肾、左肾上腺、横结肠和脾等器官相邻，这些器官形成胃床。

3. 胃的结构　胃分为贲门部、胃底、胃体、幽门部 4 部分。幽门部的大弯侧有一条浅沟，把幽门部分为左侧的幽门窦和右侧的幽门管，临床上常将幽门部称为胃窦。胃壁胃小弯处有 4~5 条皱襞纵行走行,较恒定。在幽门处,黏膜形成环形皱襞突向胃腔内,称幽门瓣。此处有增厚的环形平滑肌,形成幽门括约肌。

（三）小肠

1. 十二指肠 长约 25cm,可分为上部、降部、水平部和升部四部分。

上部在第 1 腰椎椎体右侧起于幽门,斜向右上方至肝门的附近急转向下移行为十二指肠降部。其起始部称十二指肠球,是十二指肠溃疡的好发部位。降部在第 1 腰椎右侧下降至第 3 腰椎椎体下缘平面向左与水平部相续。降部后内侧壁上有一纵行黏膜皱襞,称十二指肠纵襞,其下端有一隆起,称十二指肠大乳头。水平部在第 3 腰椎平面横向左,跨过下腔静脉至腹主动脉前方与升部相续。升部斜向左上至第 2 腰椎椎体左侧急转向前下方,形成十二指肠空肠曲,移行为空肠。

2. 空肠和回肠 迂回盘曲在腹腔的中下部,相互延续呈襻状,称肠襻。小肠襻按部位分 6 组。第一组为十二指肠,位于腹上区;第二组为空肠上段肠襻,居左腹外侧区;第三组为空肠下段,在左髂区;第四组为回肠上段,盘于脐区;第五组为回肠中段,占据右腹外侧区;第六组为回肠下段,处于右髂区、腹下区和盆腔。

（四）大肠

1. 盲肠 位于右髂窝内,上续升结肠,左接回肠,后面内侧壁有阑尾,右侧为右结肠旁沟,后面为髂腰肌,前面邻腹前壁,并常被大网膜覆盖。

2. 阑尾 多位于右髂窝内。国人阑尾常见的位置如下:①回肠前位,约占 28% ,在回肠末端前方,尖向左上。②盆位,约占 26% ,跨腰大肌前面入盆腔。③盲肠后位,约占 24% ,在盲肠后方,髂肌前面,尖端向上。④回肠后位,约占 8% ,在回肠末端后方,尖向左上。⑤盲肠下位,约占 6% ,在盲肠后下,尖指向右下方。

3. 结肠 分为升结肠、横结肠、降结肠和乙状结肠 4 部分。①升结肠:内侧为右肠系膜窦及回肠襻,外侧为与腹壁间形成的右结肠旁沟。结肠右曲后面贴邻右肾,内侧稍上方与十二指肠相邻,前上方有肝右叶和胆囊。②横结肠:活动度较大,常下垂成弓形,最低点可达脐平面或脐下方。横结肠上方与肝、胃相邻,下方与空、回肠相邻。③降结肠:内侧为左肠系膜窦及空肠襻,外侧为左结肠旁沟。④乙状结肠:在左髂区内,横过左侧髂腰肌、髂外血管、睾丸（卵巢）血管及输尿管前方,向下至第 3 骶椎平面,移行于直肠。

4. 直肠 位于小骨盆腔后部,后面与骶骨、尾骨和梨状肌相邻,其间疏松结缔组织中有骶正中血管、骶外侧血管及神经分布。直肠两侧上部为腹膜形成的直肠旁窝,两侧下部与盆丛、直肠上血管、直肠下血管及肛提肌相邻。直肠前方男性直肠膀胱陷凹底以上,直肠与膀胱底上部和精囊隔有两层腹膜,底以下直肠借直肠膀胱隔与膀胱底下部、前列腺、精囊、输精管壶腹及输尿管盆部相邻;女性直肠子宫陷凹底以上,直肠与子宫颈及阴道穹后部相隔两层腹膜,底以下直肠借直肠阴道膈与阴道后壁相邻。

# 二、X 线 解 剖

（一）食管

钡剂造影 X 线下,食管与周围软组织对比明显,轮廓光滑、规整,可分颈部、胸部和腹部。

正位观察食管走行并非垂直向下,颈部食管稍偏左,平气管分叉处回至中线,平第七胸椎平面弯曲向右,下端向左下穿膈食管裂孔进入肝左叶后缘之食管沟,下续贲门。侧位或斜位观察可见胸部食管与脊柱之间曲度近似平行,胸段食管前缘自上而下依次可见主动脉弓压迹、左主支气管压迹和左心房压迹。可见食管的3种蠕动波:①原发性蠕动波;②继发性蠕动波;③第三蠕动波,常见于老年人或食管贲门失弛缓症者。

### (二) 胃

胃的形状大小和位置因人的体型和肌肉紧张力而异。钡剂造影,正常胃一般分为四型:①鱼钩型;②牛角型;③瀑布型;④无力型。

胃充盈像显示:胃轮廓光滑、清晰,小弯侧有胃体与胃窦交界形成的角切迹,胃底、胃大弯侧轮廓可呈锯齿状,为黏膜皱襞影。

胃黏膜像显示:胃黏膜为条状透亮影,皱襞间为钡剂充盈呈条状致密影。黏膜皱襞走行有三种:纵行、斜行和横行。胃底黏膜皱襞呈网状;胃体小弯侧黏膜皱襞纵行、光滑,胃大弯侧黏膜皱襞斜行或横行,显示大弯侧轮廓为锯齿状;胃窦黏膜皱襞较细,形态具有可塑性,收缩时呈纵行,舒张时横行或斜行。

胃钡剂造影时,服钡1~2分钟即可见蠕动,由胃体上部开始、向幽门方向推进,呈有节律、逐渐加深的环状收缩,胃大弯侧比胃小弯侧收缩波的波幅深,可同时见到2~3个收缩波。胃窦部无收缩波,表现为整体向心收缩,推动钡剂进入十二指肠。

### (三) 十二指肠

十二指肠上部:黏膜呈纵行条状影,向尖端集中。球部蠕动呈整体收缩,常将钡剂一次性排至降部;十二指肠降部:黏膜皱襞呈羽毛状,低张造影时,管径增大,羽毛状皱襞消失,皱襞呈环状或龟背状;十二指肠水平部:起自降部下端,走行水平,经下腔静脉、腹主动脉前方;十二指肠升部:升部和水平部的黏膜皱襞均呈羽毛状。

### (四) 空肠与回肠

空肠蠕动活跃,有深而密集的环状皱襞,钡剂充盈时呈羽毛状,钡剂通过后呈雪花状。回肠蠕动较弱,钡剂充盈时呈带状或节段状,皱襞较细小,呈细羽毛状纹理或不明显。

回盲瓣是回肠末端进入盲肠的部分,其间有一段细腔,上下缘呈唇状突起,上下对称,是一种活瓣式括约肌,阻止粪便自盲肠流入回肠。应认清回盲瓣的正常解剖,因回盲瓣的破坏与否,对鉴别诊断帮助很大。

### (五) 大肠

钡剂充盈时,大肠位于腹部四周,呈粗大管状。盲肠和结肠可见大致对称的带状突出为结肠袋,结肠袋在过度充盈或肠管收缩时可消失。阑尾位于盲肠内下方,细长条状,粗细均匀,轮廓光滑。直肠位于盆腔,无结肠袋。

钡剂排空后,可见大肠黏膜皱襞,呈横行、纵行和斜行,三者相互交错。盲肠、升结肠、横结肠黏膜皱襞较密集,以横行为主,降结肠以下黏膜皱襞稀疏,以纵行为主。

结肠气钡双重造影时,肠腔充气,结肠袋变浅或消失,结肠黏膜面可见到横行的小沟,间隔1~3mm形成似网状结构即小区,解剖上谓之无名小沟和无名小区,对诊断溃疡型结肠炎或其他病变有重要意义。

## 三、断层解剖

### (一) 食管

1. 颈段食管　行程短,自第6颈椎至颈静脉切迹,位于气管后壁与颈椎椎体前缘之间,通常显示不佳。

2. 胸段食管　行程长,自颈静脉切迹至膈肌食管裂孔。后方邻近脊柱、降主动脉、奇静脉等,前方自上而下,邻近气管、气管杈、左主支气管和左心房。

3. 腹段食管　最短,自膈肌食管裂孔至贲门,前方邻近肝左叶。

### (二) 胃

胃CT检查时,应使胃处于充盈状态,可增加对比度,更好显示胃壁,必要时可增强扫描。横断面上,胃前方贴膈、腹前壁,后方邻近胰体,右方为肝,左方为脾。

### (三) 十二指肠

充盈良好的十二指肠壁厚小于5mm。十二指肠上部接胃窦,降部右侧为胆囊和肝脏,左前方与胃窦相邻,左后方与胰头相邻,后方为肾脏和肾上腺。十二指肠水平部位置较低,一般在第3腰椎水平面出现,升部在胰头左侧接空肠。

## 第三部分:综合实训与习题

## 一、综合实训(填图)

1. 正常食管 X 线解剖

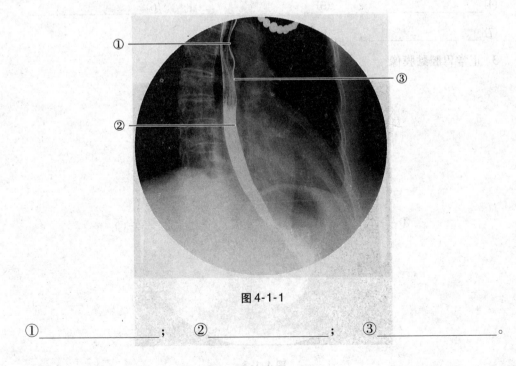

图 4-1-1

①＿＿＿＿＿＿＿＿; ②＿＿＿＿＿＿＿＿; ③＿＿＿＿＿＿＿＿。

2. 正常胃腔充盈像

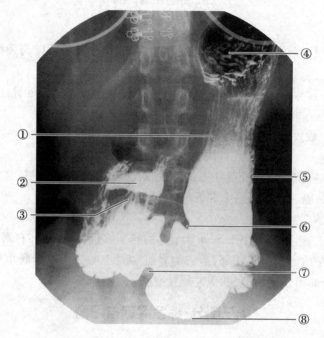

图 4-1-2

① _____ ; ② _____ ; ③ _____ ;

④ _____ ; ⑤ _____ ; ⑥ _____ ;

⑦ _____ ; ⑧ _____ 。

3. 正常胃腔黏膜像

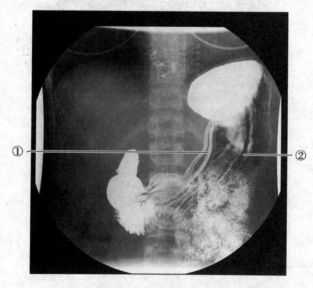

图 4-1-3

①＿＿＿＿＿＿＿＿＿＿；　②＿＿＿＿＿＿＿＿＿＿＿。

4. 正常胃气钡双重造影微黏膜像

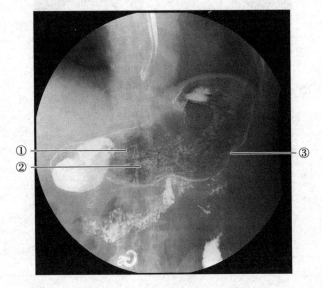

图 4-1-4

①＿＿＿＿＿＿＿＿＿；　②＿＿＿＿＿＿＿＿＿＿；　③＿＿＿＿＿＿＿＿＿＿。

5. 正常十二指肠

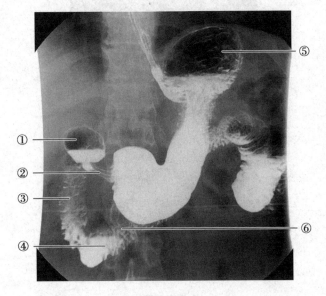

图 4-1-5

①＿＿＿＿＿＿＿＿＿；　②＿＿＿＿＿＿＿＿＿＿；　③＿＿＿＿＿＿＿＿；
④＿＿＿＿＿＿＿＿＿；　⑤＿＿＿＿＿＿＿＿＿＿；　⑥＿＿＿＿＿＿＿＿。

6. 正常小肠(钡剂造影)

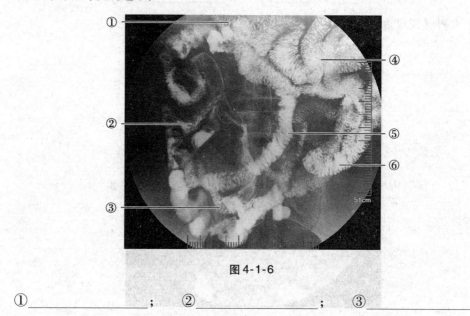

图 4-1-6

① _____;　② _____;　③ _____;

④ _____;　⑤ _____;　⑥ _____。

7. 正常大肠(气钡双重造影)

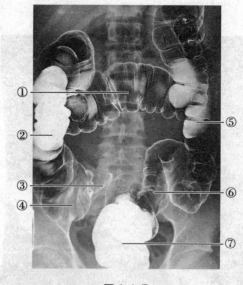

图 4-1-7

① _____;　② _____;　③ _____;

④ _____;　⑤ _____;　⑥ _____;

⑦ _____。

8. 正常食管胸段横断层面(CT)

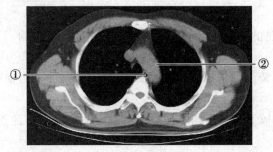

图 4-1-8

①_____；　②_____。

## 二、习　题

**（一）名词解释**

1. 十二指肠悬韧带

2. 胃窦

3. 十二指肠球部

4. 回盲瓣

5. 十二指肠大乳头

6. 结肠带

7. 结肠袋

8. 角切迹

9. 幽门括约肌

10. 胃床

**（二）填空题**

1. 临床上把_____以上的消化管道称为上消化道,把_____以下的消化管道称为下消化道。

2. 胃在中等充盈是大部分位于_____,小部分位于_____。

3. 盲肠及结肠的形态特征是_____、_____和_____。

4. 十二指肠可分为_____、_____、_____和_____四部分,十二指肠球部好发_____。

5. 大肠可以分为_____、_____、_____和_____几个部分。

6. 阑尾根部的体表投影在_____。

7. 直肠矢状面上的两个弯曲是_____和_____。

8. 食管的三处正常生理压迹分别是_____、_____和_____。

9. 正常食管有四处生理狭窄:_____与_____相交处;主动脉_____压迹处;_____主支气管压迹处;食管通过_____裂孔处。

10. 食管的黏膜皱襞 X 线表现为纤细的_____状阴影,相互_____,一般可见数条,通过横膈裂孔时相互_____,下端与胃_____的黏膜皱襞相连续。

11. 胃的形状一般分为四型：_____型、_____型、_____型和_____型。

12. 结肠 X 线表现的主要特征是在结肠边缘有对称性的_____袋影。其_____、_____、_____常因人因时而异。

13. 胃体部黏膜皱襞，_____侧呈纵行，_____侧横行，致使该侧胃壁呈锯齿状。

（三）单项选择题（以下每一道题下面有 A、B、C、D、E 五个备选答案，请从中选择一个最佳答案。）

1. 消化道常用造影剂是（　　）

A. 碘化油　　　　　　B. 泛影葡胺　　　　　　C. 优维显

D. 硫酸钡　　　　　　E. 碘海醇

2. 一张良好的腹部平片上，正常不能显影的是（　　）

A. 肝脏　　　　　　B. 脾脏　　　　　　C. 肾脏

D. 腰大肌　　　　　　E. 胰腺

3. 下列关于空肠的描述，错误的是（　　）

A. 黏膜皱襞羽毛状　　　　　　B. 与回肠间分界清楚

C. 位于左上腹　　　　　　D. 管腔充分扩张时黏膜皱襞呈弹簧状

E. 以上都不是

4. 钡餐造影片上，胃底垂直，胃角明显，胃下极位于髂嵴水平，胃张力中等，应为（　　）

A. 牛角型胃　　　　　　B. 瀑布型胃　　　　　　C. 鱼钩型胃

D. 无力型胃　　　　　　E. 混合型胃

5. 下列关于十二指肠的描述，正确的是（　　）

A. 属于下消化道　　　　　　B. 十二指肠悬肌是其终止标志

C. 呈蹄铁形向左侧包绕胰腺头部　　D. 降部的后外侧壁上有十二指肠大乳头

E. 以上都不是

6. 没有结肠带的肠管是（　　）

A. 盲肠　　　　　　B. 乙状结肠　　　　　　C. 横结肠

D. 直肠　　　　　　E. 以上都不是

7. 位于直肠盆部的结构是（　　）

A. 直肠横襞　　　　　　B. 肛窦　　　　　　C. 齿状线

D. 肛柱　　　　　　E. 以上都不是

8. 阑尾连位于（　　）

A. 盲肠下端　　　　　　B. 盲肠后壁　　　　　　C. 盲肠内侧壁

D. 盲肠　　　　　　E. 以上都不是

9. 胃窦指的是（　　）

A. 胃小弯　　　　　　B. 幽门部　　　　　　C. 幽门窦

D. 幽门管　　　　　　E. 以上都不是

10. 肠管充气扩张，出现弹簧状黏膜皱襞示什么肠管（　　）

A. 空肠　　　　　　B. 回肠　　　　　　C. 结肠

D. 直肠　　　　　　　　　E. 以上都不是

11. 食管与胃的连接处为(　　)

A. 胃底　　　　　　　　　B. 幽门　　　　　　　　　C. 贲门

D. 胃窦　　　　　　　　　E. 以上都不是

12. 能显示胃小区的方法是(　　)

A. 常规钡餐造影　　　　　　　　　B. 脏壁造影

C. 胃血管造影术　　　　　　　　　D. 纤维胃镜检查

E. 胃气钡双对比造影

13. 下列关于回肠的描述,正确的是(　　)

A. 管腔充分扩张时皱襞呈弹簧状　　　　B. 管腔充分扩张时皱襞消失

C. 位于左上腹　　　　　　　　　D. 与空肠分界清楚

E. 以上都不是

14. 下列关于胃肠双对比造影的描述,错误的是(　　)

A. 胃肠双对比造影可显示微皱襞　　　　B. 对比剂为钡剂加碘剂

C. 胃微皱襞是胃小沟和胃小区　　　　　D. 结肠微皱襞是无名沟和无名区

E. 双对比造影常用于诊断胃肠早期病变

15. 在正常腹部平片上,不能显示的脏器是(　　)

A. 肝、脾、肾　　　　　　　B. 胃泡、升结肠　　　　　C. 肾上腺、胰腺

D. 腹线　　　　　　　　　E. 腰大肌

16. 胃环肌层最厚处是(　　)

A. 胃贲门部　　　　　　　B. 胃体部　　　　　　　　C. 胃幽门

D. 胃大弯　　　　　　　　E. 胃小弯

17. 成人十二指肠全长约(　　)

A. 10cm　　　　　　　　B. 15cm　　　　　　　　C. 20cm

D. 25cm　　　　　　　　E. 30cm

18. 属于异位阑尾的位置是(　　)

A. 盲肠后位　　　　　　　B. 盲肠下位　　　　　　　C. 回肠前位

D. 盆位　　　　　　　　　E. 左髂窝

**(四)多项选择题**(以下每一道题下面有 A、B、C、D、E 五个备选答案,请从中选择所有正确答案。)

1. 盲肠和结肠的形态特点是(　　)

A. 结肠带　　　　　　　　B. 结肠袋　　　　　　　　C. 肠脂垂

D. 孤立淋巴滤泡　　　　　E. 集合淋巴滤泡

2. 属于肛管内面结构的是(　　)

A. 肛柱　　　　　　　　　B. 肛瓣　　　　　　　　　C. 肛窦

D. 齿状线　　　　　　　　E. 肛梳

3. 下列关于胃的描述,正确的有(　　)

A. 幽门前静脉是手术时确认幽门的标志

B. 胃大弯侧的浅沟将幽门部分为幽门管和幽门窦

C. 贲门位于第 11 胸椎体的左侧

D. 幽门处的环形平滑肌形成幽门括约肌

E. 胃壁的平滑肌为内环外纵平滑肌

4. 食管的第二处狭窄处位于( )

A. 与左支气管相交处　　　　B. 胸骨角平面处　　　　C. 气管杈水平

D. 第四胸椎下缘水平　　　　E. 距中切牙约 25cm

5. 下列关于十二指肠的描述,正确的有( )

A. 位于腹后壁　　　　　　　　　　　B. 约呈"C"形包绕胰头

C. 球部是溃疡好发部位　　　　　　D. 降部后壁上有十二指肠大乳头

E. 全长约 25cm

6. 回肠的特点是( )

A. 管径较细　　　　　　　B. 管壁较薄　　　　　　C. 血管丰富

D. 绒毛密集　　　　　　　E. 集合淋巴滤泡多

7. 阑尾常见的位置是( )

A. 肝下位　　　　　　　　B. 盆位　　　　　　　　C. 盲肠后位

D. 回肠后位　　　　　　　E. 左下腹位

8. 下面关于胃 X 线解剖及影像的描述,正确的有( )

A. 胃分为胃底、胃体、胃角、胃窦四部分及胃小弯和大弯

B. 口服钡剂后,胃在 3~6 小时左右排空

C. 胃的蠕动从胃体上部开始,有节律的向幽门方向推进,一般同时可见到 4~6 个蠕动波

D. 胃窦部没有蠕动波,是整体的向心性收缩

E. 以上都不正确

9. 双对比造影的目的是( )

A. 易于显示微小病变　　　　　　　B. 减少钡剂用量

C. 观察幽门开放情况　　　　　　　D. 观察胃蠕动

E. 以上都不正确

10. 下列关于胃黏膜微皱襞的描述,正确的有( )

A. 是胃黏膜萎缩的表现　　　　　　B. 包括胃小沟和胃小区

C. 须双对比造影显示　　　　　　　D. 有利于显示早期胃癌

E. 以上都不正确

11. 上消化道钡餐需观察的项目为( )

A. 食管　　　　　　　　　B. 胃　　　　　　　　　C. 十二指肠

D. 空肠上段　　　　　　　E. 空肠下段

12. 和直肠相毗邻的结构包括( )

A. 骶骨　　　　　　　　　B. 直肠旁窝　　　　　　C. 膀胱

D. 耻骨联合　　　　　　　E. 前列腺

(五) 问答题

1. 简述食管的正常生理压迹。

2. 简述胃的正常分型。

3. 简述大肠固定部分和不固定部分。

4. 简述回盲瓣的重要性。

## 第四部分:参考答案

### 一、综合实训(填图)

1. 正常食管 X 线解剖

①主动脉弓压迹　②左心房压迹　③左主支气管压迹

2. 正常胃腔充盈像

①胃体小弯侧　②十二指肠球部　③幽门管　④胃底　⑤胃体大弯侧　⑥胃切迹　⑦胃蠕动波　⑧胃下极

3. 正常胃腔黏膜像

①黏膜沟　②黏膜线

4. 正常胃气钡双重造影微黏膜像

①胃小沟　②胃小区　③胃黏膜线

5. 正常十二指肠

①十二指肠球部　②胃窦部　③十二指肠降部　④十二指肠水平部　⑤胃底　⑥十二指肠升部

6. 正常小肠(钡剂造影)

①腹上区十二指肠　②右外侧区回肠中段　③右髂区回肠下段　④左腹外侧区空肠上段　⑤脐区回肠上段　⑥左髂区空肠下段

7. 正常大肠(气钡双重造影)

①横结肠　②升结肠　③阑尾　④盲肠　⑤降结肠　⑥乙状结肠　⑦直肠

8. 正常食管胸段横断层面(CT)

①食管　②主动脉弓

### 二、习　　题

#### (一)名词解释

1. 十二指肠悬韧带:十二指肠悬肌和包绕其下段的腹膜皱襞共同构成十二指肠悬韧带,又称 Treitz 韧带,把十二指肠空肠曲固定于腹后壁。

2. 胃窦:临床上常将幽门部称为胃窦,胃窦近小弯处是胃溃疡及胃癌的好发部位。

3. 十二指肠球部:十二指肠上部的起始部长约 2.5cm 的肠管壁较薄,黏膜面光滑无皱襞,称十二指肠球部,是十二指肠溃疡的好发部位。

4. 回盲瓣:回肠末端开口于盲肠,开口处有上、下两片唇状皱襞称回盲瓣,在回盲瓣下方约 2cm 处,有阑尾的开口。瓣两端与回肠和盲肠的环状括约肌所形成的系膜相连接,这些环形肌进入上下两瓣中,使回盲瓣具有括约肌功能,可防止大肠内容物反流进小肠,也可控制食糜不至过快地进入大肠,使食物在小肠内得以充分的消化和吸收。

5. 十二指肠大乳头:十二指肠纵襞下端有一隆起,称十二指肠大乳头,是胆总管和胰管共同开口处,距中切牙约75cm。

6. 结肠带:由肠壁的纵行肌增厚而成,有三条,分别称为网膜带、系膜带和独立带,沿肠的纵轴排列,三条结肠带均汇集于阑尾根部。

7. 结肠袋:由于结肠带较肠管短,使后者皱摺成结肠袋,结肠袋为由横沟隔开向外膨出的囊状突起,当结肠袋被钡剂充盈时,具有特征性的 X 线像:结肠的阴影呈边缘整齐的串珠状。

8. 角切迹:胃小弯在最低转角处形成一切迹,称角切迹,一般呈90°转角,是胃体与幽门部在胃小弯的分界。

9. 幽门括约肌:幽门括约肌位于胃末,连接到小肠起始部,防止食物直接进入肠道。

10. 胃床:胃后壁隔网膜囊与胰、左肾、左肾上腺、横结肠和脾等器官相邻,这些器官形成胃床。

(二) 填空题

1. (Treitz)十二指肠悬韧带 (Treitz)十二指肠悬韧带

2. 左季肋区 腹上区

3. 结肠带 结肠袋 肠脂垂

4. 上部 降部 水平部 升部 溃疡

5. 盲肠 阑尾 结肠 直肠

6. 一般在右髂前上棘到脐连线的外 1/3 处

7. 直肠骶曲 直肠会阴曲

8. 主动脉弓压迹 左主支气管压迹 左心房压迹

9. 咽 食管 弓 左 膈的食管

10. 条纹 平行 收缩 小弯侧

11. 鱼钩型 牛角型 瀑布型 无力型

12. 结肠 变浅 消失 加深

13. 小弯 大弯

(三) 单项选择题

1. D 2. E 3. B 4. D 5. C 6. D 7. A 8. C 9. B 10. A 11. C 12. E 13. B 14. B 15. C 16. C 17. D 18. E

(四) 多项选择题

1. ABC 2. ABCDE 3. BCD 4. AE 5. ABCDE 6. AB 7. BCD 8. BD 9. ABC 10. BC 11. ABCD 12. ABCE

(五) 问答题

1. 简述食管的正常生理压迹。

答:食管有三处生理压迹,自上而下依次为主动脉弓压迹、左主支气管压迹和左心房压迹。

2. 简述胃的正常分型。

答:胃大部分位于左季肋区,小部分位于腹上区,胃是一肌性囊,有两壁、两口、两缘,并分为四部分。两壁即前壁和后壁;两口是入口贲门和出口幽门;两缘是上缘胃小弯,最低处为角切迹,下缘是胃大弯;胃可分为贲门、胃底、胃体和幽门部四部分,其中幽门部又分为幽门窦和幽门管。分四型:牛角型、无力型、瀑布型、鱼钩型。

3. 简述大肠固定部分和不固定部分。

答:大肠固定部分:升结肠居盲肠与结肠右曲之间,其长度因盲肠位置的高低而异,升结肠后壁借结缔组织贴附于右肾和腰大肌前面,活动度甚小;降结肠自结肠左曲起,沿左肾与腰大肌前面下行,至左髂嵴处续于乙状结肠,活动度甚小。

大肠不固定部分:盲肠位于右髂凹,其位置极不恒定,可高至肝下或低至盆腔内,有的系膜较长,十分活动;横结肠是结肠最长最活动部,横结肠活动度较大,有时可降至盆腔;乙状结肠在盆腔内,位于降结肠和直肠之间,上段较短,称为髂结肠,下段较长,称为盆结肠,长度差异较大,乙状结肠系膜多较长,活动度大,有时可发生肠扭转,系膜的后面附着于腹后壁,后面有开口向下的乙状结肠间隐窝。在纤维结肠镜检查时应根据其形状,顺其自然弯曲进镜。

4. 简述回盲瓣的重要性。

答:回盲瓣是指在回盲口,由回肠末端突入盲肠而形成的上、下两个半月形的瓣,有阻止小肠内容物过快流入大肠和防止盲肠内容物逆流到回肠的作用。

(钱彩艳 李志宏 庞 胤)

# 第二节 肝、胆、胰、脾

## 第一部分:实训目标

1. 掌握　肝、胆、胰、脾等结构的 CT 及 MRI 横断面的重要解剖。
2. 熟悉　肝、胆、胰、脾的应用解剖和 MR 冠状、矢状断面的重要解剖。
3. 了解　肝、胆、胰、脾的 USG 切面解剖。

## 第二部分:重点难点剖析

### 一、应 用 解 剖

(一) 肝

1. 肝的形态　肝膈面分为肝左叶和肝右叶。脏面呈"H"形的三条沟,即两条纵沟和位于纵沟之间的横沟称肝门,是左、右肝管、肝固有动脉、肝门动脉、神经、淋巴管等出入肝的部位。肝的脏面被"H"形的沟分为四叶:右叶、左叶、方叶和尾状叶。尾状叶常形成乳头突、尾状突和腔静脉后突 3 个突起。在乳头突与尾状突之间常出现一弓状切迹,位于尾状叶的下缘,如弓状切迹较深,则在断层影像上表现为乳头突的分离现象。

2. 位置和毗邻　肝的大部分位于右季肋区及腹上区,小部分位于左季肋区。肝的上界与膈穹隆一致,右侧最高点位于右锁骨中线与第 5 肋的交点高度,左侧最高点位于左锁骨中线与第 5 肋间隙的交点高度。肝的下界,右侧与右肋弓一致,在腹上区可达剑突下方 3~5cm。7 岁以内的儿童,肝的下界可超出肋弓下缘 1~2cm。肝左叶的下面与胃前壁相邻,后上部与食管腹部邻接。肝右叶的下面由前向后分别同结肠右曲、十二指肠、右肾和右肾上腺相邻。

3. 肝的内部结构　肝内有由肝门静脉、肝固有动脉、肝管三套结伴走行管道构成的 Glisson 系统和肝静脉系统。

(1)肝门静脉:分为左、右支,分支前称肝门静脉窦。肝门静脉左支的主要分支包括:①左外叶上支,分布于左外叶上段;②左外叶下支,分布于左外叶下段;③左内叶支,分布于左内叶;④尾状叶左支,分布于尾状叶左半部。肝门静脉右支的主要分支有:①右前叶支分布于右前叶上、下段;②右后叶支分布于右后叶的上、下段;③尾状叶右支,分布于尾状叶右半部。

(2)肝固有动脉:来源于肝总动脉,在肝门处分为肝左动脉和肝右动脉,分别分布于左半肝和右半肝。肝左动脉常于肝门偏左处分为左内叶动脉和左外叶动脉。肝右动脉分为右前叶动脉和右后叶动脉。尾状叶动脉常有左、右 2 支,分别发自肝左、右动脉。

(3)肝管:肝内胆道汇合形成肝左管和肝右管,在肝门处出肝,引流肝内的胆汁。尾状叶肝管多为 3 支,分别引流肝尾状叶的左半部、右半部和尾状突,汇入肝左、右管和肝管汇合处。

(4)肝静脉:主要包括肝左、中、右静脉,于第二肝门处出肝注入下腔静脉;以及肝右后静脉和尾状叶静脉等,经腔静脉沟的第三肝门处出肝注入下腔静脉。

4. 肝的分叶和分段　依据肝的外形可将肝分为右叶、左叶、方叶和尾状叶,而依据 Glisson 系统的分支及分布和肝静脉的走行,并结合肝的沟、切迹和裂等将肝分为左、右半肝,5 叶和 8 段,即 Couinaud 肝段划分法。包括尾状叶(Ⅰ段)、左外叶上段(Ⅱ段)、左外叶下段(Ⅲ段)、左内叶(Ⅳ段)、右前叶下段(Ⅴ段)、右前叶上段(Ⅷ段)、右后叶下段(Ⅵ段)、右后叶上段(Ⅶ段)。Glisson 系统分布于肝段内,肝静脉走行于肝段间。肝裂分为正中裂、背裂、左叶间裂、左段间裂、右叶间裂、右段间裂。

(二)胆道系统

胆道系统是指由胆囊和胆道组成的系统。

1. 胆囊　位于右季肋区肝脏面的胆囊窝内,呈梨形,长 8 ~ 12cm,宽 3 ~ 5cm,壁厚约 0.2cm,容量 40 ~ 60ml。分为胆囊底、胆囊体、胆囊颈、胆囊管四部分。胆囊底体表投影在右锁骨中线与右肋弓交点处的稍下方。胆囊管和胆囊颈处黏膜呈螺旋状突入管腔,形成螺旋襞。胆囊管长 3 ~ 4cm,直径 0.2 ~ 0.3cm。

2. 胆道　分肝内和肝外两部分。肝内胆道有胆小管、小叶间胆管等。肝外胆道包括肝左管、肝右管、肝总管、胆囊管和胆总管。

胆总管在肝十二指肠韧带游离缘内下行,经十二指肠上部的后方,至十二指肠降部与胰头之间与胰管汇合,形成略膨大的肝胰壶腹(Vater 壶腹),开口于十二指肠大乳头。在肝胰壶腹周围有增厚的环行平滑肌环绕,称肝胰壶腹括约肌(Oddi 括约肌)。

(三)胰

胰呈长棱柱形,长约 14 ~ 20cm,宽 3 ~ 4cm,高 1.5 ~ 2.5cm。胰分为胰头、胰颈、胰体、胰尾四部分。胰管长约 16cm,管径胰头部为 0.4cm、胰体部为 0.3cm、胰头部为 0.2cm。

胰颈前上方邻幽门,后上方为胆总管、门静脉与肝动脉。胰体前面隔网膜囊与胃后壁相邻,后面有脾静脉、肠系膜下静脉、左肾静脉等,上缘与腹腔动脉关系密切。胰尾下方与结肠脾曲相邻,后面为左肾及左肾上腺。

**（四）脾**

成人脾长度一般为12cm，宽7cm，厚为3～4cm，平均重150g。脾下缘与左肾上腺和左肾毗邻，前缘与结肠脾曲相邻，内侧与胃和胰尾相邻。

## 二、X 线 解 剖

**（一）X 线平片**

由于肝、胆、胰、脾与周围脏器缺乏自然对比，X线平片只能显示大概轮廓和有无异常高密度影，检查价值有限。

肝脏大部分位于右上腹，呈三角形，密度均匀一致。在腹部X线平片上，通过观察右膈的位置、形状，只能间接了解肝脏的大致形态、大小和肝内钙化。胆囊、肝内外胆管均不能显示。

胰腺在X线平片上不能显示。在上消化道钡餐检查时，通过对十二指肠曲大小的研究可粗略估计胰头的大小。胰腺颈部位于经幽门平面的幽门左侧，体部向上向左达幽门平面上方，而胰尾在脾门处终止。

脾脏在腹部X线平片上依靠周围脂肪组织的衬托来显示，为密度均匀的软组织影，位于左上腹第9～11后肋处，长轴与左侧第10后肋一致，边缘锐利，可见位于充气的胃和结肠的左侧，脾在X线片上长约14cm，宽约5cm。在深吸气时，脾可下降2～5cm。

**（二）胆道造影**

肝内胆管呈树枝状分布，逐渐汇合成左右肝管，出肝后汇合成肝总管。肝总管下行与胆囊管锐角汇合成胆总管，胆总管下行于十二指肠降部，与胰管汇合。肝总管长约3～4cm，内径约0.4～0.6cm，向下延续为胆总管。胆总管长4～8cm，内径0.6～0.8cm。

## 三、断 层 解 剖

**（一）CT 断层解剖**

1. 肝脏　正常肝脏轮廓光滑，CT平扫时肝实质呈均匀的软组织密度，CT值为50～60HU，密度略高于脾脏、胰腺，其断面形态和结构依断面的位置而不同，易于区分肝的各叶，即左外叶、左内叶（即方叶）、右叶和尾状叶。CT上肝脏的分叶一般以胆囊窝与下腔静脉左缘的连线为界分为肝左、右叶，左外叶和方叶以肝圆韧带裂（又称纵裂）为界；横行的静脉韧带裂将左叶与尾叶分开，尾叶与右叶相连，向内侧突入，位于下腔静脉和门静脉之间。临床上根据肝血管解剖把肝脏分为8段：以肝中静脉将肝脏分为左、右叶；肝左静脉为界分左叶为左肝内、外侧段；肝右静脉为界分右叶为右肝前、后段；这四个段又以门静脉左、右分支的主干分为上下段。各段按照顺时针排序，序号分别为：S1肝尾叶、S2左外上段、S3左外下段、S4左内叶、S5右前下段、S6右后下段、S7右后上段、S8右前上段。肝内门静脉和肝静脉显示为低密度的管道状或圆形影，越近肝门或下腔静脉越粗大。肝内动脉和正常胆管分支细小，通常不能见到。肝脏为肝动脉和门静脉双重供血的器官，前者血供占25%，后者血供占75%。螺旋CT增强扫描时，在动脉期，肝内动脉明显强化，肝实质尚无明显强化；门静脉期，门静脉强化明显，肝实质和肝静脉开始强化；门静脉晚期或肝实质期，门静脉和肝静脉内对比剂浓度迅速下降，肝实质达到强化的峰值。

2. 胆道系统　胆囊的位置、大小和外形变化很大。正常胆囊位于肝脏左内侧段(方叶)的下外侧胆囊窝内,在 CT 上表现为卵圆形,密度均匀,CT 值略高于水。胆囊壁菲薄,厚度约 1~2mm,光滑锐利。正常肝内胆管和左、右肝管不显示,左、右肝管汇合而成的肝总管在肝门部横断面呈一圆形低密度影,直径 3~5mm,位于门脉主干的前外侧,往下的各层面里肝总管逐渐向内,并与胆囊管汇合形成胆总管。胆总管约有 1/3 的人显示,下段位于胰头内及十二指肠降部内侧,它在横断面上呈水样低密度的小圆形影,正常直径为 3~6mm。增强扫描时,胆囊和胆管的壁强化,而胆汁不强化,使胆道系统影像显示得更加清楚。

3. 胰腺　胰腺是腹膜后脏器,位于后腹膜腔中的肾旁前间隙内,周围存在脂肪层,所以它的轮廓能在 CT 图像上显示出来。正常胰腺在 CT 图像上呈凸向腹侧的带状影,自胰头至胰尾逐渐变细,位于脾动脉的下方,脾静脉的前方,胰头部的前方为胃窦,外侧为十二指肠降部,后方为左肾静脉汇入下腔静脉水平,胰头部向下延伸是胰腺的钩突部,呈钩形反折至肠系膜上静脉的后方。胰体呈向前突出的弓形,位于肠系膜上动脉的起始部的前方。胰尾在胃体、胃底的后方,伸至脾门区,近脾门部时可稍屈曲、膨隆。胰体、尾交界部的后方是左肾上腺。十二指肠水平段横行于胰腺的下方。胰腺实质密度均匀,稍低于脾,CT 值在 35~45HU 之间,轮廓大多光滑。随年龄的增长,胰腺组织脂肪变性趋于明显,则密度更低且不均匀,常呈羽毛状。增强扫描胰腺密度均匀增高。钩突是胰头部最低的部分,表现为胰头部向肠系膜上静脉后方的楔形突出。胰管位于胰腺的前半部,常不显示或显示为宽约 2mm 的低密度线影。胰腺形态、大小和位置均可有很大变异。胰腺前后径在胰头可达 3cm、颈和体部可达 2.5cm、胰尾可达 2cm。

4. 脾脏　脾脏位于左上腹的后方,上方为横膈,内侧为胃底,外接胸壁,在 CT 横断面图像上近似于新月形或内缘凹陷的半圆形,表现为外侧缘光滑,而其脏侧面形态不规则,可呈波浪状或分叶状。在 CT 图像上根据每一层面面积测量和厚度,可以比较准确地测量脾脏体积的大小。脾脏大小因个体差异较大,判断脾肿大时因特别慎重。在 CT 横断面图像上以肋单位法来简单观察脾脏大小:即以一个与脾脏相邻的肋骨或肋间隙为一个肋单位,在一个层面上脾的长度不超过 5 个肋单位。这个指数是反映脾脏前后径的情况。观察脾脏既要注意前后径的同时,也不可忽略上下径。脾脏的下缘消失应该早于肝下缘,如果肝下缘已消失,而脾下缘仍存在则为脾脏向下增大。CT 平扫脾脏密度均匀,CT 值 50HU 左右,稍低于肝脏密度。增强扫描动脉期脾强化密度不均匀,且周边皮质强化程度低于中间的髓质,在门静脉期和实质期,脾脏皮、髓质密度逐渐均匀一致。脾脏的血管在增强 CT 时显示得非常清楚,脾动脉走行于胰腺上方,稍迂曲,脾静脉在稍下方走行于胰体、尾部后方。

## (二) MRI 断层解剖

在 MRI 横断面图像上,肝、胆、胰、脾的形态和解剖结构与 CT 图像相似,结合冠状面图像能更进一步显示其大小、形态及其与邻近器官的关系。

1. 肝脏　肝脏横断面 MRI 图像不同层面显示不同的解剖结构,与 CT 扫描所见相同,但是 MRI 成像原理与 CT 不同,各种组织在 MRI 上反映的信号有各自本身的特点。在常规 SE 序列扫描时,正常肝实质在 $T_1WI$ 上呈均匀的中等信号,较脾信号稍高,与胰腺信号相似,而 $T_2WI$ 上肝实质信号强度明显低于脾脏,呈灰黑信号。肝内血管在 $T_1WI$ 及 $T_2WI$ 均为黑色流空信号,与正常肝实质对比明显。肝内外胆管因含胆汁,则表现为 $T_1WI$ 低信号、$T_2WI$ 高信号的圆点状或长条状信号。肝门区及肝裂内因含有较多脂肪,故在 $T_1WI$ 呈不规则高信号,$T_2WI$ 上其信号稍降低。增强后,肝实质呈均匀强化,信号强度明显升高,同时肝内血管出现对比增强。

2. 胆道系统 胆道系统常规 MRI 的 SE 序列 $T_1WI$ 胆道系统呈低信号,$T_2WI$ 则表现为高信号,但依据胆汁化学成分不同,信号强弱不一。胆囊在 $T_1WI$ 上胆汁一般呈均匀低信号,但由于胆汁内成分(蛋白、脂质、胆色素等)的变化,胆汁可出现"分层"现象,即在仰卧位时胆汁上层低信号,下层稍高或高信号;在 $T_2WI$ 上胆汁表现为均匀高信号。增强扫描有助于判断胆囊壁的厚度。MRCP 显示胰胆管与 PTC 或 ERCP 所见相似,且具有无创和能多方位观察等优点。

3. 胰腺 胰腺在 $T_1WI$ 和 $T_2WI$ 上表现为均匀的较低信号结构,与肝的信号相似,其背侧的脾静脉由于"流空效应"呈无信号血管影,勾画出胰腺的后缘,可作为识别胰腺的标志。腹膜后脂肪组织显示为高信号,可描绘出胰腺的前缘。十二指肠内的液体常表现为较高信号。

4. 脾脏 脾脏位于左上腹部外侧,因含有大量血液,其 $T_1$ 及 $T_2$ 弛豫时间均较长,故 $T_1WI$ 上脾信号低于肝,$T_2WI$ 上信号强度高于肝,脾门血管呈黑色流空信号。正常脾脏的信号均匀,其大小的判断同 CT 检查。

(三) USG 解剖

在消化系统(肝胆脾胰)影像检查中,尤以超声及 CT 或 MR 检查运用最广,而较 CT 或 MR,超声检查具有无电离辐射,实时动态、方便快捷、多普勒血流成像等优势。

肝脏、脾、胰腺是实质性脏器,且形态轮廓分明,内部软组织密度均匀,而胆囊虽为空腔脏器,但由于其内充满胆汁,故非常适合用超声检查,具有良好的天然的对比度。临床上还可以利用超声多普勒效应,运用血管彩色多普勒、频谱多普勒、能量多普勒等检查技术,观察肝胆脾胰的血流情况,对其内的占位性病变或炎症性病变有良好的检查率,在临床上具有很高的诊断价值。在治疗方面,超声引导下的介入治疗技术,现在已经越来越趋于成熟,可以微创治疗肝囊肿、脾囊肿、胰腺囊肿、肝脏肿瘤等疾病。

超声对肝胆脾胰腺的检查非常注重检查者的扫查方法和专业技能,需要结合实践,熟练掌握各脏器的解剖结构、体位投影和解剖标志及其毗邻关系,为今后的学习打下坚实的基础,同时要求患者空腹检查。如进行肝脏的超声检查时,肝脏大部分位于右上腹,它有剑突下扫查途径、右肋缘下扫查途径、右肋间扫查途径、胸部纵切途径右侧背部途径。

1. 胆囊及胆道 胆囊位于肝右叶下方的胆囊窝内,呈梨形,分底、体、颈三部分,胆囊底部投影一般在右侧腹直肌外上缘与肋缘交界处,颈部位于肝门右端,呈 S 形,并与胆囊管连接处有一囊袋状凸起称为哈德门袋。胆道系统分为肝内及肝外两部分。

2. 脾脏 脾脏位于左上腹,采用右侧位或左前斜位进行扫查,探头置于腋前线至腋后线见的第 9~11 肋间逐一进行扫查,通过脾门处显示脾静脉的肋间斜切面,并进行脾门处血管彩色多普勒的检测。

3. 胰腺 胰腺的位置较深,位于后腹膜,操作者找良好的透声窗,使用各种体位,加压探头径线横斜纵的扫查。

# 第三部分:综合实训与习题

## 一、综合实训(填图)

### 1. 正常 ERCP

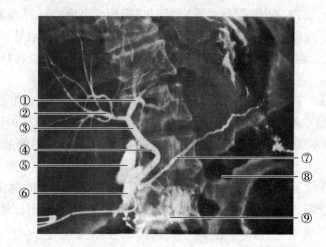

图 4-2-1

①＿＿＿＿＿＿＿＿＿＿；　　②＿＿＿＿＿＿＿＿＿＿；　　③＿＿＿＿＿＿＿＿＿＿；

④＿＿＿＿＿＿＿＿＿＿；　　⑤＿＿＿＿＿＿＿＿＿＿；　　⑥＿＿＿＿＿＿＿＿＿＿；

⑦＿＿＿＿＿＿＿＿＿＿；　　⑧＿＿＿＿＿＿＿＿＿＿；　　⑨＿＿＿＿＿＿＿＿＿＿。

### 2. 经第二肝门的横断层面(CT 增强)

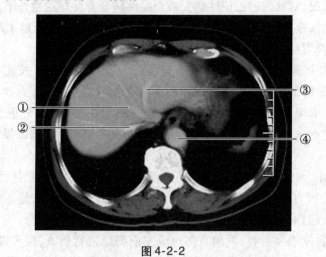

图 4-2-2

①＿＿＿＿＿＿＿＿＿＿；　　②＿＿＿＿＿＿＿＿＿＿；　　③＿＿＿＿＿＿＿＿＿＿；

④＿＿＿＿＿＿＿＿＿＿。

3. 经第二肝门的横断层面(MRI,T₁WI)

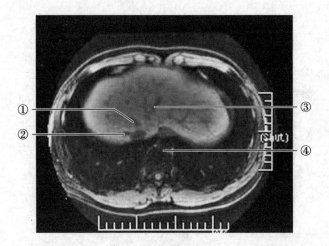

图 4-2-3

① _____ ;     ② _____ ;     ③ _____ ;

④ _____ 。

4. 经第一肝门的横断层面(CT 增强)

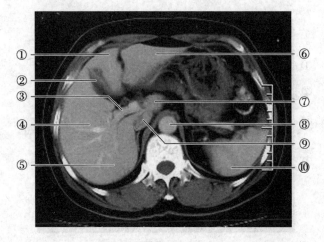

图 4-2-4

① _____ ;     ② _____ ;     ③ _____ ;

④ _____ ;     ⑤ _____ ;     ⑥ _____ ;

⑦ _____ ;     ⑧ _____ ;     ⑨ _____ ;

⑩ _____ 。

5. 经第一肝门的横断层面(MRI,$T_1$WI)

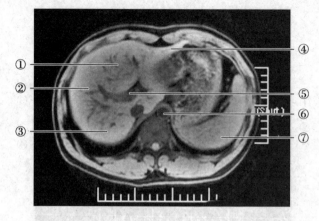

图 4-2-5

①_____ ; ②_____ ; ③_____ ;

④_____ ; ⑤_____ ; ⑥_____ ;

⑦_____ 。

6. 经胆囊水平的横断层面(CT 增强)

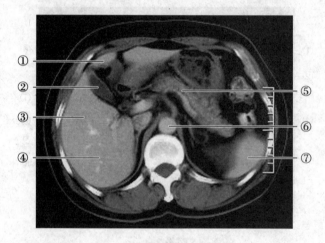

图 4-2-6

①_____ ; ②_____ ; ③_____ ;

④_____ ; ⑤_____ ; ⑥_____ ;

⑦_____ 。

7. 经胆囊水平的横断层面(MRI,T₁WI)

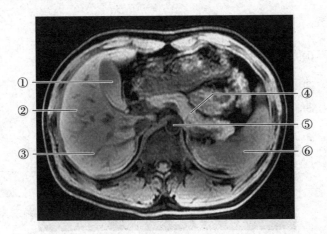

图 4-2-7

①_____ ;　②_____ ;　③_____ ;

④_____ ;　⑤_____ ;　⑥_____ 。

8. 经胰头水平的横断层面(CT 增强)

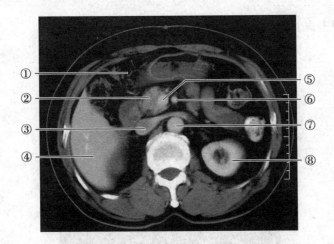

图 4-2-8

①_____ ;　②_____ ;　③_____ ;

④_____ ;　⑤_____ ;　⑥_____ ;

⑦_____ ;　⑧_____ 。

9. 经胰头水平的横断层面(MRI,T$_1$WI)

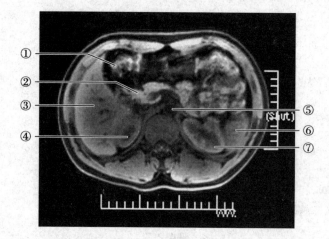

图 4-2-9

① _____；　② _____；　③ _____；

④ _____；　⑤ _____；　⑥ _____；

⑦ _____。

10. 经肠系膜上血管的冠状层面(MRI,T$_1$WI 增强)

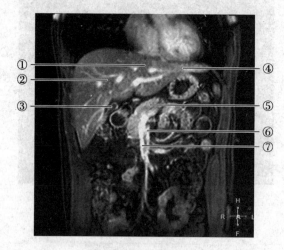

图 4-2-10

① _____；　② _____；　③ _____；

④ _____；　⑤ _____；　⑥ _____；

⑦ _____。

11. 经门静脉主干的冠状层面(MRI,T$_1$WI 增强)

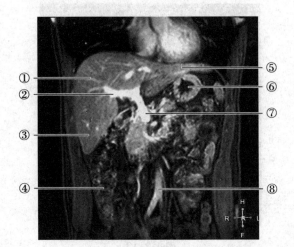

图 4-2-11

①_____; ②_____; ③_____;

④_____; ⑤_____; ⑥_____;

⑦_____; ⑧_____。

12. 经第二肝门的冠状层面(MRI,T$_1$WI 增强)

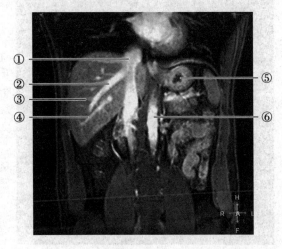

图 4-2-12

①_____; ②_____; ③_____;

④_____; ⑤_____; ⑥_____。

13. 经肾上腺的冠状层面(MRI,T₁WI 增强)

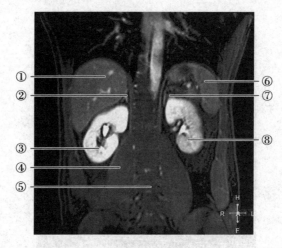

图 4-2-13

①_____；  ②_____；  ③_____；
④_____；  ⑤_____；  ⑥_____；
⑦_____；  ⑧_____。

14. 经脾门的矢状层面(MRI,T₂WI)

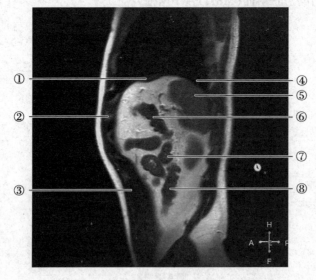

图 4-2-14

①_____；  ②_____；  ③_____；
④_____；  ⑤_____；  ⑥_____；
⑦_____；  ⑧_____。

15. 经左肾外侧部的矢状层面(MRI,T₂WI)

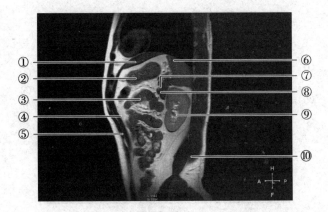

图 4-2-15

① _____ ; ② _____ ; ③ _____ ;

④ _____ ; ⑤ _____ ; ⑥ _____ ;

⑦ _____ ; ⑧ _____ ; ⑨ _____ ;

⑩ _____ 。

16. 经左旁正中的矢状层面(MRI,T₂WI)

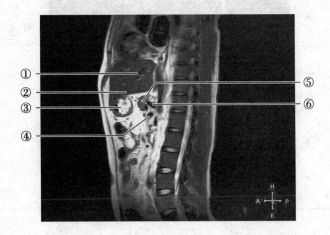

图 4-2-16

① _____ ; ② _____ ; ③ _____ ;

④ _____ ; ⑤ _____ ; ⑥ _____ 。

17. 经正中的矢状层面(MRI,T₂WI)

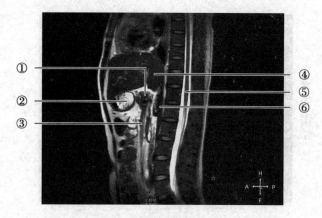

图 4-2-17

①_____; ②_____; ③_____;

④_____; ⑤_____; ⑥_____。

18. 经右腋前线的矢状层面(MRI,T₂WI)

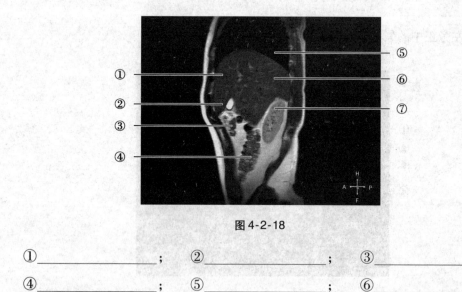

图 4-2-18

①_____; ②_____; ③_____;

④_____; ⑤_____; ⑥_____;

⑦_____。

19. 肝左叶腹主动脉长轴面

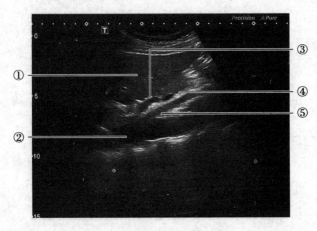

图 4-2-19

①_____；　②_____；　③_____；

④_____；　⑤_____。

20. 第一肝门

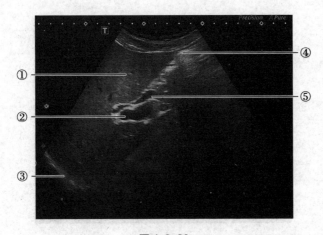

图 4-2-20

①_____；　②_____；　③_____；

④_____；　⑤_____。

21. 第二肝门

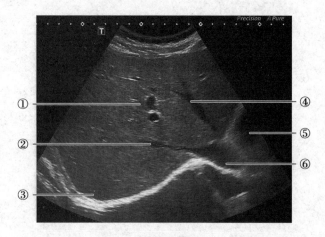

图 4-2-21

①_____ ;　　②_____ ;　　③_____ ;

④_____ ;　　⑤_____ ;　　⑥_____ 。

22. 胆囊长轴

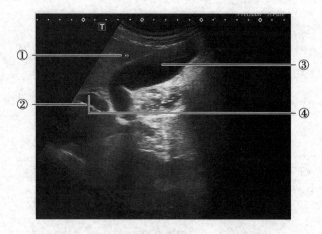

图 4-2-22

①_____ ;　　②_____ ;　　③_____ ;

④_____ 。

23. 胰长轴

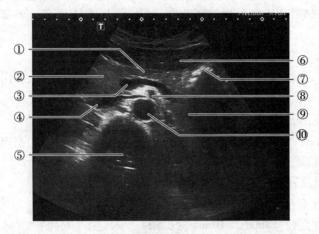

图 4-2-23

①_____ ; ②_____ ; ③_____ ;

④_____ ; ⑤_____ ; ⑥_____ ;

⑦_____ ; ⑧_____ ; ⑨_____ ;

⑩_____ 。

二、习 题

（一）名词解释

1. 肝门

2. Glisson 系统

3. 肝胰壶腹

4. 门静脉"工字形"

5. 第二肝门平面

（二）填空题

1. 在第一肝门区出入的管道结构是_____、_____和_____。

2. 胆总管由_____和_____合成。

3. 胆囊底的体表投影在_____和_____交点的稍下方。

4. 第一肝门超声组成_____、_____、_____、_____。

5. 第二肝门超声组成_____、_____、_____。

6. 肝大部分位于_____和_____,小部分位于_____。

7. 胰腺位于_____后方,在_____水平。

8. 在肝十二指肠韧带内,位于肝固有动脉后方的是_____、位于右前方的是_____。

9. 在肝门静脉左支的矢状部左右侧分别是肝的_____和_____。肝尾状叶与左内叶以_____为分界。

10. 肝正中裂由_____至_____的连线构成,内有_____静脉走行。

（三）单项选择题（以下每一道题下面有 A、B、C、D、E 五个备选答案,请从中选择一个最佳答案。）

1. 肝脏的脏面有"H"状结构,构成其横沟的是( )

A. 肝圆韧带      B. 静脉韧带      C. 肝门

D. 胆囊窝      E. 下腔静脉

2. 肝脏分Ⅷ段,其中第Ⅰ段是( )

A. 尾状叶      B. 左外叶上基底段      C. 左内叶

D. 右后上基底段      E. 右前下基底段

3. 下列关于胆总管直径的描述,正确的是( )

A. 正常胆总管直径 <5mm, >8mm 为扩张

B. 正常胆总管直径 <8mm, >10mm 为扩张

C. 正常胆总管直径 <10mm, >15mm 为扩张

D. 正常胆总管直径 <15mm, >20mm 为扩张

E. 以上都不对

4. 下列关于肝门部结构的描述,错误的是( )

A. 门静脉最粗      B. 肝动脉位于门静脉的前内侧

C. 肝静脉位于门静脉的下后方      D. 肝总管在门静脉的外侧

E. 正常时肝内胆管不显示

5. 肝脏伸入门静脉和下腔静脉之间的乳状突属于( )

A. 肝方叶      B. 肝尾叶      C. 肝右后叶

D. 左肝外叶      E. 以上都不是

6. 第二肝门的解剖结构组成是( )

A. 肝左,肝中,肝右静脉      B. 门静脉,下腔静脉及肝门淋巴结

C. 门静脉及下腔静脉      D. 门静脉,下腔静脉及胆管

E. 门静脉,肝动脉及胆管

7. 下列关于脾的描述,正确的是( )

A. 位于右季肋区      B. 与第 9 ~ 11 肋相对

C. 其长轴与肋弓一致      D. 下缘有 2 ~ 3 个脾切迹

E. 脾门位于肋面

8. 肝下界在腹上区可达剑突下( )

A. 1cm      B. 2cm      C. 3 ~ 5cm

D. 5 ~ 6cm      E. 7 ~ 8cm

9. 胆总管和胰管共同开口于( )

A. 十二指肠上部      B. 十二指肠降部      C. 十二指肠水平部

D. 十二指肠升部      E. 胰头

10. 下列关于肝的描述,错误的是( )

A. 大部分位于右季肋部和上腹部

B. 肝是腹膜内器官

C. 在左纵沟前部有肝圆韧带

D. 肝门处有肝固有动脉、门静脉、神经、淋巴管出入

E. 第二肝门由肝左、中、右静脉组成

11. 下列不参与构成肝脏的脏面 H 状结构的是(    )

A. 门静脉          B. 下腔静脉          C. 肝圆韧带

D. 静脉韧带          E. 肝左静脉

12. 将肝脏分为左右两叶的是(    )

A. 肝左静脉          B. 肝中静脉          C. 肝右静脉

D. 门脉左支          E. 门脉右支

**(四) 多项选择题**(以下每一道题下面有 A、B、C、D、E 五个备选答案,请从中选择所有正确答案。)

1. 出入肝门的结构有(    )

A. 门静脉          B. 肝静脉          C. 肝管

D. 肝固有动脉          E. 肝总管

2. 下列关于胆囊的描述,正确的有(    )

A. 位于肝下面右纵沟前部的胆囊窝内      B. 是腹膜内位器官

C. 分为底、体、颈三部分          D. 能贮存并浓缩胆汁

E. 容量 40 ~ 60ml

3. 通过肝门的结构是(    )

A. 肝固有动脉左右支      B. 肝左右管      C. 门静脉左右支

D. 肝静脉          E. 下腔静脉

4. 下列关于胆总管的描述,正确的有(    )

A. 由的胆囊管与肝左右管合成      B. 参与胆囊三角的围成

C. 经十二指肠上部后方下行      D. 下端与胰管汇合形成肝胰壶腹

E. 开口于十二指肠大乳头

5. 下列关于胰腺的描述,正确的有(    )

A. 是人体内的大消化腺之一      B. 胰头被十二指肠所包绕

C. 胰体横卧于腹后壁,约平第 1 ~ 2 腰椎      D. 胰尾抵达左肾门

E. 副胰管开口于十二指肠降部

6. 下列关于肝脏分段标记的描述,正确的有(    )

A. 以肝静脉为主要分段标记      B. 右肝静脉将肝分成左、右叶

C. 左肝静脉将左肝分成内、外两段      D. 右肝静脉将右肝分成前、后两段

E. 中肝静脉将肝分成左、右叶

**(五) 问答题**

1. 描述 Couinaud 肝段划分法。

2. 门腔间隙指什么? 其内主要有哪些结构?

3. 简述肝门静脉左支矢状部在肝断层解剖中的标志意义。

4. 简述肝门静脉右支出现的意义。

# 第四部分：参考答案

## 一、综合实训（填图）

1. 正常 ERCP

①左肝管　②右肝管　③肝总管　④胆总管　⑤胆囊　⑥十二指肠降部　⑦胰管　⑧十二指肠升部　⑨十二指肠水平部

2. 经第二肝门的横断层面（CT 增强）

①肝中静脉　②肝右静脉　③肝左静脉　④降主动脉

3. 经第二肝门的横断层面（MRI，$T_1WI$）

①肝中静脉　②肝右静脉　③肝左静脉　④降主动脉

4. 经第一肝门的横断层面（CT 增强）

①左内叶　②胆囊窝　③门静脉右支　④右前叶　⑤右后叶　⑥左外叶　⑦尾状叶　⑧腹主动脉　⑨下腔静脉　⑩脾脏

5. 经第一肝门的横断层面（MRI，$T_1WI$）

①左内叶　②右前叶　③右后叶　④左外叶　⑤门静脉右支　⑥腹主动脉　⑦脾脏

6. 经胆囊水平的横断层面（CT 增强）

①左内叶　②胆囊　③右前叶　④右后叶　⑤胰腺　⑥腹主动脉　⑦脾脏

7. 经胆囊水平的横断层面（MRI，$T_1WI$）

①胆囊　②右前叶　③右后叶　④胰腺　⑤腹主动脉　⑥脾脏

8. 经胰头水平的横断层面（CT 增强）

①结肠肝曲　②胰头　③下腔静脉　④肝右后叶　⑤肠系膜上静脉　⑥肠系膜上动脉　⑦腹主动脉　⑧左肾

9. 经胰头水平的横断层面（MRI，$T_1WI$）

①结肠肝曲　②胰头　③肝右后叶　④右肾　⑤腹主动脉　⑥脾脏　⑦左肾

10. 经肠系膜上血管的冠状层面（MRI，$T_1WI$ 增强）

①肝左内叶　②肝右前叶　③胆囊　④肝左外叶　⑤胰腺　⑥肠系膜上动脉　⑦肠系膜上静脉

11. 经门静脉主干的冠状层面（MRI，$T_1WI$ 增强）

①肝右前叶　②门静脉右支　③肝右后叶　④升结肠　⑤肝左外叶　⑥胃　⑦门静脉主干　⑧腹主动脉

12. 经第二肝门的冠状层面（MRI，$T_1WI$ 增强）

①下腔静脉　②肝右静脉　③肝右后叶　④门静脉右支　⑤胃　⑥腹主动脉

13. 经肾上腺的冠状层面（MRI，$T_1WI$ 增强）

①肝右后叶　②右肾上腺　③右肾　④腰大肌　⑤脊柱　⑥脾脏　⑦左肾上腺　⑧左肾

14. 经脾门的矢状断面（MRI，$T_2WI$）

①肝膈顶　②大网膜　③腹外斜肌　④横膈　⑤脾脏　⑥结肠左曲　⑦空肠　⑧降结肠

15. 经左肾外侧部的矢状断面(MRI,$T_2$WI)

①肝左外叶　②胃　③空肠　④腹内斜肌　⑤腹外斜肌　⑥脾脏　⑦脾动脉　⑧胰腺 ⑨左肾　⑩腰方肌

16. 经左旁正中的矢状断面(MRI,$T_2$WI)

①肝左静脉　②肝左外叶下段　③胃　④肠系膜上动脉　⑤胰头　⑥腹腔干

17. 经正中的矢状断面(MRI,$T_2$WI)

①胰腺　②胃　③肠系膜上静脉　④肝尾状叶　⑤脊髓　⑥下腔静脉

18. 经右腋前线的矢状断面(MRI,$T_2$WI)

①肝右前叶　②胆囊　③横结肠　④升结肠　⑤右肺下叶　⑥肝右后叶　⑦右肾

19. 肝左叶腹主动脉长轴面

①肝左叶　②腹主动脉　③腹腔干　④胰体　⑤肠系膜上动脉

20. 第一肝门

①肝脏　②门静脉　③膈肌　④胃内气体　⑤胆总管

21. 第二肝门

①门静脉　②肝右静脉　③膈肌　④肝中静脉　⑤右心房　⑥下腔静脉

22. 胆囊长轴

①肝脏　②门静脉　③长轴胆囊　④肝总管

23. 胰长轴

①胰体　②胰头　③下腔静脉　④脾静脉　⑤脊柱　⑥肝脏　⑦胃内气体　⑧肠系膜 上动脉　⑨胰尾　⑩腹主动脉

## 二、习　　题

**(一) 名词解释**

1. 肝门:脏面呈"H"形的三条沟,即两条矢状位的纵沟和位于纵沟之间的横沟称肝门, 是左、右肝管、肝固有动脉、肝门动脉、神经、淋巴管等出入肝的部位。

2. Glisson 系统:肝门静脉、肝固有动脉及肝管的各级分支均伴行,三者在肝内分布基本 一致,并由结缔组织鞘包裹,此三者构成 Glisson 系统。

3. 肝胰壶腹:胆总管与胰管汇合,形成略膨大的肝胰壶腹(Vater 壶腹),斜穿十二指肠 降部的后内侧壁,开口于十二指肠大乳头。周围有肝胰壶腹括约肌,可控制胆汁和胰液的 排出。

4. 门静脉"工字形":肝肋下斜切显示第一肝门的门静脉的主干及分支,由门静脉左支 矢状段、门静脉左内上支、门静脉左内下支、门静脉左外上支、门静脉左外下支组成。

5. 第二肝门平面:又称肝静脉平面。此切面显示肝左静脉、肝中静脉、肝右静脉、门静 脉右支和膈面。

**(二) 填空题**

1. 左、右肝管　肝固有动脉　肝门静脉

2. 胆囊管　肝总管

3. 右腹直肌外缘　右肋弓

4. 门静脉　胆总管　肝固有动脉　肝管

5. 肝右静脉 肝左静脉 肝中静脉

6. 右季肋部 上腹部 左季肋部

7. 网膜囊 第 1~2 腰椎

8. 门静脉 胆总管

9. 左肝外叶 左肝内叶 静脉韧带裂

10. 胆囊切迹中点 下腔静脉左缘 肝中静脉

（三）单项选择题

1. C 2. A 3. B 4. C 5. B 6. A 7. B 8. C 9. B 10. B 11. E 12. B

（四）多项选择题

1. ACD 2. ABDE 3. ABC 4. CDE 5. ABC 6. ACDE

（五）问答题

1. 描述 Couinaud 肝段划分法。

$$
肝
\begin{cases}
左半肝
\begin{cases}
尾状叶（Ⅰ段）\\
左外叶
\begin{cases}
左外叶上段（Ⅱ段）\\
左外叶下段（Ⅲ段）
\end{cases}\\
左内叶（Ⅳ段）
\end{cases}\\
右半肝
\begin{cases}
右前叶
\begin{cases}
右前叶下段（Ⅴ段）\\
右前叶上段（Ⅷ段）
\end{cases}\\
右后叶
\begin{cases}
右后叶下段（Ⅵ段）\\
右后叶上段（Ⅶ段）
\end{cases}
\end{cases}
\end{cases}
$$

2. 门腔间隙指什么？其内主要有哪些结构？

答：肝门静脉与下腔静脉之间的空隙称为门腔间隙，其上界为门静脉分叉处，下界为门静脉起始部。其内有较多解剖结构，自上而下依次为肝尾状突、网膜孔、门腔淋巴结、门腔血管、肝外胆管和胰腺钩突等。

3. 简述肝门静脉左支矢状部在肝断层解剖中的标志意义。

答：在门静脉矢状部的出现及其以上断面，左半肝分为Ⅳ、Ⅱ、Ⅲ段，左肝外叶分为左肝外上段（Ⅱ）和左肝外下段（Ⅲ）。同时出现左肝管内支和左肝管的合成。

4. 简述肝门静脉右支出现的意义。

答：肝门静脉右支出现标志着右肝前后叶上段消失、下段出现，即以肝门静脉右支出现及以上层面，右半肝分为Ⅶ和Ⅷ，以下断面右半肝分为Ⅴ和Ⅵ。

（朱姬莹 钱彩艳 庞 胤）

# 第三节 泌尿系统与肾上腺

## 第一部分：实训目标

1. 掌握 肾、输尿管、膀胱 X 线解剖、CT 解剖及 US 解剖，泌尿系统典型层面 MRI 解剖。

2. 熟悉 肾上腺 CT、MRI 断层解剖。

3. 了解 肾的正常变异类型、肾血管 DSA 及泌尿系统 PET 核素显像影像解剖。

## 第二部分:重点难点剖析

### 一、应 用 解 剖

**(一) 肾**

肾是实质性器官,左、右各一。可分为上、下两端,内、外侧缘和前、后两面。肾外侧缘隆凸,内侧缘中部凹陷,称肾门,是肾的血管、神经、淋巴管和肾盂出入肾的部位,这些出入肾门的结构合称肾蒂。肾蒂主要结构的排列关系:由前向后依次为肾静脉、肾动脉和肾盂;从上向下依次为肾动脉、肾静脉和肾盂。肾门向肾内凹陷形成一个较大的腔,称肾窦,其内容有肾小盏、肾大盏、肾盂、肾血管及分支、淋巴管、神经及脂肪组织等。

1. 肾的位置和毗邻 肾位于腹后壁上部,脊柱的两侧,属于腹膜外位器官,肾的长轴向外下倾斜,呈"八"字形排列。左肾上平第 11 胸椎下缘,下平第 2 腰椎下缘,右肾略低于左肾半个椎体的高度。

2. 肾的构造 肾实质分为皮质和髓质两部分。肾皮质主要位于肾的浅部,富含血管,主要由肾小体和肾小管组成。肾皮质伸入肾髓质内的部分称肾柱。肾髓质位于肾皮质的深部,血管较少,内含许多密集的肾小管。肾髓质由 15 ~ 20 个肾锥体组成。肾锥体呈圆锥形,其底朝向皮质,尖端钝圆,稍突入肾小盏,称肾乳头。肾小盏是漏斗状的膜性管道,包绕肾乳头。2 ~ 3 个肾小盏合成一个肾大盏。每肾约有 2 ~ 3 个肾大盏。它们共同汇合成肾盂。肾盂出肾门后逐渐变细,弯行向下,移行为输尿管。

3. 肾的被膜 肾的表面包裹三层被膜,由内向外依次为纤维囊、脂肪囊和肾筋膜。

纤维囊由致密结缔组织和少量弹力纤维构成。脂肪囊为肾周围呈多囊状的脂肪层,在肾的边缘处脂肪较多,并与肾窦内脂肪组织相续。肾筋膜分前、后两层,包绕肾和肾上腺。

**(二) 输尿管**

输尿管是一对细长的肌性管道,左、右各一,长约 20 ~ 25cm,起于肾盂,止于膀胱。根据其行程分为三段,即腹段、盆段和壁内段。输尿管属于腹膜外位器官。在女性,输尿管入盆腔后经过子宫颈外侧而至膀胱底,在子宫颈外侧约 2cm 处,有子宫动脉从外侧向内侧越过输尿管前方。

输尿管全长形成三处的狭窄:①肾盂与输尿管移行处(起始处)。②输尿管与髂血管交叉处。③输尿管穿过膀胱壁处。这些部位是尿路结石易嵌顿之处。

**(三) 膀胱**

膀胱是一个肌性囊状器官,其位置、形状、大小及壁的厚度均随尿液的充盈程度、年龄、性别不同而异。

1. 位置和毗邻 成年人的膀胱位于小骨盆腔的前部。前方有耻骨联合,后方在男性有精囊、输精管壶腹和直肠,在女性有子宫和阴道。膀胱空虚时,膀胱尖不超过耻骨联合上缘。当膀胱充盈时,膀胱尖即高出耻骨联合。

2. 膀胱三角 在膀胱底的内面,位于两输尿管口和尿道内口三者连线之间的一个三角形区域,黏膜光滑无皱襞,无论膀胱充盈还是空虚都保持平滑状态,是肿瘤和结核的好发部位。

## （四）尿道

尿道是膀胱与体外相通的一段管道。男、女性尿道有很大差异。

1. 女性尿道起于膀胱的尿道内口，经耻骨联合与阴道之间下行，穿过尿生殖膈开口于阴道前庭的尿道外口，长 3~5cm，走行直、短且管径宽。

2. 男性尿道是排出尿液和精液的管道，起于膀胱的尿道内口，止于阴茎头的尿道外口，成人的尿道长 16~22cm，其行程可分 3 部分。

（1）前列腺部：是尿道贯穿前列腺的部分，长约 3cm，其后壁有射精管和前列腺排泄管的开口。

（2）膜部：是尿道穿过尿生殖膈的部分，短而窄，长约 1.5cm，其周围有尿道外括约肌环绕，可控制排尿。临床上将尿道前列腺部和膜部合称后尿道。

（3）海绵体部：是尿道穿过海绵体的部分，最长，长约 15cm，临床上将此部称为前尿道。

## （五）肾上腺

肾上腺成对，位于两肾的上端。左侧为半月形，右侧为三角形。右侧肾上腺稍高，位于肝右叶、下腔静脉及右膈脚之间；左侧肾上腺前邻胰腺体、尾及脾血管，内侧为左膈脚，后为左肾上极。肾上腺与肾共同包被于肾筋膜内。

# 二、X 线 解 剖

## （一）腹部平片

泌尿系统 X 线腹部平片主要用于泌尿系统阳性结石或钙化检查的初步诊断。

泌尿系统 X 线腹部平片可见正常双肾呈"八"字形位于脊柱两侧的腰大肌外侧，形似"蚕豆状"，为质地均匀的中等密度影，在其周围脂肪垫的衬托下，有时轮廓清晰。

正常的肾上腺与输尿管在 X 线检查中由于结构细微，且与各解剖结构重叠，所以不显示。膀胱位于盆腔内，耻骨联合后方，空虚的膀胱表现为软组织密度影，膀胱充盈时呈球形，可以观察大概轮廓。

## （二）排泄性尿路造影

排泄性尿路造影检查可显示肾盂、肾盏、输尿管及膀胱形态，并能大致反映出肾脏分泌排泄功能情况；利用有机碘造影剂经肾小球滤过随尿液排泄进入肾集合系统，使肾盂、肾盏、输尿管、膀胱和部分尿道显影。

正常静脉注射造影剂后约 1 分钟后肾皮质显影，2~3 分钟后肾小盏显影，呈杯口状；约 5~10 分钟后肾大盏、肾盂及上段输尿管开始显影，肾盂多显示为三角形，上连肾大盏，尖端与输尿管相续；约 10~15 分钟后输尿管其余各段及膀胱显影，膀胱呈类圆形；约 30 分钟膀胱内仍可见造影剂积存呈高密度影。

# 三、断 层 解 剖

## （一）CT 解剖

1. 肾上腺　CT 平扫时双侧肾上腺在周围低密度脂肪组织的映衬下显示清晰，多呈倒置"Y"形或"人"字形，形态变异较多，有时同一层面只显示一侧肾上腺，需连续观察。通常情况下，肾上腺侧支厚度小于 10mm，不超过同侧膈肌脚的厚度。增强扫描双侧肾上腺均匀强化，显示清晰，平扫或增强均不能区分皮质、髓质。

2.　肾　CT平扫时肾横断面呈"卵圆形"或"马蹄形"软组织密度影,肾门部内陷,有肾动、静脉和输尿管进出。肾窦含脂肪组织,呈低密度。肾周有肾筋膜和脂肪间隙。多期增强CT扫描可显示肾实质的皮质期、实质期、排泄期变化,能分辨出肾皮质、肾髓质、肾锥体、肾乳头与肾盂、肾盏等解剖结构,动态观察可反映肾功能情况。

3.　输尿管　CT平扫输尿管一般很难分辨,只有在周围脂肪组织较多时或增强扫描排泄期可显示,增强后的横断面显示为圆点状,位于腰大肌前方,从上到下逐渐靠前,上起自肾门,向下开口止于膀胱。

4.　膀胱　空虚的膀胱似锥形,膀胱壁较厚,呈软组织密度影。膀胱充盈时呈球形,横断面为圆形,边界清晰,膀胱壁变薄且厚度均匀,膀胱内尿液呈均匀水样密度,CT增强扫描排泄期密度增高。矢状断面可观察膀胱顶、膀胱颈、膀胱体及膀胱底部的断面形态。

（二）MRI 解剖

泌尿系统各解剖结构均适宜MR检查,磁共振水成像技术(MRU)不需要对比剂就可显示肾盂、肾盏、输尿管和膀胱。

1.　肾上腺　肾上腺的MRI检查用IR和SE技术可以得到较满意的影像效果,其多种参数和信号显示对肾上腺肿瘤的鉴别能力优于CT。平扫时,肾上腺以$T_1WI$图像上显示为佳,信号强度与同层面肝实质相似,呈中等信号,与周围高信号的脂肪形成鲜明对比,利于观察其解剖结构。$T_2WI$图像上为中等低信号。一般情况下,由于化学位移的影响,肾上腺皮质和髓质分辨不清。增强扫描,肾上腺被均匀一致强化,脂肪抑制成像后肾上腺信号强度高于周围脂肪组织,显示清晰。

2.　肾　肾MRI检查,因肾周脂肪间隙无论是$T_1WI$或是$T_2WI$都显示为高信号,与肾的信号形成较好的自然对比度,易于观察。

平扫肾皮质和髓质呈中等信号,但由于肾皮质和髓质含水量不同,所以在MRI成像时皮质和髓质均可分辨,皮质在$T_1WI$上信号略高于髓质,在$T_2WI$上等于或略低于髓质。在$T_2WI$脂肪抑制图像上肾轮廓更加清晰。肾盂、肾盏内的尿液在肾窦内脂肪信号的衬托下,肾盂、肾盏结构容易显示。在MRI图像上肾实质与肾周脂肪交界处可见肾周低信号环影,这是由于化学位移形成的伪影,不可误诊为肾包膜增厚、包膜下积液或钙化。肾门是肾血管进出肾脏的位置,肾动、静脉通常由于流空效应,在$T_1WI$或$T_2WI$图像上只显示血管管腔呈低信号。增强扫描采用顺磁性造影剂血管注射后,按不同时间,分期进行MRI成像,强化特点与CT增强扫描类似,能反映出肾的功能情况。

3.　膀胱　MRI能够较好地显示膀胱,膀胱内尿液与水的信号特征相同,$T_1WI$显示为低信号,$T_2WI$显示为高信号。膀胱壁由黏膜层、黏膜下层、肌层和浆膜层构成,其中肌层较厚,所以膀胱壁的信号与肌肉相近,在$T_1WI$图像上比尿液信号高,在$T_2WI$图像上比尿液信号低。一般在$T_2WI$图像上可以显示膀胱壁的三层结构。充盈态的膀胱形态和周围毗邻关系与CT类似。

（三）US 解剖

1.　肾　在B超图像上,肾形态规则,长轴呈"蚕豆"状,短轴呈椭圆形,肾周有包膜和脂肪垫均为光滑的线状强回声,边界清楚,肾的外形偶尔可见分叶或切迹;肾实质与肾窦较容易区分,肾实质显示为等回声,肾窦内含有脂肪组织表现为不均匀的椭圆形高回声区。肾皮质回声略低于肝脾内部回声,但略高于肾髓质的回声,肾髓质(肾锥体)呈圆锥形低回声,尖端指向肾门,放射状排列在肾窦周围。肾盂、肾盏及输尿管上段内有尿液时显示为无回声,肾内集合系统可通过测量肾盂宽度判断是否出现肾积水,正常肾盂无回声区前后径一般在1cm以内。肾周有较宽的脂肪间隙呈稍高回声,厚度因人而异。

2. 输尿管及膀胱

(1)输尿管:正常情况下输尿管由于容易受到腹内肠气干扰,且解剖结构管径细、位置深的特点,超声不易显示,但当肾积水或膀胱充盈时,管腔积水,输尿管扩张,超声易显示两端,中段输尿管难显示。扩张的输尿管呈管状,管内无回声,管壁为光滑的线状中、高回声,有时可有伴有后壁增强。

(2)膀胱:在膀胱充盈状态下,正常膀胱超声显像为轮廓清晰、边界光整、内壁光滑的无回声暗区。探头近端有时会出现"透光"样不稳定高回声影,这是由于混响效应而产生的伪影,可适当调节时间亮度增益和减少焦点数得到改善,探头远端的膀胱后壁可出现后壁回声增强,呈明亮带状强回声。男女膀胱充盈时形态略有不同,因为女性膀胱后方有子宫压迹。超声动态观察充盈态膀胱时,在膀胱三角区输尿管开口处可见间歇性喷尿现象,喷尿时呈短暂线状强回声。

**(四)肾及肾上腺核素显像**

1. 肾核素显像 肾核素显像分为静态和动态显像两种。

(1)肾动态显像:包括反映肾血流的灌注显像及反映肾功能的动态显像。需要连续或间隔一定时间多次采集影像。

(2)肾静态显像:运用被肾实质细胞浓聚且排泄缓慢的显像剂,在适当时间内,通过显像获得肾内放射性的分布,从而了解肾的形态、位置、大小、功能状态和肾内占位性病变的情况。

2. 肾上腺核素显像 肾上腺核素显像属于功能显像,分为皮质显像和髓质显像两种。当肾上腺皮质(髓质)增生或皮质肿瘤时,肾上腺皮质(髓质)显像增强或减弱。

# 第三部分:综合实训与习题

## 一、综合实训(填图)

1. 腹部前后位

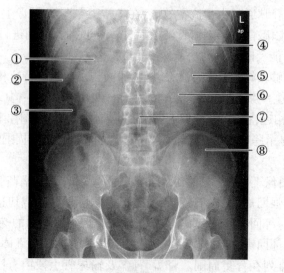

图 4-3-1

①_____ ; ②_____ ; ③_____ ;

④_____ ; ⑤_____ ; ⑥_____ ;

⑦_____ ; ⑧_____ 。

2. 排泄性尿路造影

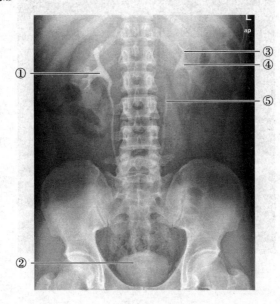

图 4-3-2

①_____ ; ②_____ ; ③_____ ;

④_____ ; ⑤_____ 。

3. 逆行输尿管造影

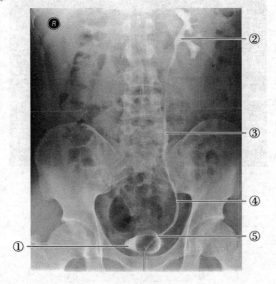

图 4-3-3

①_____；　②_____；　③_____；

④_____；　⑤_____。

4. 逆行尿道造影（男性）

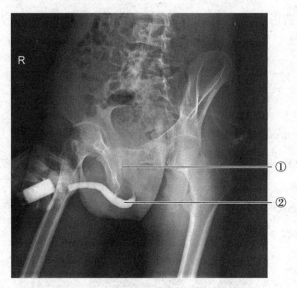

图 4-3-4

①_____；　②_____。

5. 经双侧肾上腺的横断层面（CT 增强）

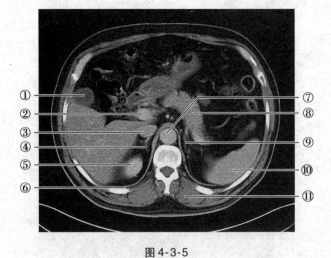

图 4-3-5

①_____；　②_____；　③_____；

④_____；　⑤_____；　⑥_____；

⑦_____；　⑧_____；　⑨_____；

⑩_____；　⑪_____。

6. 经双侧肾上腺的横断层面(MRI,$T_1$WI增强)

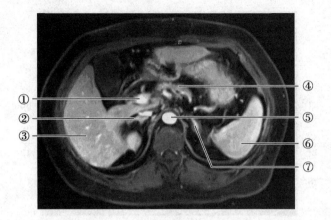

图 4-3-6

① _____；　② _____；　③ _____；

④ _____；　⑤ _____；　⑥ _____；

⑦ _____。

7. 经肾上份的横断层面(CT增强)

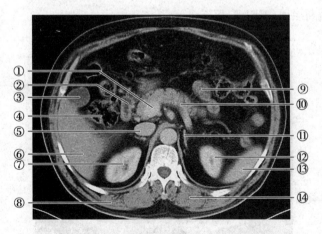

图 4-3-7

① _____；　② _____；　③ _____；

④ _____；　⑤ _____；　⑥ _____；

⑦ _____；　⑧ _____；　⑨ _____；

⑩ _____；　⑪ _____；　⑫ _____；

⑬ _____；　⑭ _____。

8. 经肾门的横断层面(CT 增强)

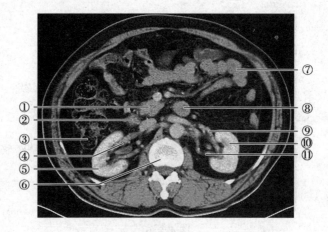

图 4-3-8

① ＿＿＿＿＿＿＿＿＿＿＿＿ ; ② ＿＿＿＿＿＿＿＿＿＿＿＿＿＿ ; ③ ＿＿＿＿＿＿＿＿＿＿＿＿＿＿＿ ;

④ ＿＿＿＿＿＿＿＿＿＿＿＿ ; ⑤ ＿＿＿＿＿＿＿＿＿＿＿＿＿＿ ; ⑥ ＿＿＿＿＿＿＿＿＿＿＿＿＿＿＿ ;

⑦ ＿＿＿＿＿＿＿＿＿＿＿＿ ; ⑧ ＿＿＿＿＿＿＿＿＿＿＿＿＿＿ ; ⑨ ＿＿＿＿＿＿＿＿＿＿＿＿＿＿＿ ;

⑩ ＿＿＿＿＿＿＿＿＿＿＿＿ ; ⑪ ＿＿＿＿＿＿＿＿＿＿＿＿＿＿ 。

9. 经双肾的横断层面( MRI, $T_1$WI)

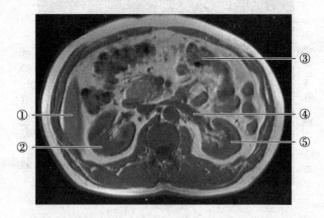

图 4-3-9

① ＿＿＿＿＿＿＿＿＿＿＿＿ ; ② ＿＿＿＿＿＿＿＿＿＿＿＿＿＿ ; ③ ＿＿＿＿＿＿＿＿＿＿＿＿＿＿＿ ;

④ ＿＿＿＿＿＿＿＿＿＿＿＿ ; ⑤ ＿＿＿＿＿＿＿＿＿＿＿＿＿＿ 。

10. 经肾下份的横断层面(CT 增强)

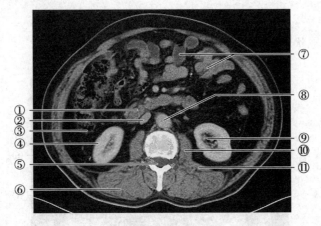

图 4-3-10

① _____ ; ② _____ ; ③ _____ ;

④ _____ ; ⑤ _____ ; ⑥ _____ ;

⑦ _____ ; ⑧ _____ ; ⑨ _____ ;

⑩ _____ ; ⑪ _____ 。

11. 经左肾门的冠状层面(CT 增强)

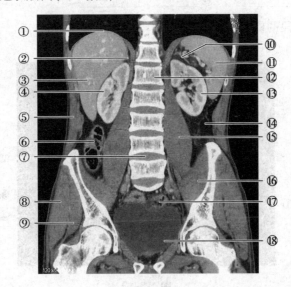

图 4-3-11

① _____ ; ② _____ ; ③ _____ ;

④ _____ ; ⑤ _____ ; ⑥ _____ ;

⑦ _____ ; ⑧ _____ ; ⑨ _____ ;

⑩ _____ ; ⑪ _____ ; ⑫ _____ ;

⑬＿＿＿＿＿＿＿＿＿＿＿＿ ；　⑭＿＿＿＿＿＿＿＿＿＿＿＿ ；　⑮＿＿＿＿＿＿＿＿＿＿＿＿ ；

⑯＿＿＿＿＿＿＿＿＿＿＿＿ ；　⑰＿＿＿＿＿＿＿＿＿＿＿＿ ；　⑱＿＿＿＿＿＿＿＿＿＿＿＿ 。

12. 经肾门的冠状层面（MRI 反相位）

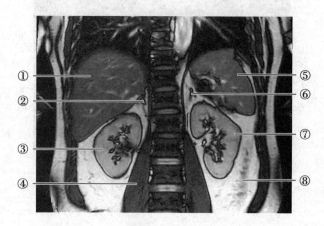

图 4-3-12

①＿＿＿＿＿＿＿＿＿＿＿＿ ；　②＿＿＿＿＿＿＿＿＿＿＿＿ ；　③＿＿＿＿＿＿＿＿＿＿＿＿ ；

④＿＿＿＿＿＿＿＿＿＿＿＿ ；　⑤＿＿＿＿＿＿＿＿＿＿＿＿ ；　⑥＿＿＿＿＿＿＿＿＿＿＿＿ ；

⑦＿＿＿＿＿＿＿＿＿＿＿＿ ；　⑧＿＿＿＿＿＿＿＿＿＿＿＿ 。

13. 经输尿管腹段的横断层面（CT）

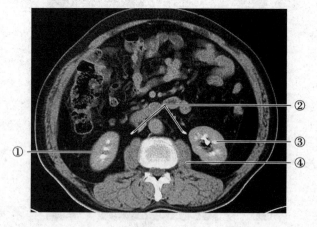

图 4-3-13

①＿＿＿＿＿＿＿＿＿＿＿＿ ；　②＿＿＿＿＿＿＿＿＿＿＿＿ ；　③＿＿＿＿＿＿＿＿＿＿＿＿ ；

④＿＿＿＿＿＿＿＿＿＿＿＿ 。

14. 经输尿管盆段的横断层面(CT)

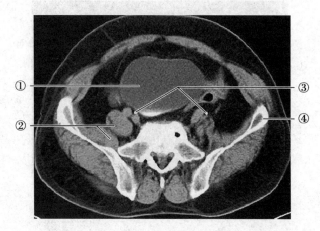

图 4-3-14

①_____ ; ②_____ ; ③_____ ;

④_____ 。

15. 右肾长轴切面

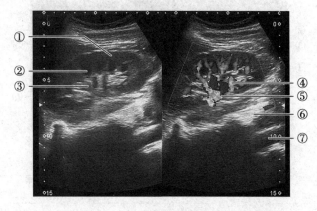

图 4-3-15

①_____ ; ②_____ ; ③_____ ;

④_____ ; ⑤_____ ; ⑥_____ ;

⑦_____ 。

16. 右肾短轴切面

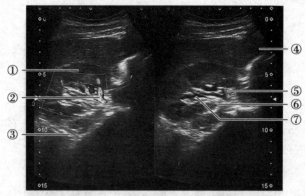

图 4-3-16

①_____；②_____；③_____；

④_____；⑤_____；⑥_____；

⑦_____。

17. 女性膀胱超声断面解剖

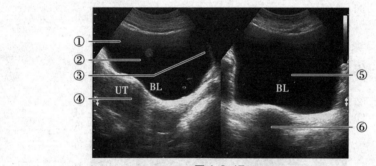

图 4-3-17

①_____；②_____；③_____；

④_____；⑤_____；⑥_____。

二、习 题

（一）名词解释

1. 肾区

2. 膀胱三角

3. 肾门

4. 肾窦

5. 肾蒂

（二）填空题

1. 泌尿系统由_____、_____、_____和_____组成。

2. 肾门是肾的_____、_____、_____出入的部位。

3. 肾窦内含_____、_____、_____、_____等。

4. 肾门在腹后壁体表投影一般位于_____外侧缘与第_____肋所成夹角内。

5. 肾锥体的底朝向_____,尖端钝圆伸向_____称_____。

6. 肾的被膜由外向内依次为_____、_____、_____。

7. 输尿管起于_____,结束于_____,根据起行程可分为_____、_____、_____。

8. 输尿管全长有三个狭窄即_____、_____、_____。

9. 膀胱可分为_____、_____、_____和_____四部分。

10. 肾盂与_____相续,由宽变窄,形态呈喇叭状最为常见,即_____型,其次还包括有_____型和_____型。

11. 肾 CT 增强扫描,可分为三期,分别是_____、_____和_____。

12. 为区分 $T_1$ 加权与 $T_2$ 加权图像,在泌尿系统中多充盈有尿液,尿液与水的信号特征相同,表现为:$T_1WI$ 时表现为_____,在 $T_2WI$ 时表现为_____。

13. 右肾上腺位于_____与_____之间,紧贴_____。左肾上腺与右肾上腺在同一水平或略低,位于_____与_____之间,_____内侧,紧贴_____。

14. 肾脏 MRI 检查,皮质和髓质因含水量不同,均可分辨,皮质在 $T_1WI$ 上信号略_____于髓质,在 $T_2WI$ 上等于或略_____于髓质。

15. 超声动态观察充盈态膀胱时,在_____处可见间歇性喷尿现象,喷尿时呈短暂线状_____。

（三）单项选择题（以下每一道题下面有 A、B、C、D、E 五个备选答案,请从中选择一个最佳答案。）

1. 下列有关肾形态的描述,错误的是（　　　）

A. 内侧缘凹陷为肾门　　　　　　　　B. 形似蚕豆形

C. 出入肾门的结构合称为肾蒂　　　　D. 右侧肾蒂较左侧长

E. 前面突出,后面平坦

2. 肾蒂内结构由前向后依次为（　　　）

A. 肾动脉、肾盂、肾静脉　　　　　　B. 肾动脉、肾静脉、肾盂

C. 肾静脉、肾动脉、肾盂　　　　　　D. 肾盂、肾动脉、肾静脉

E. 肾盂、肾静脉、肾动脉

3. 肾门位于（　　　）

A. 平第 10 胸椎,距前正中线 5cm　　　B. 平第 11 胸椎,距前正中线 5cm

C. 平第 12 胸椎,距前正中线 5cm　　　D. 平第 1 腰椎,距前正中线 5cm

E. 平第 2 腰椎,距前正中线 5cm

4. 出入肾门的结构不包括（　　　）

A. 肾动脉　　　　　　B. 肾盂　　　　　　C. 输尿管

D. 神经和淋巴　　　　E. 肾静脉

5. 肾实质不包括（　　　）

A. 肾皮质　　　　　　B. 肾柱　　　　　　C. 肾乳头

D. 肾小盏　　　　　　E. 肾单位

6. 下列有关肾柱的描述,正确的是(　　　)

A. 位于肾皮质内　　　　　　B. 呈锥体状　　　　　　C. 是肾髓质

D. 是皮质深入肾髓质部分　　E. 不属于肾实质

7. 下列有关肾锥体的描述,正确的是(　　　)

A. 有十个左右　　　　　　　　　　B. 肾乳头属肾锥体的一部分

C. 为肾皮质　　　　　　　　　　　D. 有 25～30 个

E. 不属于肾实质

8. 肾窦内不包含的结构是(　　　)

A. 肾小盏　　　　　　　　　　B. 肾大盏　　　　　　　C. 输尿管

D. 血管和神经　　　　　　　　E. 肾盂

9. 呈扁漏斗状,出肾门后渐变细移行为输尿管的是(　　　)

A. 肾窦　　　　　　　　　　　B. 肾盂　　　　　　　　C. 肾小盏

D. 肾大盏　　　　　　　　　　E. 肾乳头

10. 下列关于肾的位置的描述,正确的是(　　　)

A. 位于腹膜后面　　　　　　　　　B. 第十二肋斜过右肾的下部

C. 右肾比左肾高　　　　　　　　　D. 女性的肾较男性高

E. 左肾下端平对第三腰椎下缘

11. 下列关于肾段的概念的描述,正确的是(　　　)

A. 一个肾静脉所收集的这部分肾组织　　B. 一个肾段动脉分布区的肾实质

C. 一个肾大盏所收集的这部分肾组织　　D. 肾筋膜在肾内所分隔的这部分肾组织

E. 一个肾单位分布区的肾实质

12. 肾段可分为(　　　)

A. 上段、前段、后段、下段　　　　　　B. 上段、上前段、上后段、下段

C. 上段、下前段、下后段、下段　　　　D. 上段、上前段、下前段、下段、后段

E. 上前段、下前段、下段、后段

13. 左肾上极的横断层面上不出现(　　　)

A. 左肾上腺　　　　　　　　　B. 右肾上腺　　　　　　C. 右肾

D. 脾　　　　　　　　　　　　E. 胃

14. 在横断层面上,肾窦内的结构不包括(　　　)

A. 肾盂　　　　　　　　　　　B. 输尿管　　　　　　　C. 肾大盏

D. 肾小盏　　　　　　　　　　E. 肾血管

15. 静脉肾盂造影时首先显影的是(　　　)

A. 肾实质　　　　　　　　　　B. 肾小盏　　　　　　　C. 肾大盏

D. 肾盂　　　　　　　　　　　E. 输尿管

16. 下列关于肾脏的 X 线解剖的描述,错误的是(　　　)

A. 正常情况下,肾脏上下左右均有一定的活动度

B. 肾内缘较外缘靠前

C. 腹部平片上可观察到肾周脂肪组织

D. 右肾较左肾低 1～2cm

E. 两侧肾轴平行于腰大肌

17. 肾脏在平片中观察,肾轮廓能显示的原因是(　　　)

A. 密度比周围组织高　　　　B. 密度比周围组织低　　　　C. 肾脏内有尿液

D. 肾周围包有脂肪垫　　　　E. 肾脏血运丰富

18. 下列不属于先天畸形的是(　　　)

A. 异位肾　　　　　　　　　B. 重复肾　　　　　　　　　C. 肾旋转异常

D. 多囊肾　　　　　　　　　E. 融合肾

19. 下列关于静脉肾盂造影中腹部压迫点的描述,正确的是(　　　　)

A. 脐水平两侧　　　　　　　B. 第 1 腰椎水平两侧　　　　C. 耻骨联合上方 3cm

D. 两侧髂前上棘连线水平　　E. 脐下两侧,骶骨岬水平

20. 双肾纵轴线与脊柱形成的夹角为(　　　)

A. 15°～25°　　　　　　　　B. 10°～25°　　　　　　　　C. 25°～30°

D. 5°～10°　　　　　　　　　E. 15°～30°

**(四) 多项选择题**(以下每一道题下面有 A、B、C、D、E 五个备选答案,请从中选择所有正确答案。)

1. 下列关于肾的描述,正确的有(　　　　　)

A. 为实质性器官　　　　　　B. 为腹膜内位器官　　　　　C. 右肾比左肾高

D. 上端有肾上腺　　　　　　E. 位于腹腔后上部脊柱两旁

2. 肾窦内含有(　　　　　)

A. 肾大盏　　　　　　　　　B. 肾小盏　　　　　　　　　C. 肾柱

D. 肾盂　　　　　　　　　　E. 肾动脉分支

3. 下列关于肾筋膜的描述,正确的有(　　　　　)

A. 分前后两层包绕肾和肾上腺　　　　B. 向上向外两层互相融合

C. 向下两层互相分开　　　　　　　　D. 对肾起固定作用

E. 位于脂肪囊的外面

4. 一侧肾包括(　　　　　)

A. 15～20 个肾锥体　　　　B. 15～20 个肾乳头　　　　C. 15～20 个肾小盏

D. 2～3 个肾大盏　　　　　E. 一个肾盂

5. 下列关于肾的描述,正确的有(　　　　　)

A. 前面较凸　　　　　　　　B. 后面较平　　　　　　　　C. 外侧缘凸隆

D. 内侧缘中部凹陷　　　　　E. 呈蚕豆形

6. 维持肾的正常位置的主要因素包括(　　　　　)

A. 肾血管　　　　　　　　　B. 肾的毗邻器官　　　　　　C. 腹内压

D. 肾被膜　　　　　　　　　E. 腹膜

7. 下列关于输尿管的描述,正确的有(　　　　　)

A. 起始处较狭窄

B. 三面被有腹膜

C. 跨髂血管前方

D. 女性距子宫颈外侧 1～2cm 处,有子宫动脉横过其前上方

E. 男性输精管由外向内跨越其前方

8. 输尿管狭窄位于(          )

A. 肾盂与输尿管移行处    B. 在男性与输精管相交处   C. 越过小骨盆入口处

D. 在与子宫动脉交叉处    E. 贯穿膀胱壁处

9. 下列关于膀胱的描述,正确的有(          )

A. 前方是耻骨联合                      B. 男性下方邻接前列腺

C. 女性下方邻接尿生殖膈                D. 女性后方邻子宫颈

E. 上方覆盖有腹膜

10. 下列关于膀胱三角的描述,正确的有(          )

A. 位于膀胱体内面                      B. 在输尿管口和尿道内口之间

C. 位于膀胱底内面                      D. 此区缺少黏膜下组织

E. 为膀胱结核和肿瘤的好发部位

11. 每侧肾由哪几个肾段组成(          )

A. 上段              B. 上前段              C. 下前段

D. 下段后段          E. 后段

12. 下列关于膀胱颈的描述,正确的有(          )

A. 位于膀胱下部尿道口周围   B. 为膀胱较细的部分   C. 在男性下邻前列腺

D. 在女性下邻尿生殖膈       E. 与膀胱其他部分无明显界限

13. 女性膀胱后方有(          )

A. 直肠              B. 小肠                C. 子宫

D. 阴道              E. 乙状结肠

14. 女性尿道比男性尿道(          )

A. 短                B. 直                  C. 粗

D. 细                E. 长

15. 下列关于男性尿道的描述,正确的有(          )

A. 起于尿道内口      B. 前列腺部穿过前列腺   C. 海绵体部称前尿道

D. 尿道外口最狭窄    E. 走行形成两次弯曲

(五) 问答题

1. 简述肾的位置。

2. 简述肾的被膜及意义。

3. 简述输尿管的分部及狭窄各有哪些?

4. 何谓膀胱三角? 有什么形态特点和临床意义?

5. 分别简述男女性尿道的解剖特点。

# 第四部分:参考答案

## 一、综合实训(填图)

1. 腹部前后位解剖示意图

①右肾  ②肝下缘  ③升结肠气体   ④第 12 肋   ⑤左肾   ⑥腰大肌外缘   ⑦第 4 腰椎

⑧髂骨

2. 排泄性尿路造影

①右肾肾盂　②膀胱　③左肾上组肾盏　④左肾肾盂　⑤左输尿管

3. 逆行输尿管造影

①膀胱　②左肾肾盂　③输尿管腹段　④输尿管盆段　⑤输尿管壁内段

4. 逆行尿道造影(男性)

①耻骨联合　②尿道(男性)

5. 经双侧肾上腺的横断层面(CT 增强)

①胆囊　②门静脉　③下腔静脉　④右肾上腺　⑤右肾上极　⑥膈肌　⑦腹主动脉 ⑧胰体　⑨左肾上腺　⑩脾脏　⑪竖脊肌

6. 经双侧肾上腺的横断层面(MRI,$T_1$WI 增强)

①肝门静脉　②右肾上腺　③肝右叶　④胰体　⑤腹主动脉　⑥脾　⑦左肾上腺

7. 经肾上份的横断层面(CT 增强)

①门静脉　②十二指肠　③胆囊　④结肠肝曲　⑤下腔静脉　⑥肝右后叶　⑦右肾 ⑧背阔肌　⑨小肠　⑩胰体　⑪左肾上腺　⑫左肾　⑬脾　⑭竖脊肌

8. 经肾门的横断层面(CT 增强)

①胰头　②十二指肠降部　③横结肠　④右肾静脉　⑤右肾　⑥第 2 腰椎椎体　⑦小 肠　⑧十二指肠升部　⑨左肾静脉　⑩左肾　⑪左肾动脉

9. 经双肾的横断层面(MRI,$T_1$WI)

①肝右后下叶　②右肾　③横结肠　④左肾静脉　⑤左肾

10. 经肾下份的横断层面(CT 增强)

①十二指肠水平部　②下腔静脉　③结肠　④右肾　⑤脊髓　⑥竖脊肌　⑦小肠 ⑧腹主动脉　⑨肾窦　⑩腰大肌　⑪腰方肌

11. 经左肾门的冠状层面(CT 增强)

①膈肌　②右肾上腺　③肝右叶　④右肾　⑤腹壁　⑥升结肠　⑦第 4-5 腰椎间盘 ⑧臀中肌　⑨臀小肌　⑩左肾上腺　⑪脾　⑫第 1 腰椎　⑬左肾　⑭结肠左曲　⑮腰大肌 ⑯髂肌　⑰乙状结肠　⑱膀胱

12. 经肾门的冠状层面(MRI 反相位)

①肝脏　②右肾上腺　③右肾　④腰大肌　⑤脾　⑥左肾上腺　⑦左肾　⑧降结肠

13. 经输尿管腹段的横断层面(CT)

①右肾　②输尿管腹段　③左肾　④腰大肌

14. 经输尿管盆段的横断层面(CT)

①膀胱　②髂腰肌　③输尿管盆段　④髂骨

15. 右肾长轴切面

①肾皮质　②肾锥体　③肾窦　④肾动脉　⑤肾门　⑥肾周脂肪间隙　⑦下腔静脉

16. 右肾短轴切面

①肾皮质　②肾动脉　③肾周脂肪间隙　④肋骨　⑤肾门　⑥肾窦　⑦肾盏

17. 女性膀胱超声断面解剖

①膀胱顶部　②膀胱体　③膀胱颈部　④子宫　⑤膀胱体　⑥子宫

## 二、习　　题

**（一）名词解释**

1. 肾区：竖脊肌的外侧缘与第12肋下缘所形成的夹角部位，是肾门在腰背部的体表投影区，此区称为肾区。

2. 膀胱三角：在膀胱底部的内面，位于两输尿管口与尿道内口之间的黏膜区；此区黏膜和肌层连接紧密，黏膜光滑无皱襞，是膀胱疾病的好发部位，称膀胱三角。

3. 肾门：肾内侧缘中部的凹陷部位，是血管神经出入肾的部位，称肾门。

4. 肾窦：肾门向肾实质内凹陷形成的腔隙，称为肾窦；内有疏松结缔组织填充并含有血管神经、淋巴管和肾大、小盏肾盂等结构。

5. 肾蒂：出入肾门的神经血管淋巴管和肾盂等结构，被结缔组织包裹在一起，称肾蒂。

**（二）填空题**

1. 肾　输尿管　膀胱　尿道

2. 肾动脉　肾静脉　肾盂

3. 肾动脉　肾静脉　肾盂　肾大盏　肾小盏

4. 竖脊肌　12

5. 肾皮质　肾窦　肾乳头

6. 肾筋膜　脂肪囊　纤维囊

7. 肾盂　膀胱　腹段　盆段　壁内段

8. 起始处　同髂血管交叉处　穿膀胱壁处

9. 尖　体　底　颈

10. 输尿管　常见　分支　壶腹

11. 皮质期　实质期　排泄期

12. 低信号　高信号

13. 肝右叶　下腔静脉　右肾上极　胰　腹主动脉　脾　左肾上极

14. 高　低

15. 膀胱三角区输尿管开口　强回声

**（三）单项选择题**

1. D　2. C　3. D　4. C　5. D　6. D　7. B　8. C　9. B　10. A　11. B　12. D　13. C　14. B　15. A　16. A　17. D　18. D　19. E　20. A

**（四）多项选择题**

1. ADE　2. ABDE　3. ABCDE　4. ABDE　5. ABCDE　6. AD　7. ACDE　8. ACE　9. ABCDE　10. BCDE　11. ABCDE　12. ABCDE　13. ACD　14. ABC　15. ABCDE

**（五）问答题**

1. 简述肾的位置。

答：肾位于腹后壁上部脊柱的两侧，属于腹膜外位器官。肾的长轴向外下倾斜，呈"八"字形排列，双肾纵轴线与脊柱形成15°～25°的夹角。左肾上端平第12胸椎上缘，下端平第3腰椎上缘；右肾由于受肝的影响比左肾略低，上端平第12胸椎下缘，下端平第3腰椎下缘。第12肋斜过左肾的后面的中部、右肾后面的上部。成人的肾门约平第1腰椎平面，距正中线约 5cm。

2. 简述肾的被膜及意义。

答:肾的被膜有三层,由内向外依次为纤维囊、脂肪囊和肾筋膜。纤维囊为坚韧的致密结缔组织和少量的弹性纤维构成的薄膜,包裹于肾实质的表面,正常情况下与肾实质连接疏松,易于剥离。脂肪囊是位于肾纤维囊外周的脂肪组织,在肾的边缘部和下端较为丰富。肾筋膜是最外层的膜性结构,包被于肾和肾上腺的周围,它发出的结缔组织小梁穿过脂肪囊与纤维囊相连,为肾的主要固定结构。

3. 简述输尿管的分部及狭窄各有哪些?

答:腹段位于腹膜后方,长约 13~14cm,贴于腰大肌的前面下行,在腰大肌中点稍下有睾丸(卵巢)血管于前方斜行跨过。下行至小骨盆上口处,左、右输尿管分别跨越左髂总动脉末端和右髂外动脉起始部的前面。盆段仍在腹膜后方下行,男性输尿管与输精管交叉后转向前内侧斜穿膀胱底;女性输尿管入盆腔后,行经子宫颈两侧达膀胱底。壁内段为输尿管斜穿膀胱壁的部分,长约 1.5~2.0cm。

主要有三处狭窄分别位于输尿管的起始处,过小骨盆上口与髂血管的交叉处和穿膀胱壁处。输尿管的结石易嵌顿在狭窄部位,也是输尿管疾病的好发部位。

4. 何谓膀胱三角? 有什么形态特点和临床意义?

答:膀胱底的内面,位于两输尿管口与尿道内口之间的三角形区域,黏膜光滑无皱襞,称膀胱三角。由于此区缺少黏膜下层,黏膜与肌层紧密相连,无论膀胱处于空虚或充盈时,黏膜均保持平滑状态。膀胱三角区是肿瘤好发部位。

5. 分别简述男女性尿道的解剖特点。

答:男性尿道起于膀胱的尿道内口,止于阴茎头的尿道外口,成人的尿道长 16~22cm,管径平均 0.5~0.7cm,其行程可分 3 部分:前列腺部、膜部、海绵体部。男性尿道有3 处狭窄和两个弯曲。3 个狭窄分别位于尿道内口、膜部和尿道外口,尿道外口最为狭窄,尿道结石易滞留于狭窄处。当阴茎自然悬垂时,尿道有两个弯曲,一个位于耻骨联合下方,凹向前上,称耻骨下弯,此弯曲恒定不变。另一个位于耻骨联合前下方,凹向后下,称耻骨前弯。

女性尿道起于膀胱的尿道内口,经耻骨联合与阴道之间下行,穿过尿生殖膈以尿道外口开口于阴道前庭。女性尿道长 3~5cm,走行直、短且管径宽,易于扩张,仅有排尿功能。

(濮宏积　庞胤　李开成)

# 第四节　腹膜腔与腹膜后间隙

## 第一部分:实训目标

1. 掌握　CT、MRI 正常腹膜腔及腹膜后间隙的图像识别。
2. 熟悉　腹膜腔、腹膜后的关系及概念。
3. 了解　腹膜腔、腹膜后间隙的划分。

## 第二部分:重点难点剖析

### 一、应 用 解 剖

#### (一)腹膜腔

壁腹膜和脏腹膜互相延续、移行共同围成不规则的潜在性腔隙,称腹膜腔。男性腹膜腔为一封闭的腔隙,女性腹膜腔借输卵管、子宫、阴道与外界相通。

网膜囊是小网膜和胃后壁与腹后壁的腹膜之间的一个扁窄间隙,为腹膜腔的一部分。前壁为小网膜、胃后壁的腹膜和胃结肠韧带;后壁为横结肠及其系膜以及覆盖在胰、左肾、左肾上腺等处的腹膜;上壁为肝尾状叶和膈下方的腹膜;下壁为大网膜前、后层的融合处。网膜囊的左侧为脾、胃脾韧带和脾肾韧带;右侧借网膜孔通腹膜腔。

腹部重要的腹膜襞和隐窝有:

十二指肠上襞,位于十二指肠升部左侧,呈半月形,下缘游离。深面为口朝下方的十二指肠上隐窝,此隐窝下方是与其开口相对的十二指肠下隐窝。盲肠后隐窝位于盲肠后方,盲肠后位的阑尾常在其内。乙状结肠间隐窝位于乙状结肠左后方,乙状结肠系膜与腹后壁之间,其后壁内有左侧的输尿管经过。肝肾隐窝位于肝右叶与右肾之间,其左界为网膜孔和十二指肠降部,右界为右结肠旁沟。在仰卧时,肝肾隐窝是腹膜腔的最低部位。

腹前壁内面有 5 条腹膜襞,均位于脐下。脐与膀胱尖之间的腹膜襞为脐正中襞,内含脐尿管闭锁后形成的脐正中韧带。一对脐内侧襞位于脐正中襞的两侧,内含脐动脉闭锁后形成的脐内侧韧带。一对脐外侧襞分别位于左右侧脐内侧襞的外侧,内含腹壁下动脉和静脉,故又称腹壁动脉襞。在腹股沟韧带上方,上述 5 条腹膜襞之间形成 3 对浅凹,由中线向外侧依次为膀胱上窝、腹股沟内侧窝和腹股沟外侧窝。腹股沟内侧窝和外侧窝分别与腹股沟管浅环和深环的位置相对应。与腹股沟内侧窝相对应的腹股沟韧带之下方,有股凹。

男性膀胱与直肠之间有直肠膀胱陷凹。女性膀胱上面的腹膜向后折转到子宫前面,形成膀胱子宫陷凹。子宫后面的腹膜从子宫体向下覆盖子宫颈,再转至阴道后穹的上面,然后返折至直肠的前面,形成一个较深的直肠子宫陷凹又称 Douglas 腔。站立或坐位时,男性的直肠膀胱陷凹和女性的直肠子宫陷凹是腹膜腔的最低部位。

腹膜腔借横结肠及其系膜分为结肠上区和结肠下区。结肠上区以肝为界分为肝上间隙和肝下间隙。结肠下区常以肠系膜根和升、降结肠为标志分为左、右结肠旁沟及肠系膜窦四个间隙。

#### (二)腹膜后间隙

腹膜后间隙是腹膜壁层与腹内筋膜之间的间隙,上缘封闭下缘开放(肾周间隙上方除外)。包括(1)肾前间隙:位于壁腹膜与肾前筋膜之间,其内有十二指肠、胰、升结肠、降结肠、肠系膜血管、淋巴结及脂肪组织等。(2)肾周间隙:位于肾前筋膜和肾后筋膜之间。上方前后融于膈下筋膜,下方开放,外侧融合形成侧锥筋膜,内侧 75% 相通,25% 不相通。此间隙内含肾、肾上腺、脂肪、肾包膜血管。(3)肾后间隙:位于肾后筋膜、侧锥筋膜和腹横筋膜之间,其内无器官,含脂肪、血管、淋巴结。

### 二、X 线 解 剖

1. 腹膜腔 良好的 CR/DR 腹部平片上可见腹脂线,为两侧肋腹部到大骨盆内侧两条透亮线条状影,是腹壁肌肉与腹膜之间的腹膜外脂肪。当空腔器官穿孔、腹膜腔产气菌感染、贯通伤或腹部术后,站立位或卧位时膈下肝上间隙及肝周、肝下间隙可见新月状、条带状、线状的游离气体影。

2. 腹膜后间隙　在腹部平片上,因各解剖结构重叠,难以显示。

## 三、断 层 解 剖

### (一) 横断层面

1. 第一肝门层面　第一肝门呈"H"形,左缘上方由镰状韧带下方圆韧带裂构成,右缘由胆窝、胆囊、中轴线构成,静脉韧带裂构成"H"形的一横线,"H"形的左缘外侧为肝左外叶,右缘外侧为肝右外叶,"一"前方为左内叶,后方为尾叶。左外叶的左后缘与胃后侧壁间可见小网膜囊,左肝缘的前方可见左肝前间隙,右肝缘的前方可见右肝前间隙。

2. 右肾静脉层面　肾及腹膜后间隙显示清楚。肾前方为肾筋膜,肾前筋膜前方为肾前间隙,外侧可见侧锥筋膜、肾后筋膜、肾周脂肪囊及肾周间隙,肾后筋膜后方为肾后间隙。

### (二) 冠状断面

肝冠状韧带冠状层面:显示肝脏冠状面图像,可观察肝上间隙、肝下间隙、左结肠下间隙、右结肠下间隙。右结肠下间隙似三角形,三边分别为升结肠、右半横结肠及其系膜及内侧的小肠系膜。左结肠下间隙似倾斜的倒 U 字形,上以左半横结肠及其系膜为界,外侧为降结肠及乙状结肠,内侧为小肠系膜,下方倾斜向右下,与盆腔直接相通。盲肠、升结肠与右侧胁腹壁之间即右结肠旁沟,上方与右肝上、下间隙,下方与盆腔诸间隙相通。降结肠与左侧胁腹壁之间为左结肠旁沟。下方与盆腔开放。

### (三) 矢状断面

在临床工作中常用经右肝中线层面,可以观察到肝脏的左右切面,对前腹壁、大网膜、肠系膜显示正常结构及异常病变更加仔细,对观察肝上、下间隙显示也较清晰,对腹腔积液等显示更佳。

## 第三部分:综合实训与习题

## 一、综合实训(填图)

1. 经第一肝门的横断层面(CT 增强)

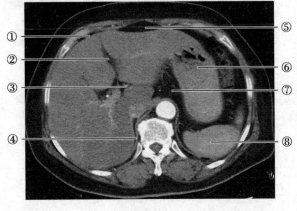

图 4-4-1

①＿＿＿＿＿＿＿＿＿＿＿；　　②＿＿＿＿＿＿＿＿＿＿＿；　　③＿＿＿＿＿＿＿＿＿＿＿；

④＿＿＿＿＿＿＿＿＿＿＿；　　⑤＿＿＿＿＿＿＿＿＿＿＿；　　⑥＿＿＿＿＿＿＿＿＿＿＿；

⑦＿＿＿＿＿＿＿＿＿＿＿；　　⑧＿＿＿＿＿＿＿＿＿＿＿。

2. 经右肾静脉的横断层面(CT)

图 4-4-2

①＿＿＿＿＿＿＿＿＿＿＿；　　②＿＿＿＿＿＿＿＿＿＿＿；　　③＿＿＿＿＿＿＿＿＿＿＿；

④＿＿＿＿＿＿＿＿＿＿＿；　　⑤＿＿＿＿＿＿＿＿＿＿＿；　　⑥＿＿＿＿＿＿＿＿＿＿＿；

⑦＿＿＿＿＿＿＿＿＿＿＿；　　⑧＿＿＿＿＿＿＿＿＿＿＿；　　⑨＿＿＿＿＿＿＿＿＿＿＿。

3. 经肝冠状韧带的冠状层面(CT 增强)

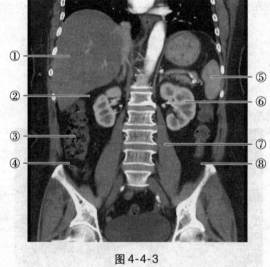

图 4-4-3

①＿＿＿＿＿＿＿＿＿＿＿；　　②＿＿＿＿＿＿＿＿＿＿＿；　　③＿＿＿＿＿＿＿＿＿＿＿；

④＿＿＿＿＿＿＿＿＿＿＿；　　⑤＿＿＿＿＿＿＿＿＿＿＿；　　⑥＿＿＿＿＿＿＿＿＿＿＿；

⑦＿＿＿＿＿＿＿＿＿＿＿；　　⑧＿＿＿＿＿＿＿＿＿＿＿。

4. 经右肝矢状层面(CT)

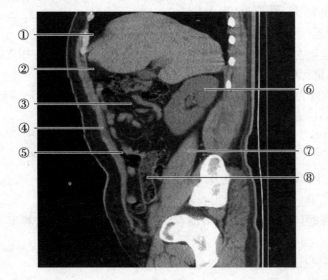

图 4-4-4

①＿＿＿＿＿＿＿＿＿＿；　②＿＿＿＿＿＿＿＿＿＿；　③＿＿＿＿＿＿＿＿＿＿；

④＿＿＿＿＿＿＿＿＿＿；　⑤＿＿＿＿＿＿＿＿＿＿；　⑥＿＿＿＿＿＿＿＿＿＿；

⑦＿＿＿＿＿＿＿＿＿＿；　⑧＿＿＿＿＿＿＿＿＿＿。

5. 经静脉韧带裂的横断层面(MRI,$T_1$WI 增强)

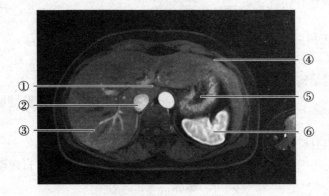

图 4-4-5

①＿＿＿＿＿＿＿＿＿＿；　②＿＿＿＿＿＿＿＿＿＿；　③＿＿＿＿＿＿＿＿＿＿；

④＿＿＿＿＿＿＿＿＿＿；　⑤＿＿＿＿＿＿＿＿＿＿；　⑥＿＿＿＿＿＿＿＿＿＿。

## 二、习　　题

（一）名词解释

1. 腹膜腔

2. 网膜囊

（二）填空题

1. 属于腹膜间位器官的有 _____、_____、_____、_____、_____、和_____。

2. 网膜是指_____和_____、_____、_____相连的双层腹膜皱襞，其间有血管、神经、淋巴管和结缔组织等。

3. 右肝上间隙分为三个间隙：冠状韧带前方的_____，冠状韧带后方的_____以及冠状韧带前、后层之间无腹膜覆盖的_____。

4. 网膜囊的前壁为_____、_____和_____，后壁为_____及其系膜以及覆盖在_____、_____、_____等处的腹膜；上壁为_____和膈下方的腹膜；下壁为大网膜前、后层的融合处。网膜囊的左侧为_____、_____和_____；右侧借_____通腹膜腔。

（三）单项选择题（以下每一道题下面有 A、B、C、D、E 五个备选答案，请从中选择一个最佳答案。）

1. 下列关于网膜孔的描述，正确的是（  ）
A. 位于肝十二指肠上部  B. 上界为肝尾叶  C. 前界为胰尾
D. 不与腹膜腔相连  E. 上述均不对

2. 下列关于左结肠旁沟的描述，正确的是（  ）
A. 卵圆孔  B. 左肠系膜窦向外通左结肠旁沟
C. 后方为横结肠及系膜  D. 上通肝肾隐窝
E. 内壁为降结肠

3. 腹膜外位器官有（  ）
A. 胃  B. 肾
C. 充盈的膀胱和直肠上段  D. 横结肠
E. 肝、胆囊

4. 形成腹膜的结构不包括（  ）
A. 肠系膜  B. 小网膜  C. 肝圆韧带
D. 大网膜  E. 胃脾韧带

5. 胃脾韧带内有（  ）
A. 脾静脉  B. 左肾动脉  C. 胃短动脉
D. 脾动脉  E. 胰腺

（四）多项选择题（以下每一道题下面有 A、B、C、D、E 五个备选答案，请从中选择所有正确答案。）

1. 下列关于肝裸区的描述，错误的有（  ）
A. 右侧有肝圆韧带裂  B. 与小网膜囊相通
C. 前界为肝膈面的腹膜  D. 左侧有肝静脉沟
E. 后界为肝膈面后部的腹膜

2. 肾前间隙内有（  ）
A. 肾  B. 十二指肠  C. 胰
D. 升结肠  E. 降结肠

3. 下列关于网膜囊的描述,正确的有( 　　　　　 )

A. 位于小网膜和胃后方与后腹壁之间

B. 即肝肾隐窝

C. 后壁为小网膜、胃后壁的腹膜和胃结肠韧带

D. 下壁为大网膜前、后层的融合处

E. 借网膜孔通腹膜腔

4. 腹膜内位器官有( 　　　　　 )

A. 胃　　　　　　　　　　B. 空肠　　　　　　　　　　C. 肝

D. 脾　　　　　　　　　　E. 阑尾

5. 站立或坐位时,腹膜腔的最低部位( 　　　　　 )

A. 腹股沟内侧窝　　　　　B. 肝肾隐窝　　　　　　　　C. 直肠膀胱陷凹

D. 直肠子宫陷凹　　　　　E. 腹股沟外侧窝

(五) 问答题

1. 试述肝和胃的韧带。

2. 试述肝上、肝下间隙及左、右结肠旁沟。

3. 试述腹膜后三个间隙断面解剖。

## 第四部分:参考答案

### 一、综合实训(填图)

1. 经第一肝门的横断层面(CT 增强)

①右肝前间隙　②肝圆韧带　③肝静脉韧带裂　④右膈肌脚　⑤左肝前间隙　⑥胃　⑦小网膜囊　⑧脾

2. 经右肾静脉的横断层面(CT)

①肝下间隙　②右肾前间隙　③右肾周围间隙　④右肾　⑤肾前筋膜　⑥侧锥筋膜　⑦肾周脂肪囊　⑧肾后筋膜　⑨肾后间隙

3. 经肝冠状韧带的冠状层面(CT 增强)

①肝脏　②肝下间隙　③升结肠　④升结肠旁沟　⑤脾脏　⑥左肾　⑦腰大肌　⑧降结肠旁沟

4. 经右肝矢状层面(CT)

①肝上间隙　②肝下间隙　③小肠系膜　④右前腹壁　⑤大网膜　⑥右肾　⑦右侧腰大肌　⑧升结肠

5. 经静脉韧带裂的横断层面(MRI,$T_1$WI 增强)

①静脉韧带裂　②下腔静脉　③肝脏　④肝前间隙　⑤胃　⑥脾脏

### 二、习　　题

(一) 名词解释

1. 腹膜腔:壁腹膜和脏腹膜互相延续、移行共同围成不规则的潜在性腔隙,称腹膜腔。

2. 网膜囊:小网膜和胃后壁与腹后壁的腹膜之间的一个扁窄间隙,又称小腹膜腔。

（二）填空题

1. 肝 胆囊 升结肠 降结肠 子宫 充盈的膀胱 直肠上段

2. 胃小弯 胃大弯 小肠 大肠

3. 右肝上前间隙 右肝上后间隙 肝裸区

4. 小网膜 胃后壁的腹膜 胃结肠韧带 横结肠 胰 左肾 左肾上腺 肝尾状叶 脾 胃脾韧带 脾肾韧带 网膜孔

（三）单项选择题

1. A 2. E 3. B 4. C 5. C

（四）多项选择题

1. AB 2. BCDE 3. ADE 4. ABDE 5. CD

（五）问答题

1. 试述肝和胃的韧带。

答：肝与腹前壁和膈之间有肝镰状韧带，左、右冠状韧带及左、右三角韧带；在肝与胃和十二指肠之间有小网膜，肝与右肾之间有肝肾韧带。

肝镰状韧带是由二层腹膜形成的皱壁，呈矢状位，自脐延伸至肝上面，其游离缘内有脐至肝门的脐静脉索，它相当于左、右肝的分界。在肝镰状韧带的游离缘中包裹有肝圆韧带，此韧带由胎儿时期脐静脉闭锁而成，从左纵沟的前部一直延伸连至脐；左纵沟的后部容纳静脉韧带，是胎儿时期静脉导管的遗迹。

肝冠状韧带由前、后两层腹膜而成。前层由裸区前上缘，反折膈下面的腹膜，后层则自肝下面向后至肝裸区下缘，然后反折至膈下面的腹膜。后层的一部分由肝至右肾上腺前面称之为肝肾韧带。肝冠状韧带一般分为左、右两部，位于肝右叶者为右肝冠状韧带，位于肝左叶者为左肝冠状韧带。

肝三角韧带左右各一，实为左、右冠状韧带向两侧的直接延续。左三角韧带由肝左叶的后面至膈的下面，直至肝左缘附近。右三角韧带由肝右叶的后部至膈下面，达肝右缘附近。

从肝门连于胃小弯的部分称肝胃韧带，上界为胃食管结合，下界为胰体，前界为肝左叶，后界为膈脚，右侧界为肝尾叶，左侧界为胃小弯。胃肝韧带内含有胃左、右动脉、冠状静脉、幽门静脉、胃神经丛分支及胃上淋巴结。

肝十二指肠韧带为位于肝脏脏面的横沟与十二指肠球部之间，左接肝胃韧带，右侧游离，后为网膜孔的腹膜形成结构。其双层腹膜内含肝动脉、门静脉主干、胆总管、淋巴结、淋巴管及肝神经丛等。通常称其为肝蒂。

胃的前后壁均有腹膜覆盖，自胃大、小弯移行到附近器官，即为韧带和网膜。有肝胃韧带、肝十二指肠韧带、胃脾韧带、胃膈韧带、胃结肠韧带和胃胰韧带。

胃结肠韧带连接胃和横结肠，向下延伸为大网膜，为四层腹膜结构。胃脾韧带连接脾门与胃大弯左侧，内有胃短血管。胃膈韧带由胃大弯上部胃底连接膈肌。胃胰韧带为胃窦部后壁连接胰头颈部的腹膜皱襞。

2. 试述肝上、肝下间隙及左、右结肠旁沟。

答：肝上间隙位于膈下与肝上面之间。借镰状韧带分为左肝上间隙和右肝上间隙。左肝上间隙以冠状韧带分为其前方的左肝上前间隙和后方的左肝上后间隙。右肝上间隙以冠状韧带划分为三个间隙：冠状韧带前方的右肝上前间隙，冠状韧带后方的右肝上后间隙以及冠状韧带前、后层之间无腹膜覆盖的肝裸区。

肝下间隙位于肝下面与横结肠及其系膜之间,借肝圆韧带分为左肝下间隙和右肝下间隙,后者即肝肾隐窝。左肝下间隙以小网膜和胃分为前方的左肝下前间隙和后方的左肝下后间隙。

结肠旁沟位于升、降结肠的外侧。右结肠旁沟为升结肠与右腹侧壁之间的裂隙,向上直通肝肾隐窝,向下经右髂窝通盆腔。左结肠旁沟为降结肠与左腹侧壁之间的裂隙。

3. 试述腹膜后三个间隙断面解剖。

答:(1)肾前间隙:位于壁腹膜与肾前筋膜之间,其内有十二指肠、胰、升结肠、降结肠、肠系膜血管、淋巴结及脂肪组织等。

(2)肾周间隙:位于肾前筋膜和肾后筋膜之间。上方:前后融于膈下筋膜,下方:开放性,外侧方:融合形成侧锥筋膜,内侧方:75% 相通,25% 不相通。内含肾、肾上腺、脂肪、肾包膜血管。

(3)肾后间隙:位于肾后筋膜、侧锥筋膜和腹横筋膜之间,其内无器官。内有脂肪、血管、淋巴结。

在经右肾静脉层面横断图像可清楚的显示腹膜后间隙。肾前方为肾筋膜,肾前筋膜前方为肾前间隙,外侧可见侧锥筋膜、肾后筋膜、肾周脂肪囊及肾周间隙,肾后筋膜后方为肾后间隙。

(李洪涛　程曙文　庞胤)

# 第五章

## 盆部与会阴

### 第一部分:实训目标

1. **掌握** 女性、男性盆部断层解剖结构及毗邻关系。
2. **熟悉** 女性、男性盆部结构在断层面中的配布规律,女性、男性盆部与会阴的应用解剖。
3. **了解** 盆部与会阴的境界。

### 第二部分:重点难点剖析

#### 一、应 用 解 剖

1. **盆壁、盆底肌** 盆部包括骨盆、盆壁、盆膈及盆腔器官等内容。骨盆由两侧的髋骨及后方的骶尾骨连结而成。盆壁肌包括闭孔内肌和梨状肌,梨状肌穿过坐骨大孔,其下方为梨状肌下孔,有坐骨神经等通过。盆底肌包括肛提肌和尾骨肌,与其上下面的盆膈上、下筋膜一起构成盆膈。

2. **骨盆骨性标记** 两侧髂嵴最高点的连线平对第4腰椎棘突,其横断面称为嵴间平面;两侧髂后上棘的连线平对第2骶椎中部。

3. **盆筋膜间隙的位置、形成及配布** 盆壁、脏筋膜之间相互移行形成盆筋膜间隙,这些间隙被髂内动脉鞘伸出的筋膜分隔为前方的尿生殖部和后方的直肠部。尿生殖部的间隙又分为男性的膀胱前、后间隙或女性的膀胱前、后间隙和子宫旁间隙;直肠部的间隙又分为直肠旁间隙和直肠后间隙。盆筋膜间隙为器官感染和渗出液贮存扩散的空间,各间隙既分隔又相互连通,病变时渗出液等可相互蔓延,甚至蔓延至盆腔之外。

4. **膀胱的位置、毗邻及功能状态** 膀胱位于盆腔前部,空虚时上界约与骨盆上口相当,充盈时可升至耻骨联合上缘以上。膀胱体上面有腹膜覆盖,下外侧面紧贴耻骨后隙的疏松结缔组织、肛提肌和闭孔内肌。男性膀胱底上部借直肠膀胱陷凹与直肠相邻,下部与精囊和输精管壶腹相邻;膀胱颈与前列腺相接。女性的膀胱底与子宫颈和阴道前壁相贴,膀胱颈与尿生殖膈相邻。膀胱充盈时呈卵圆形,膀胱尖上升至耻骨联合以上,这时腹前壁折向膀胱的腹膜也随之上移,膀胱的下外侧面直接与腹前壁相贴。

5. **尿生殖膈** 尿生殖三角肌(包括会阴深横肌及尿道括约肌,女性为尿道阴道括约肌)以及覆盖于它们的尿生殖膈上、下筋膜,共同构成尿生殖膈,有封闭盆膈裂孔、加固盆底的作用。

6. 前列腺的位置、大小和毗邻关系　前列腺位于膀胱颈部下方,包绕尿道的前列腺部,外形如栗子,尖向下、底朝上。正常年轻人前列腺上下径、横径和前后径分别为 3.0cm、3.1cm 和 2.3cm,重约 20g,前列腺大小和重量随年龄而增大,老年人分别为 5.0cm、4.8cm 和 4.3cm。

7. 前列腺的分叶　前列腺分左右侧叶、后叶、中叶、前叶五叶。左右侧叶最大,位于前列腺的两侧,是前列腺增生的好发部位,侧叶增大压迫尿道,可引起排尿困难;后叶位于前列腺的后部,是前列腺癌的好发部位;中叶位于精阜上方,尿道与射精管之间,中叶增生时,向上发展突入膀胱,使尿道内口的后唇隆起,容易影响排尿;前叶甚小,无临床重要性。在经大转子上端至耻骨弓的几个横断层中可见到直肠前方的前列腺,其中有尿道通过。另外,经过前列腺的冠状和矢状断层中均可不同程度地显示前列腺的形态。

8. 卵巢的形态、位置和固定装置　卵巢左右各一,位于小骨盆侧壁的髂血管分叉处。正常成人卵巢的外形呈扁卵圆形,大小约 4cm×3cm×1cm,卵巢的大小和形状随年龄而有差异;幼女的卵巢较小而表面光滑;性成熟期卵巢体积最大,因多次排卵,表面出现凹凸不平的瘢痕;35～40 岁卵巢开始缩小,50 岁左右随月经停止而逐渐萎缩变小、变硬。卵巢上端通过卵巢悬韧带固定于小骨盆侧缘;下端借卵巢固有韧带连于子宫。其前缘借卵巢系膜连于子宫阔韧带,后者包绕卵巢和卵巢固有韧带,对卵巢也起固定作用。

9. 子宫的形态、位置及毗邻关系　子宫呈倒置的梨形,分为子宫底、体、颈三部分。除盆底肌、尿生殖膈、阴道等子宫周围结构的承托外,子宫阔韧带、子宫圆韧带、子宫主韧带等的固定也起到保持子宫正常位置的作用。子宫与输卵管连接处称子宫角;子宫颈与子宫体之间的缩窄部为子宫峡。正常子宫呈前倾前屈位,前倾即子宫与阴道之间形成一向前开放的角度,大约为直角;前屈为子宫体与子宫颈之间向前开放的角度,为钝角。

10. 子宫的韧带和固定装置　子宫阔韧带,位于子宫两侧,由双层腹膜构成,略呈冠状位,有限制子宫向两侧倾倒的作用,可分为输卵管系膜、卵巢系膜和子宫系膜三部分。子宫圆韧带,是一对扁索状韧带,由结缔组织和平滑肌组成。始于子宫角下方的子宫侧缘,被子宫阔韧带包裹,由腹环进入腹股沟管,出皮下环后分散为一些纤维束,终止于大阴唇皮下。子宫主韧带,位于子宫系膜下部两层之间,由结缔组织和平滑肌构成,连于子宫颈和小骨盆侧壁,是维持子宫不至向下脱垂的主要结构。子宫骶韧带,从子宫颈向后绕过直肠两侧,附于骶骨前面,该韧带有固定子宫颈,防止其前移,并保持子宫前屈的作用。

11. 输尿管盆段走行及其与子宫动脉的关系　输尿管盆段位于盆侧壁的腹膜下,行经髂内血管、腰骶干和骶髂关节前方,向后下走行,继而经过脐动脉起始段和闭孔血管、神经的内侧,在坐骨棘平面,转向前内穿入膀胱底的外上角。女性输尿管盆部位于卵巢的后下方,经子宫阔韧带基底部至子宫颈外侧约 2cm 处时,子宫动脉从其前上方跨过,恰似"桥下流水"。临床结扎子宫动脉时,慎勿损伤输尿管。

12. 直肠和肛管　直肠约在第 3 骶椎平面续于乙状结肠,穿过盆膈后易名为肛管,后者借肛门开口于体外。直肠盆部的黏膜形成 3 条半月状的皱襞,称直肠横襞(中间横襞恒定且最大,距肛门约 7.5cm)在矢状面上,直肠可见两个弯曲:直肠骶曲和直肠会阴曲。在冠状面上有三个侧曲,上下凸向右,中间凸向左。

## 二、X 线 解 剖

### (一)骨盆前后位片

骶骨中线应通过耻骨联合。骶髂关节左右对称,两侧髂耻线加上骶骨岬前缘及耻骨联合围成一鸡心形的环,即小骨盆入口,其上为大骨盆,其下为小骨盆。两侧耻、坐骨下缘经过耻骨联合下缘的连线为耻骨弓,耻骨弓的夹角为耻骨角。

正常骨盆 X 线中耻骨下缘弧形线与股骨颈内侧弧形线连成的弧度,称为沈通线(Shenton 线)。沈通线连续,髋关节位置良好;沈通线不连续,髋关节脱位或者半脱位。

### (二)男、女性骨盆的结构差异

①第 1 骶椎的最大宽度女性大于男性。②男性髂骨翼前份呈弓形伸向前外,女性则平直伸向前外。③女性骨盆入口及出口的横径均大于男性。④股骨大转子间径和髂嵴间径男、女之间无显著差异。

## 三、断 层 解 剖

### (一)男性盆部与会阴在连续横断面上的分段及结构配布

经髋臼上缘以上的层面,空腔脏器主要为肠管,右前方有盲肠和阑尾,左前方有弯曲的乙状结肠,大部分肠管为回肠;盆部的神经、血管出现于盆壁的后外侧,随层面下移则逐渐向前外侧移动。经髋臼上缘至耻骨联合下缘之间的层面,主要以盆腔脏器为主。膀胱首先出现于回肠之间,至前列腺出现时基本消失;直肠紧贴于骶骨前方,与膀胱之间为直肠膀胱陷凹,其间的精囊和输精管壶腹自外侧向内侧排列,向下汇合成射精管,穿过前列腺开口于尿道。盆腔后外侧壁出现坐骨大孔,内有梨状肌穿出,将坐骨大孔分为梨状肌上、下孔,内有粗大的坐骨神经出入。闭孔内肌位于盆壁前外侧,与闭孔之间有闭膜管及其内的闭孔神经、血管出入盆腔。在耻骨联合下缘以下的层面,主要特征为会阴部的器官结构。肛提肌呈 U 形绕过直肠后方和前列腺及尿道两侧,向前连于耻骨联合后方,肛管穿过盆膈的后份,其外侧呈三角形的疏松结缔组织区域为坐骨肛门窝,左、右侧经肛管后方相通。耻骨弓呈"八"字形,其内侧为会阴部结构,外侧为下肢断面。

### (二)女性盆部与会阴在连续横断层面上的分段及结构配布

由上向下经腰 5/骶 1 椎间盘至第 3 骶椎平面,此段主要显示下腹部肠管、膀胱及子宫底部。经第 3 骶椎平面至髋臼上缘平面,回肠、乙状结肠等肠管位于各层面的前部,子宫、卵巢位于中间,直肠位于后部。经从髋臼上缘平面至耻骨联合上缘层面,主要显示膀胱、子宫、阴道和直肠等。经从耻骨联合上缘层面至耻骨弓平面,主要显示尿道、阴道和肛管。

### (三)子宫在横断层面上的位置、形态及分部

正常子宫的大小、形态与年龄等有关,多位于骶 2 ~ 骶 4 和髋关节中份(经股骨头凹)平面,子宫各部均可出现。一般情况下在未出现髋关节层面中的子宫部分是子宫底或子宫体,出现髋关节层面后的子宫部分则为子宫颈。

在横断层面上,子宫可呈圆形、近似圆形或纺锤形,其壁明显分为两层,即外层的肌层和内层的子宫内膜。子宫前缘较短而稍平;后缘较长,且光滑并明显后凸;左、右侧向外侧分别延伸为子宫阔韧带。

当子宫横断层面上未出现其内腔时,此部分即为子宫底;在髋关节平面以上的子宫断面

中,出现有狭窄的横行裂隙即子宫腔,此部分子宫为子宫体;在髋关节平面以下的子宫则明显变细,即子宫颈,其中央的狭小腔隙为子宫颈管。当子宫颈后方出现阴道穹后部时,该平面的子宫为子宫颈阴道部;而该平面以上的子宫颈,则为子宫颈阴道上部。

### (四) 前列腺在横断层面上的位置、形态及结构

前列腺上界多出现于耻骨联合上部平面,个别也可出现于耻骨联合中部平面,正常前列腺不应超过耻骨联合上缘 10mm。前列腺下界常于耻骨联合下缘 5mm 处消失,即耻骨弓或耻骨联合下缘平面。耻骨联合中点平面是显示前列腺的最佳横断层面。①前列腺上部层面为经膀胱底和耻骨联合上份的平面,前列腺呈栗子形或半球形,边界清楚,表面光滑,左右对称;其前外侧壁略呈弧形凸起,后壁较为平坦,尿道穿经前列腺体的前部。断面结构由前叶、中叶和侧叶组成。②前列腺中部层面为经耻骨联合中份和尾骨尖的平面,前列腺呈板栗形,侧面隆凸,后面平坦。尿道前列腺部的位置偏前,尿道后壁上可见突入腔内的尿道嵴,嵴后方有前列腺小囊,囊的两侧可见射精管斜穿前列腺实质。断面结构由前叶、中叶、侧叶和后叶组成。③前列腺下部层面为经前列腺尖和耻骨弓的平面,前列腺呈三角形或新月形,两侧稍凸,紧贴肛提肌;后方凹陷为后正中沟,有时也可见尿道海绵体的起始部。断面结构主要由左、右侧叶组成。

# 第三部分:综合实训与习题

## 一、综合实训(填图)

1. 辨认男性生殖系统解剖结构

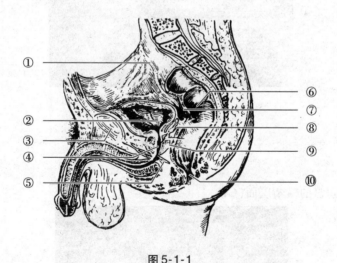

图 5-1-1

①_____ ; ②_____ ; ③_____ ;

④_____ ; ⑤_____ ; ⑥_____ ;

⑦_____ ; ⑧_____ ; ⑨_____ ;

⑩_____ 。

2. 正常男性骨盆 X 线正位

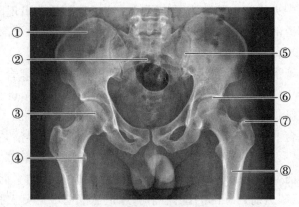

图 5-1-2

①_____；　②_____；　③_____；

④_____；　⑤_____；　⑥_____；

⑦_____；　⑧_____。

3. 输精管造影

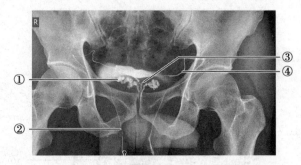

图 5-1-3

①_____；　②_____；　③_____；

④_____。

4. 经腰 5 椎间盘的横断层面（CT）

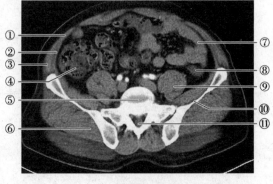

图 5-1-4

①_____；　②_____；　③_____；

④_____；　⑤_____；　⑥_____；

⑦_____；　⑧_____；　⑨_____；

⑩_____；　⑪_____。

5. 经第 1 骶椎上部的横断层面(CT)

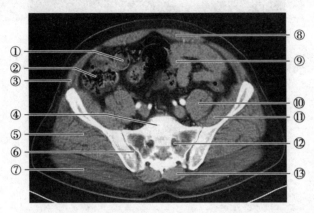

图 5-1-5

①_____；　②_____；　③_____；

④_____；　⑤_____；　⑥_____；

⑦_____；　⑧_____；　⑨_____；

⑩_____；　⑪_____；　⑫_____；

⑬_____。

6. 经第 2 骶椎上部的横断层面(CT)

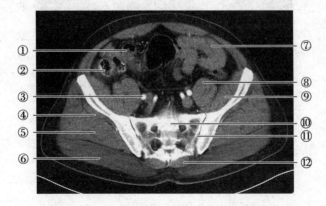

图 5-1-6

①_____；　②_____；　③_____；

④_____；　⑤_____；　⑥_____；

⑦_____;　　⑧_____;　　⑨_____;

⑩_____;　　⑪_____;　　⑫_____。

7. 经第 3 骶椎的横断层面( CT)

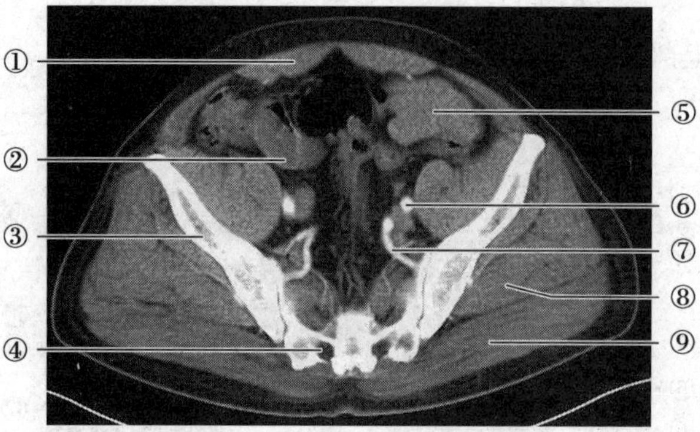

图 5-1-7

①_____;　　②_____;　　③_____;

④_____;　　⑤_____;　　⑥_____;

⑦_____;　　⑧_____;　　⑨_____。

8. 经第 4 骶椎的横断层面( CT)

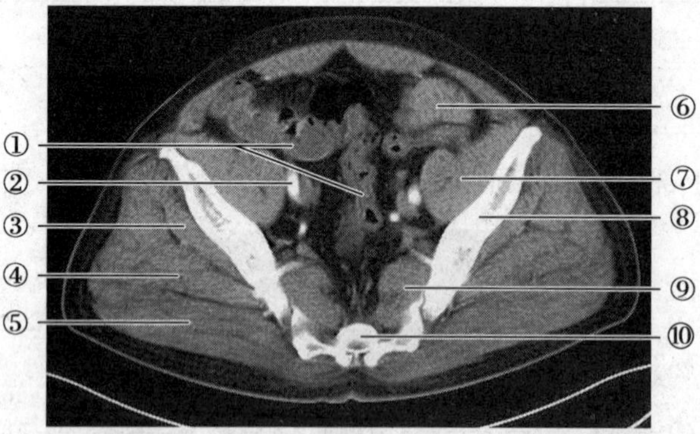

图 5-1-8

①_____;　　②_____;　　③_____;

④_____;　　⑤_____;　　⑥_____;

⑦_____;　　⑧_____;　　⑨_____;

⑩_____。

9. 经第 5 骶椎的横断层面（CT）

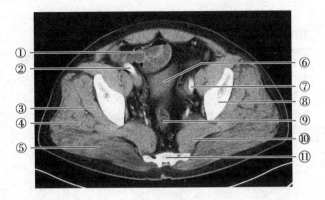

图 5-1-9

① _____ ; ② _____ ; ③ _____ ;

④ _____ ; ⑤ _____ ; ⑥ _____ ;

⑦ _____ ; ⑧ _____ ; ⑨ _____ ;

⑩ _____ ; ⑪ _____ 。

10. 经髋臼上缘的横断层面（CT）

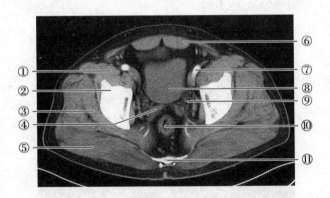

图 5-1-10

① _____ ; ② _____ ; ③ _____ ;

④ _____ ; ⑤ _____ ; ⑥ _____ ;

⑦ _____ ; ⑧ _____ ; ⑨ _____ ;

⑩ _____ ; ⑪ _____ 。

11. 经股骨头中部的横断层面(CT)

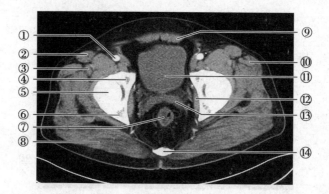

图 5-1-11

① _____ ；　② _____ ；　③ _____ ；

④ _____ ；　⑤ _____ ；　⑥ _____ ；

⑦ _____ ；　⑧ _____ ；　⑨ _____ ；

⑩ _____ ；　⑪ _____ ；　⑫ _____ ；

⑬ _____ ；　⑭ _____ 。

12. 经大转子上部的横断层面(CT)

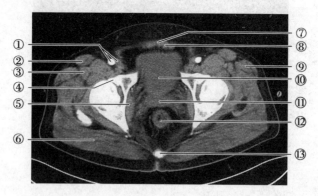

图 5-1-12

① _____ ；　② _____ ；　③ _____ ；

④ _____ ；　⑤ _____ ；　⑥ _____ ；

⑦ _____ ；　⑧ _____ ；　⑨ _____ ；

⑩ _____ ；　⑪ _____ ；　⑫ _____ ；

⑬ _____ 。

13. 经耻骨联合上部的横断层面(CT)

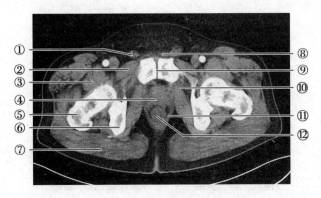

图 5-1-13

①_____；②_____；③_____；

④_____；⑤_____；⑥_____；

⑦_____；⑧_____；⑨_____；

⑩_____；⑪_____；⑫_____。

14. 经耻骨弓部的横断层面(CT)

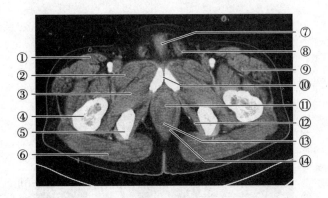

图 5-1-14

①_____；②_____；③_____；

④_____；⑤_____；⑥_____；

⑦_____；⑧_____；⑨_____；

⑩_____；⑪_____；⑫_____；

⑬_____；⑭_____。

15. 经双侧髋臼的冠状层面（CT, MPR）

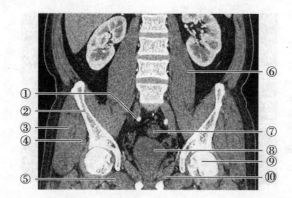

图 5-1-15

①_____ ;　　②_____ ;　　③_____ ;

④_____ ;　　⑤_____ ;　　⑥_____ ;

⑦_____ ;　　⑧_____ ;　　⑨_____ ;

⑩_____ 。

16. 经前列腺中部的冠状层面（CT, MPR）

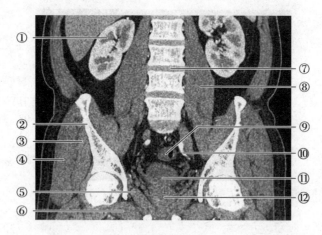

图 5-1-16

①_____ ;　　②_____ ;　　③_____ ;

④_____ ;　　⑤_____ ;　　⑥_____ ;

⑦_____ ;　　⑧_____ ;　　⑨_____ ;

⑩_____ ;　　⑪_____ ;　　⑫_____ 。

17. 经精囊的冠状层面(CT,MPR)

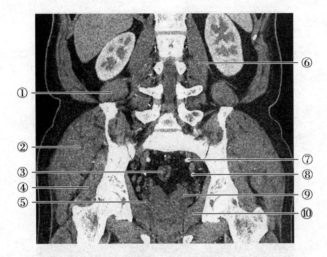

图 5-1-17

① _____ ; ② _____ ; ③ _____ ;

④ _____ ; ⑤ _____ ; ⑥ _____ ;

⑦ _____ ; ⑧ _____ ; ⑨ _____ ;

⑩ _____ 。

18. 经正中偏右的矢状层面(CT,MPR)

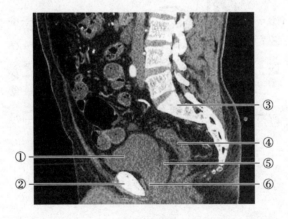

图 5-1-18

① _____ ; ② _____ ; ③ _____ ;

④ _____ ; ⑤ _____ ; ⑥ _____ 。

19. 经正中的矢状层面(MRI,$T_2$WI)

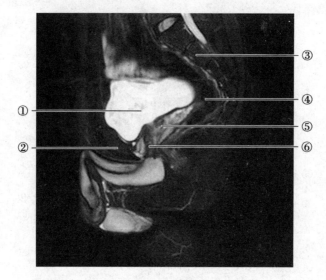

图 5-1-19

①＿＿＿＿＿＿＿＿＿＿＿；　②＿＿＿＿＿＿＿＿＿＿＿；　③＿＿＿＿＿＿＿＿＿＿＿；

④＿＿＿＿＿＿＿＿＿＿＿；　⑤＿＿＿＿＿＿＿＿＿＿＿；　⑥＿＿＿＿＿＿＿＿＿＿＿。

20. 辨认女性内生殖器解剖结构

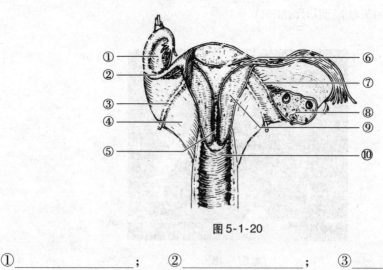

图 5-1-20

①＿＿＿＿＿＿＿＿＿＿＿；　②＿＿＿＿＿＿＿＿＿＿＿；　③＿＿＿＿＿＿＿＿＿＿＿；

④＿＿＿＿＿＿＿＿＿＿＿；　⑤＿＿＿＿＿＿＿＿＿＿＿；　⑥＿＿＿＿＿＿＿＿＿＿＿；

⑦＿＿＿＿＿＿＿＿＿＿＿；　⑧＿＿＿＿＿＿＿＿＿＿＿；　⑨＿＿＿＿＿＿＿＿＿＿＿；

⑩＿＿＿＿＿＿＿＿＿＿＿。

21. 正常女性骨盆 X 线正位

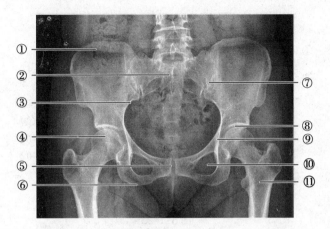

图 5-1-21

①＿＿＿＿＿＿＿＿＿＿； 　②＿＿＿＿＿＿＿＿＿＿； 　③＿＿＿＿＿＿＿＿＿＿；

④＿＿＿＿＿＿＿＿＿＿； 　⑤＿＿＿＿＿＿＿＿＿＿； 　⑥＿＿＿＿＿＿＿＿＿＿；

⑦＿＿＿＿＿＿＿＿＿＿； 　⑧＿＿＿＿＿＿＿＿＿＿； 　⑨＿＿＿＿＿＿＿＿＿＿；

⑩＿＿＿＿＿＿＿＿＿＿； 　⑪＿＿＿＿＿＿＿＿＿＿。

22. 正常子宫输卵管造影

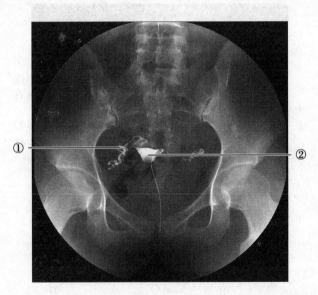

图 5-1-22

①＿＿＿＿＿＿＿＿＿＿； 　②＿＿＿＿＿＿＿＿＿＿。

23. 经腰 5 椎间盘的横断层面(CT)

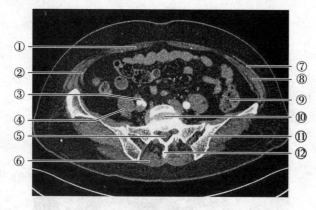

图 5-1-23

①_____；　②_____；　③_____；

④_____；　⑤_____；　⑥_____；

⑦_____；　⑧_____；　⑨_____；

⑩_____；　⑪_____；　⑫_____。

24. 经第 1 骶椎下部的横断层面(CT)

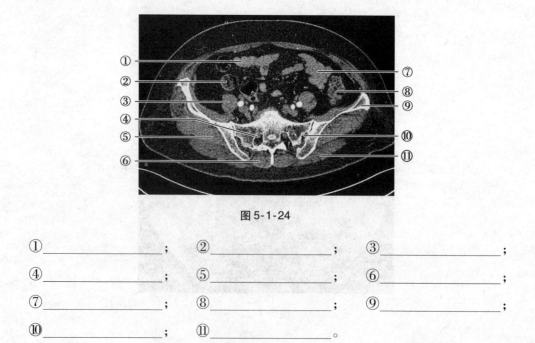

图 5-1-24

①_____；　②_____；　③_____；

④_____；　⑤_____；　⑥_____；

⑦_____；　⑧_____；　⑨_____；

⑩_____；　⑪_____。

25. 经第 2 骶椎的横断层面(CT)

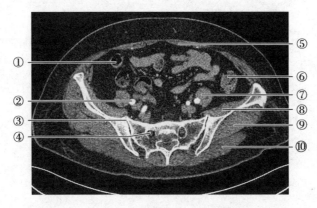

图 5-1-25

① _____ ; ② _____ ; ③ _____ ;

④ _____ ; ⑤ _____ ; ⑥ _____ ;

⑦ _____ ; ⑧ _____ ; ⑨ _____ ;

⑩ _____ 。

26. 经第 3 骶椎上部的横断层面(CT)

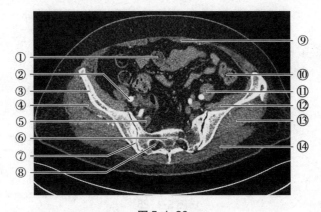

图 5-1-26

① _____ ; ② _____ ; ③ _____ ;

④ _____ ; ⑤ _____ ; ⑥ _____ ;

⑦ _____ ; ⑧ _____ ; ⑨ _____ ;

⑩ _____ ; ⑪ _____ ; ⑫ _____ ;

⑬ _____ ; ⑭ _____ 。

27. 经第 4 骶椎的横断层面(CT)

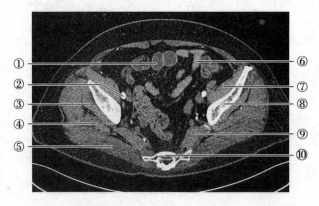

图 5-1-27

①_____; ②_____; ③_____;

④_____; ⑤_____; ⑥_____;

⑦_____; ⑧_____; ⑨_____;

⑩_____。

28. 经第 5 骶椎的横断层面(CT)

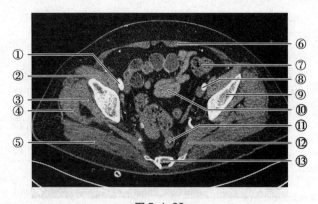

图 5-1-28

①_____; ②_____; ③_____;

④_____; ⑤_____; ⑥_____;

⑦_____; ⑧_____; ⑨_____;

⑩_____; ⑪_____; ⑫_____;

⑬_____。

29. 经尾骨的横断层面(CT)

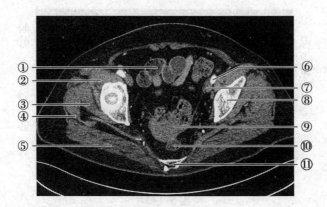

图 5-1-29

①＿＿＿＿＿＿＿＿＿＿＿＿ ; ②＿＿＿＿＿＿＿＿＿＿＿＿ ; ③＿＿＿＿＿＿＿＿＿＿＿＿＿ ;

④＿＿＿＿＿＿＿＿＿＿＿＿ ; ⑤＿＿＿＿＿＿＿＿＿＿＿＿ ; ⑥＿＿＿＿＿＿＿＿＿＿＿＿＿ ;

⑦＿＿＿＿＿＿＿＿＿＿＿＿ ; ⑧＿＿＿＿＿＿＿＿＿＿＿＿ ; ⑨＿＿＿＿＿＿＿＿＿＿＿＿＿ ;

⑩＿＿＿＿＿＿＿＿＿＿＿＿ ; ⑪＿＿＿＿＿＿＿＿＿＿＿＿ 。

30. 经髋臼上缘的横断层面(CT)

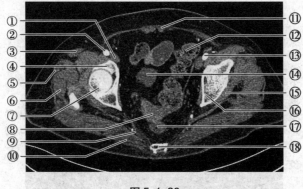

图 5-1-30

①＿＿＿＿＿＿＿＿＿＿＿＿ ; ②＿＿＿＿＿＿＿＿＿＿＿＿ ; ③＿＿＿＿＿＿＿＿＿＿＿＿＿ ;

④＿＿＿＿＿＿＿＿＿＿＿＿ ; ⑤＿＿＿＿＿＿＿＿＿＿＿＿ ; ⑥＿＿＿＿＿＿＿＿＿＿＿＿＿ ;

⑦＿＿＿＿＿＿＿＿＿＿＿＿ ; ⑧＿＿＿＿＿＿＿＿＿＿＿＿ ; ⑨＿＿＿＿＿＿＿＿＿＿＿＿＿ ;

⑩＿＿＿＿＿＿＿＿＿＿＿＿ ; ⑪＿＿＿＿＿＿＿＿＿＿＿＿ ; ⑫＿＿＿＿＿＿＿＿＿＿＿＿＿ ;

⑬＿＿＿＿＿＿＿＿＿＿＿＿ ; ⑭＿＿＿＿＿＿＿＿＿＿＿＿ ; ⑮＿＿＿＿＿＿＿＿＿＿＿＿＿ ;

⑯＿＿＿＿＿＿＿＿＿＿＿＿ ; ⑰＿＿＿＿＿＿＿＿＿＿＿＿ ; ⑱＿＿＿＿＿＿＿＿＿＿＿＿＿ 。

31. 经股骨头中部的横断层面(CT)

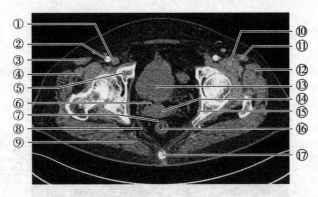

图 5-1-31

① _____ ; ② _____ ; ③ _____ ;

④ _____ ; ⑤ _____ ; ⑥ _____ ;

⑦ _____ ; ⑧ _____ ; ⑨ _____ ;

⑩ _____ ; ⑪ _____ ; ⑫ _____ ;

⑬ _____ ; ⑭ _____ ; ⑮ _____ ;

⑯ _____ ; ⑰ _____ 。

32. 经耻骨联合上部的横断层面(CT)

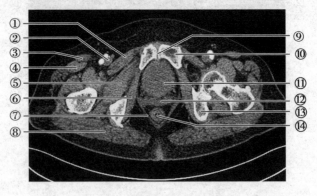

图 5-1-32

① _____ ; ② _____ ; ③ _____ ;

④ _____ ; ⑤ _____ ; ⑥ _____ ;

⑦ _____ ; ⑧ _____ ; ⑨ _____ ;

⑩ _____ ; ⑪ _____ ; ⑫ _____ ;

⑬ _____ ; ⑭ _____ 。

33. 经耻骨联合下部的横断层面(CT)

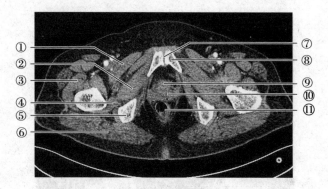

图 5-1-33

① _____ ;　② _____ ;　③ _____ ;

④ _____ ;　⑤ _____ ;　⑥ _____ ;

⑦ _____ ;　⑧ _____ ;　⑨ _____ ;

⑩ _____ ;　⑪ _____ 。

34. 经子宫的冠状层面(CT)

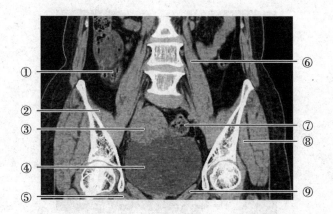

图 5-1-34

① _____ ;　② _____ ;　③ _____ ;

④ _____ ;　⑤ _____ ;　⑥ _____ ;

⑦ _____ ;　⑧ _____ ;　⑨ _____ 。

35. 经子宫颈的冠状层面(CT)

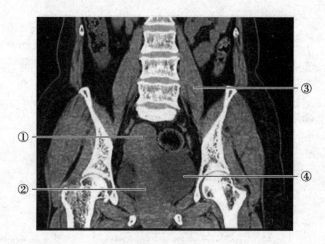

图 5-1-35

①＿＿＿＿＿＿＿＿＿＿＿＿＿＿；　②＿＿＿＿＿＿＿＿＿＿＿＿＿＿＿；　③＿＿＿＿＿＿＿＿＿＿＿＿＿＿＿；
④＿＿＿＿＿＿＿＿＿＿＿＿＿＿。

36. 经子宫正中的矢状层面(CT)

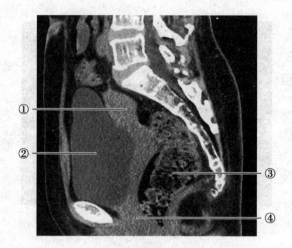

图 5-1-36

①＿＿＿＿＿＿＿＿＿＿＿＿＿＿；　②＿＿＿＿＿＿＿＿＿＿＿＿＿＿＿；　③＿＿＿＿＿＿＿＿＿＿＿＿＿＿＿；
④＿＿＿＿＿＿＿＿＿＿＿＿＿＿。

37. 经子宫正中的矢状层面（MRI,T$_2$WI）

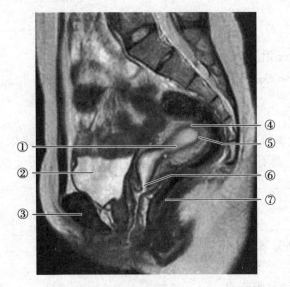

图 5-1-37

①＿＿＿＿＿＿＿＿＿＿＿＿；　②＿＿＿＿＿＿＿＿＿＿＿＿；　③＿＿＿＿＿＿＿＿＿＿＿＿；

④＿＿＿＿＿＿＿＿＿＿＿＿；　⑤＿＿＿＿＿＿＿＿＿＿＿＿；　⑥＿＿＿＿＿＿＿＿＿＿＿＿；

⑦＿＿＿＿＿＿＿＿＿＿＿＿。

38. 子宫超声

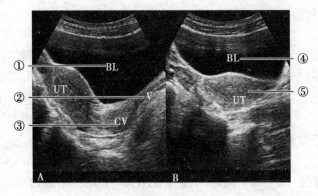

图 5-1-38

①＿＿＿＿＿＿＿＿＿＿＿＿；　②＿＿＿＿＿＿＿＿＿＿＿＿；　③＿＿＿＿＿＿＿＿＿＿＿＿；

④＿＿＿＿＿＿＿＿＿＿＿＿；　⑤＿＿＿＿＿＿＿＿＿＿＿＿。

## 二、习　　题

（一）名词解释

1. 盆膈

2. 会阴

3. 尿生殖三角

4. 肛门三角

5. 子宫阔韧带

6. 泪滴线（Koekler 泪滴）

7. 沈通线（Shenton 线）

（二）填空题

1. 盆筋膜可分为_____、_____和_____。

2. 盆腔由骨盆及覆盖其内面的肌肉和筋膜围成,内有消化、泌尿和生殖系统等重要器官及血管。前部:主要有_____和_____;中部:男:_____、_____和_____;女:_____、_____、_____和_____;后部:主要为_____。

3. 膀胱可分_____、_____、_____和_____四部分。

4. 前列腺按解剖分区法(传统的分叶法 Lowsley 1912 年):_____、_____、_____和_____五叶。

5. 在女性,髂内动脉脏支有_____、_____和_____及阴部动脉等,分布至相应脏器及会阴。

6. 直肠位于_____,上于_____平面接乙状结肠,向下穿_____延续为肛管。

7. 分布于直肠的主要动脉有_____和_____及骶正中动脉。

8. 在矢状断面上,直肠有两个弯曲,上部的称_____,下部的称_____。

9. 男性膀胱底上部隔_____与直肠相邻,下部与_____和_____相邻,膀胱颈与_____相接。

10. 子宫位于_____和_____间,两侧与_____、_____相邻,上方与小肠袢相邻,下方接_____,其前面隔着_____与膀胱上面相邻,子宫颈阴道上部的前方借膀胱阴道隔与膀胱底相邻,子宫后面隔_____及直肠阴道隔与直肠相邻。

11. 卵巢上端通过_____固定于小骨盆侧缘;下端借_____连于子宫。其外缘借卵巢系膜连于_____,后者包绕卵巢和卵巢固有韧带,对卵巢也起固定作用。

12. 输卵管位于盆腔子宫底两侧的子宫阔韧带上缘内,可分为_____、_____、_____和_____四部分。

（三）单项选择题(以下每一道题下面有 A、B、C、D、E 五个备选答案,请从中选择一个最佳答案。)

1. 下列关于盆膈的描述,错误的是(　　)

A. 其前部有盆膈裂孔

B. 分隔盆腔和会阴

C. 盆膈肌为肛提肌和尾骨肌

D. 由盆膈肌及盆膈上、下筋膜组成

E. 前部为尿生殖膈

2. 下列关于膀胱的描述,正确的是(　　)

A. 男性膀胱体邻精囊

B. 男性膀胱底与前列腺相邻

C. 女性膀胱与直肠相邻

D. 新生儿膀胱位置较成年人低

E. 充盈时升至耻骨联合上缘以上

3. 下列关于直肠的描述,正确的是( )

A. 直肠的全长均有腹膜覆盖

B. 腹膜覆盖其上 1/3 前面和两侧面

C. 男性直肠隔腹膜与精囊、尿道和前列腺相邻

D. 男性直肠隔着腹膜与射精管、输精管壶腹和前列腺相邻

E. 女性直肠隔着腹膜与膀胱相邻

4. 前列腺鞘由( )

A. 盆脏筋膜形成　　　　　B. 盆壁筋膜形成　　　　　C. 腹横筋膜形成

D. 脏腹膜形成　　　　　　E. 壁腹膜形成

5. 在盆腔内输尿管( )

A. 分为盆段和壁内段　　　　　　　B. 男性经过输精管前上方至膀胱底

C. 女性经过子宫动脉的前上方至膀胱底　　D. 壁内段开口于膀胱体

E. 左侧跨过左髂外动脉起始部

6. 前列腺的位置是( )

A. 位于膀胱底与尿生殖膈之间　　　　　B. 位于膀胱颈与尿生殖膈之间

C. 位于膀胱底与盆膈之间　　　　　　　D. 位于膀胱尖与盆膈之间

E. 位于膀胱颈与盆膈之间

7. 盆腔脏器排列从前向后是( )

A. 生殖、消化、泌尿器官　　　　　B. 消化、泌尿、生殖器官

C. 泌尿、生殖、消化器官　　　　　D. 生殖、泌尿、消化器官

E. 泌尿、消化、生殖器官

8. 第 1 骶椎的横断层面上不出现( )

A. 直肠　　　　　　　B. 肠系膜　　　　　　　C. 乙状结肠

D. 乙状结肠系膜　　　E. 回肠

9. 骶丛和坐骨神经在横断层面上定位的标志结构为( )

A. 骶骨　　　　　　　B. 髂骨　　　　　　　C. 梨状肌

D. 闭孔内肌　　　　　E. 闭孔外肌

10. 髋臼上缘的横断层面上不出现( )

A. 坐骨神经　　　　　B. 直肠　　　　　　　C. 回肠

D. 直肠膀胱陷凹　　　E. 乙状结肠

11. 前列腺的横断层面上不出现( )

A. 尿道　　　　　　　B. 射精管　　　　　　C. 输精管

D. 前列腺静脉丛　　　E. 直肠静脉丛

12. 耻骨联合的横断层面上不出现( )

A. 肛管　　　　　　　B. 膀胱　　　　　　　C. 直肠

D. 尿道　　　　　　　E. 前列腺

13. 在横断层面上,位居耻骨联合前方的结构为( )

A. 肛提肌　　　　　　B. 闭孔外肌　　　　　C. 精索

D. 闭孔内肌　　　　　E. 股动、静脉

14. 在横断层面上,位于髂腰肌前内侧的结构为( )
A. 输尿管　　　　　　　　B. 腰骶干　　　　　　　　C. 髂内动脉
D. 髂外动脉　　　　　　　E. 闭孔神经

15. 维持子宫前倾的主要韧带是( )
A. 子宫主韧带　　　　　　B. 子宫阔韧带　　　　　　C. 子宫圆韧带
D. 盆膈　　　　　　　　　E. 肛提肌

16. 下列关于子宫动脉的描述,正确的是( )
A. 紧贴子宫下行　　　　　　　　　B. 有分支供应输卵管
C. 走行于输尿管的后方　　　　　　D. 走行于子宫阔韧带前面
E. 有分支供应膀胱

17. 下列关于卵巢悬韧带的描述,正确的是( )
A. 内有卵巢的血管、淋巴和神经等　　B. 由结缔组织和平滑肌构成
C. 附于子宫阔韧带的后层　　　　　　D. 附于卵巢的系膜缘
E. 与子宫底相连

18. 下列关于女性直肠的毗邻,正确的是( )
A. 两侧与阴道后壁相邻　　　　　　B. 两侧的上部与盆丛相邻
C. 下部前面与肛提肌相贴　　　　　D. 上部前面与直肠子宫陷凹相邻
E. 侧面借疏松结缔组织与梨状肌邻接

19. 在横断层面上,子宫底与子宫体的分界标志是( )
A. 输卵管　　　　　　　　B. 卵巢　　　　　　　　　C. 子宫峡
D. 子宫角　　　　　　　　E. 子宫腔

20. 在横断层面上,正常子宫颈的最低平面为( )
A. 髋关节　　　　　　　　B. 耻骨弓　　　　　　　　C. 坐骨棘
D. 坐骨支　　　　　　　　E. 坐骨结节

**(四)多项选择题**(以下每一道题下面有 A、B、C、D、E 五个备选答案,请从中选择所有正确答案。)

1. 属于盆脏筋膜的是( )
A. 前列腺鞘　　　　　　　B. 盆膈筋膜　　　　　　　C. 直肠筋膜
D. 直肠膀胱膈　　　　　　E. 耻骨前列腺韧带

2. 直肠的血供来自( )
A. 直肠上动脉　　　　　　B. 直肠下动脉　　　　　　C. 肛动脉
D. 骶外侧动脉　　　　　　E. 骶正中动脉

3. 子宫能维持其生理位置,主要依靠( )
A. 肛提肌　　　　　　　　B. 闭孔内肌　　　　　　　C. 子宫诸韧带
D. 尿生殖膈　　　　　　　E. 会阴中心腱

4. 下列关于膀胱的描述,正确的是( )
A. 与前列腺在位置上呈上、下关系
B. 空虚时为腹膜外位器官
C. 充盈时腹膜返折线可上升到耻骨联合以上

D. 近盆底的横断面,膀胱后方可见到前列腺

E. 在 CT 图像中,其后方可见膀胱精囊角

5. 前列腺增生肥大症引起尿道压迫的临床症状,常由于前列腺哪些部分增生所致(　　　　　)

A. 前叶　　　　　　　　B. 后叶　　　　　　　　C. 中叶

D. 左叶　　　　　　　　E. 右叶

6. 与盆膈有关的结构包括(　　　　　)

A. 直肠　　　　　　　　B. 肛提肌　　　　　　　　C. 盆膈裂孔

D. 盆膈筋膜　　　　　　E. 尾骨肌

7. 下列关于坐骨直肠窝的描述,正确的是(　　　　　)

A. 位于肛提肌外下方,肛管的两侧　　　　B. 顶壁为肛提肌及盆膈下筋膜

C. 左、右侧相通　　　　　　　　　　　　D. 呈底朝下的锥形

E. 窝内有大量脂肪组织,但血供较差

8. 女性尿生殖区结构的主要特点有(　　　　　)

A. 会阴中心腱上续直肠阴道隔下缘

B. 尿生殖膈下筋膜较男性薄弱

C. 会阴中心腱较男性发育良好

D. 会阴深隙内有尿道和阴道通过,并有围绕其周围的尿道阴道括约肌

E. 会阴浅隙内,两侧有阴蒂脚和坐骨海绵体肌,内侧有前庭球和前庭大腺以及球海绵体肌

9. 构成坐骨肛门窝内侧壁的是(　　　　　)

A. 肛提肌　　　　　　　　B. 尾骨肌　　　　　　　　C. 坐骨结节

D. 骶结节韧带　　　　　　E. 肛门外括约肌

10. 下列关于坐骨肛门窝的描述,正确的是(　　　　　)

A. 位于肛管的两侧　　　　　　　　B. 顶为闭孔筋膜及盆膈下筋膜

C. 底为皮肤和浅筋膜　　　　　　　D. 呈底朝下的锥形间隙

E. 窝内有大量脂肪组织和纤维隔

(五) 问答题

1. 简述盆筋膜间隙的位置、形成及配布。

2. 试述膀胱的毗邻。

3. 试述输尿管盆段走行及其与子宫动脉的关系。

4. 简述子宫在横断层面上的位置、形态及分部。

5. 简述前列腺在横断层面上的位置、形态及结构。

# 第四部分:参考答案

## 一、综合实训(填图)

1. 辨认男性生殖系统解剖结构

①输尿管　②膀胱　③耻骨联合　④尿道前列腺部　⑤尿生殖膈　⑥直肠　⑦直肠膀

胱陷凹　⑧精囊　⑨前列腺　⑩肛门

2. 正常男性骨盆 X 线正位

①髂骨翼　②骶骨　③股骨头　④股骨小转子　⑤骶髂关节　⑥髋关节间隙　⑦股骨大转子　⑧股骨干

3. 输精管造影

①精囊　②右侧输精管　③输精管壶腹　④左侧输精管

4. 经腰 5 椎间盘的横断层面(CT)

①腹外斜肌　②腹横肌　③腹内斜肌　④升结肠　⑤腰 5-骶 1 椎间盘　⑥臀中肌　⑦回肠　⑧降结肠　⑨腰大肌　⑩髂骨翼　⑪马尾

5. 经第 1 骶椎上部的横断层面(CT)

①回肠　②升结肠　③腹内斜肌　④第 1 骶椎体　⑤臀中肌　⑥骶髂关节　⑦臀大肌　⑧腹直肌　⑨乙状结肠　⑩腰大肌　⑪髂肌　⑫第 1 骶神经　⑬竖脊肌

6. 经第 2 骶椎上部的横断层面(CT)

①回肠　②盲肠　③髂外动脉　④臀小肌　⑤臀中肌　⑥臀大肌　⑦回肠　⑧腰大肌　⑨髂肌　⑩第 2 骶椎体　⑪骶髂关节　⑫竖脊肌

7. 经第 3 骶椎的横断层面(CT)

①腹直肌　②乙状结肠　③髂骨翼　④第 3 骶神经　⑤回肠　⑥髂外动脉　⑦髂内动脉　⑧臀中肌　⑨臀大肌

8. 经第 4 骶椎的横断层面(CT)

①乙状结肠　②髂外动脉　③臀小肌　④臀中肌　⑤臀大肌　⑥回肠　⑦髂腰肌　⑧髂骨体　⑨梨状肌　⑩第 4 骶椎体

9. 经第 5 骶椎的横断层面(CT)

①乙状结肠　②髂外动脉　③臀小肌　④臀中肌　⑤臀大肌　⑥膀胱　⑦髂外动脉　⑧髂骨体　⑨直肠　⑩梨状肌　⑪第 5 骶椎

10. 经髋臼上缘的横断层面(CT)

①髂腰肌　②髋臼上缘　③臀小肌　④精囊腺　⑤臀大肌　⑥腹直肌　⑦髂外动脉　⑧膀胱　⑨输尿管　⑩直肠　⑪尾骨

11. 经股骨头中部的横断层面(CT)

①髂外动脉　②缝匠肌　③股直肌　④耻骨体　⑤股骨头　⑥坐骨体　⑦直肠　⑧臀大肌　⑨锥状肌　⑩阔筋膜张肌　⑪膀胱　⑫闭孔内肌　⑬精囊腺　⑭尾骨

12. 经大转子上部的横断层面(CT)

①股动、静脉　②缝匠肌　③股直肌　④耻骨体　⑤闭孔内肌　⑥臀大肌　⑦锥状肌　⑧腹直肌　⑨阔筋膜张肌　⑩膀胱　⑪精囊腺　⑫直肠　⑬尾骨

13. 经耻骨联合上部的横断层面(CT)

①精索　②耻骨肌　③髂腰肌　④前列腺　⑤股骨大转子　⑥坐骨结节　⑦臀大肌　⑧锥状肌　⑨耻骨联合　⑩闭孔内肌　⑪肛提肌　⑫直肠

14. 经耻骨弓部的横断层面(CT)

①缝匠肌　②耻骨肌　③闭孔外肌　④股骨　⑤坐骨结节　⑥臀大肌　⑦阴茎海绵体　⑧精索　⑨股直肌　⑩耻骨联合　⑪前列腺　⑫闭孔内肌　⑬肛管　⑭肛门括约肌

15. 经双侧髋臼的冠状层面（CT,MPR）

①髂内动脉 ②髂骨翼 ③臀大肌 ④臀中肌 ⑤闭孔外肌 ⑥腰大肌 ⑦乙状结肠 ⑧膀胱 ⑨股骨头 ⑩闭孔内肌

16. 经前列腺中部的冠状层面（CT,MPR）

①右肾 ②髂骨翼 ③臀小肌 ④臀中肌 ⑤闭孔内肌 ⑥闭孔外肌 ⑦腰 3-4 椎间盘 ⑧腰大肌 ⑨乙状结肠 ⑩髂内动脉 ⑪膀胱 ⑫前列腺

17. 经精囊的冠状层面（CT,MPR）

①臀大肌 ②臀中肌 ③乙状结肠 ④臀小肌 ⑤肛提肌 ⑥腰大肌 ⑦髂外动脉 ⑧髂内动脉 ⑨精囊 ⑩闭孔内肌

18. 经正中偏右的矢状层面（CT,MPR）

①膀胱 ②耻骨联合 ③骶椎 ④直肠 ⑤精囊腺 ⑥前列腺

19. 经正中的矢状层面（MRI,$T_2WI$）

①膀胱 ②耻骨联合 ③骶椎 ④直肠 ⑤精囊腺 ⑥前列腺

20. 辨认女性内生殖器解剖结构

①卵巢 ②输卵管 ③子宫圆韧带 ④子宫阔韧带 ⑤子宫颈管 ⑥输卵管子宫部 ⑦卵巢固有韧带 ⑧卵巢 ⑨子宫体 ⑩阴道

21. 正常女性骨盆 X 线正位

①髂骨翼 ②骶骨 ③臀上动脉压迹 ④股骨头 ⑤耻骨联合 ⑥坐骨结节 ⑦骶髂关节 ⑧髋关节间隙 ⑨耻骨梳 ⑩闭孔 ⑪股骨干

22. 正常子宫输卵管造影

①伞部 ②子宫腔

23. 经腰 5 椎间盘的横断层面（CT）

①腹直肌 ②腹横肌 ③髂外动脉 ④腰大肌 ⑤马尾 ⑥竖脊肌 ⑦腹外斜肌 ⑧腹内斜肌 ⑨降结肠 ⑩腰 5- 骶 1 椎间盘 ⑪髂骨翼 ⑫第 5 腰椎棘突

24. 经第 1 骶椎下部的横断层面（CT）

①回肠 ②升结肠 ③腰大肌 ④第 1 骶神经 ⑤臀中肌 ⑥竖脊肌 ⑦回肠 ⑧降结肠 ⑨髂骨翼 ⑩骶髂关节 ⑪臀大肌

25. 经第 2 骶椎的横断层面（CT）

①回肠 ②髂外动脉 ③骶髂关节 ④第 2 骶神经 ⑤腹直肌 ⑥乙状结肠 ⑦腰大肌 ⑧髂肌 ⑨臀中肌 ⑩臀大肌

26. 经第 3 骶椎上部的横断层面（CT）

①回肠 ②髂外动脉 ③髂骨翼 ④臀小肌 ⑤梨状肌 ⑥第 3 骶椎 ⑦骶髂关节 ⑧第 3 骶神经 ⑨腹直肌 ⑩乙状结肠 ⑪腰大肌 ⑫髂肌 ⑬臀中肌 ⑭臀大肌

27. 经第 4 骶椎的横断层面（CT）

①乙状结肠 ②右侧髂外动脉 ③臀小肌 ④臀中肌 ⑤臀大肌 ⑥回肠 ⑦髂腰肌 ⑧髂骨体 ⑨梨状肌 ⑩第 4 骶椎

28. 经第 5 骶椎的横断层面（CT）

①髂外动脉 ②髂腰肌 ③臀小肌 ④臀中肌 ⑤臀大肌 ⑥腹直肌 ⑦乙状结肠 ⑧髂外动脉 ⑨髂骨翼 ⑩回肠 ⑪直肠 ⑫梨状肌 ⑬第 5 骶椎

29. 经尾骨的横断层面(CT)

①乙状结肠 ②髂腰肌 ③臀小肌 ④臀中肌 ⑤臀大肌 ⑥髂外动脉 ⑦髂外静脉 ⑧髂骨体 ⑨子宫 ⑩直肠 ⑪尾骨

30. 经髋臼上缘的横断层面(CT)

①髂外静脉 ②髂外动脉 ③缝匠肌 ④耻骨体 ⑤阔筋膜张肌 ⑥臀中肌 ⑦股骨头 ⑧子宫 ⑨尾骨肌 ⑩臀大肌 ⑪腹直肌 ⑫乙状结肠 ⑬髂外动脉 ⑭膀胱 ⑮臀小肌 ⑯坐骨体 ⑰直肠 ⑱尾骨

31. 经股骨头中部的横断层面(CT)

①髂外静脉 ②髂外动脉 ③缝匠肌 ④股直肌 ⑤耻骨体 ⑥膀胱子宫凹 ⑦子宫直肠凹 ⑧肛提肌 ⑨臀大肌 ⑩髂腰肌 ⑪缝匠肌 ⑫阔筋膜张肌 ⑬膀胱 ⑭子宫颈 ⑮闭孔内肌 ⑯直肠 ⑰尾骨

32. 经耻骨联合上部的横断层面(CT)

①耻骨肌 ②股静脉 ③缝匠肌 ④股直肌 ⑤闭孔外肌 ⑥闭孔内肌 ⑦肛提肌 ⑧臀大肌 ⑨耻骨联合 ⑩耻骨上支 ⑪膀胱 ⑫阴道 ⑬坐骨结节 ⑭直肠

33. 经耻骨联合下部的横断层面(CT)

①耻骨肌 ②闭孔外肌 ③股外侧肌 ④股方肌 ⑤坐骨结节 ⑥臀大肌 ⑦耻骨联合 ⑧耻骨下支 ⑨尿道 ⑩阴道 ⑪肛管

34. 经子宫的冠状层面(CT)

①盲肠 ②髂腰肌 ③子宫体 ④膀胱 ⑤短收肌 ⑥腰大肌 ⑦乙状结肠 ⑧臀中肌 ⑨闭孔内肌

35. 经子宫颈的冠状层面(CT)

①子宫体 ②子宫颈 ③腰大肌 ④膀胱

36. 经子宫正中的矢状层面(CT)

①子宫 ②膀胱 ③直肠 ④子宫颈

37. 经子宫正中的矢状层面(MRI,$T_2WI$)

①子宫腔 ②膀胱 ③耻骨联合 ④子宫肌层 ⑤子宫内膜 ⑥子宫颈 ⑦直肠

38. 子宫超声

①膀胱 ②阴道 ③子宫颈 ④膀胱 ⑤子宫

## 二、习 题

**(一)名词解释**

1. 盆膈:盆膈由肛提肌、尾骨肌及覆盖肌上、下面的盆膈上、下筋膜构成,封闭小骨盆下口大部分,仅留前部一窄隙称盆膈裂孔,盆膈后部有肛管通过。

2. 会阴:会阴是指盆膈以下封闭骨盆下口的全部软组织。

3. 尿生殖三角:尿生殖三角内男性有尿道通过,女性有尿道和阴道通过,并为外生殖器所占据;尿生殖三角内借浅会阴筋膜、尿生殖膈下筋膜和尿生殖膈上筋膜构成会阴浅隙和会阴深隙。

4. 肛门三角:内有肛管、坐骨肛门窝和经过的神经、血管。

5. 子宫阔韧带:横连于子宫两侧与骨盆侧壁之间,为呈冠状位的双层腹膜皱襞。上缘游离,其内侧2/3包裹输卵管和卵巢,外侧1/3为卵巢悬韧带,下缘和外侧缘与盆底和盆侧壁的腹膜移行,内侧缘与子宫前、后面的腹膜相续。

6. 泪滴线(Koekler泪滴):髋臼阴影的上段粗而致密,中段较细,它向下绕过髋臼切迹前部的下缘,与耻骨体的内面形成一条"U"形的致密线,称为泪滴线(Koekler泪滴)。

7. 沈通线(Shenton线):正常骨盆X线中耻骨下缘弧形线与股骨颈内侧弧形线连成的弧度,称为沈通线(Shenton线)。

（二）填空题

1. 盆壁筋膜 盆脏筋膜 盆膈筋膜

2. 膀胱 尿道上部 输精管 精囊 前列腺 卵巢 输卵管 子宫 阴道 直肠

3. 尖 体 底 颈

4. 左右侧叶 后叶 中叶 前叶

5. 膀胱上动脉 膀胱下动脉 子宫动脉 直肠下动脉

6. 盆腔后部 第3骶椎 盆膈

7. 直肠上动脉 直肠下动脉

8. 骶曲 会阴曲

9. 直肠膀胱陷凹 精囊 输精管壶腹 前列腺

10. 膀胱 直肠 输卵管 卵巢 阴道 膀胱子宫陷凹 直肠子宫陷凹

11. 卵巢悬韧带 卵巢固有韧带 子宫阔韧带

12. 子宫部 峡部 壶腹部 漏斗部

（三）单项选择题

1. E 2. E 3. B 4. A 5. A 6. B 7. C 8. A 9. C 10. A 11. C 12. A 13. C 14. D 15. C 16. B 17. A 18. D 19. D 20. C

（四）多项选择题

1. ACD 2. ABE 3. ACDE 4. ABCDE 5. CDE 6. ABCDE 7. ACDE 8. ABCDE 9. ABE 10. ABCDE

（五）问答题

1. 简述盆筋膜间隙的位置、形成及配布。

答:盆壁、脏筋膜之间相互移行形成盆筋膜间隙,这些间隙被髂内动脉鞘伸出的筋膜分隔为前方的尿生殖部和后方的直肠部。尿生殖部的间隙又分为男性的膀胱前、后间隙或女性的膀胱前、后间隙和子宫旁间隙;直肠部的间隙又分为直肠旁间隙和直肠后间隙。盆筋膜间隙为器官感染和渗出液贮存扩散的空间,各间隙既分隔又相互连通,病变时渗出液等可相互蔓延,甚至蔓延至盆腔之外。

2. 试述膀胱的毗邻。

答:膀胱位于盆腔前部,空虚时上界约与骨盆上口相当。膀胱体上面有腹膜覆盖,下外侧面紧贴耻骨后隙的疏松结缔组织、肛提肌和闭孔内肌。男性膀胱底上部借直肠膀胱陷凹与直肠相邻,下部与精囊和输精管壶腹相邻;膀胱颈与前列腺相接。女性的膀胱底与子宫颈和阴道前壁相贴,膀胱颈与尿生殖膈相邻。膀胱充盈时呈卵圆形,膀胱尖上升至耻骨联合以上,这时腹前壁折向膀胱的腹膜也随之上移,膀胱的下外侧面直接与腹前壁相贴。

3. 试述输尿管盆段走行及其与子宫动脉的关系。

答:输尿管盆段位于盆侧壁的腹膜下,行经髂内血管、腰骶干和骶髂关节前方,向后下走行,继而经过脐动脉起始段和闭孔血管、神经的内侧,在坐骨棘平面,转向前内穿入膀胱底的外上角。女性输尿管盆部位于卵巢的后下方,经子宫阔韧带基底部至子宫颈外侧约2cm处(适对阴道穹侧部的上外方)时,子宫动脉从其前上方跨过,恰似"桥下流水"。临床结扎子宫动脉时,慎勿损伤输尿管。

4. 简述子宫在横断层面上的位置、形态及分部。

答:正常子宫的大小、形态与年龄等有关,多位于骶2～骶4和髋关节中份(经股骨头凹)平面,子宫各部均可出现。一般情况下在未出现髋关节层面中的子宫部分是子宫底或子宫体,出现髋关节层面后的子宫部分则为子宫颈。

在横断层面上,子宫可呈圆形、近似圆形或纺锤形,其壁明显分为两层,即外层的肌层和内层的子宫内膜。子宫前缘较短而稍平;后缘较长,且光滑并明显后凸;左、右侧向外侧分别延伸为子宫阔韧带。

当子宫横断层面上未出现其内腔时,此部分即为子宫底;在髋关节平面以上的子宫断面中,出现有狭窄的横行裂隙即子宫腔,此部分子宫为子宫体;在髋关节平面以下的子宫则明显变细,即子宫颈,其中央的狭小腔隙为子宫颈管。当子宫颈后方出现阴道穹后部时,该平面的子宫为子宫颈阴道部;而该平面以上的子宫颈,则为子宫颈阴道上部。

5. 简述前列腺在横断层面上的位置、形态及结构。

答:前列腺上界多出现于耻骨联合上部平面,个别也可出现于耻骨联合中部平面,正常前列腺不应超过耻骨联合上缘10mm。前列腺下界常于耻骨联合下缘5mm处消失,即耻骨弓或耻骨联合下缘平面。耻骨联合中点平面是显示前列腺的最佳横断层面。

①前列腺上部层面为经膀胱底和耻骨联合上份的平面,前列腺呈栗子形或半球形,边界清楚,表面光滑,左右对称;其前外侧壁略呈弧形凸起,后壁较为平坦,尿道穿经前列腺体的前部。断面结构由前叶、中叶和侧叶组成。②前列腺中部层面为经耻骨联合中份和尾骨尖的平面,前列腺呈板栗形,侧面隆凸,后面平坦。尿道前列腺部的位置偏前,尿道后壁上可见突入腔内的尿道嵴,嵴后方有前列腺小囊,囊的两侧可见射精管斜穿前列腺实质。断面结构由前叶、中叶、侧叶和后叶组成。③前列腺下部层面为经前列腺尖和耻骨弓的平面,前列腺呈三角形或新月形,两侧稍凸,紧贴肛提肌;后方凹陷为后正中沟,有时也可见尿道海绵体的起始部。断面结构主要由左、右侧叶组成。

(薛敏娜　田金玉)

# 第六章

# 脊 柱 区

## 第一部分:实训目标

1. 掌握　脊柱各部椎骨及椎管等结构的 X 线解剖及 CT、MRI 断层解剖。
2. 熟悉　脊柱韧带、椎间盘的 CT、MRI 断层解剖。
3. 了解　脊髓节段、脊柱周围主要肌群位置和形态。

## 第二部分:重点难点剖析

### 一、应 用 解 剖

#### (一) 椎骨

婴幼儿时,椎骨为 33 个,从上向下依次为颈椎 7 个、胸椎 12 个、腰椎 5 个、骶椎 5 个和尾椎 4 个。成年后,5 个骶椎融合成一块骶骨,4 个尾椎融合成一块尾骨。它们借椎间盘、椎间关节及韧带等连接构成脊柱。

椎骨由前面的椎体和后面的椎弓组成,二者围成椎孔。

椎弓由椎弓根和椎弓板构成。相邻椎弓根的椎上、下切迹形成椎间孔。由椎弓板与椎弓根连接处向两侧伸出 1 对横突,向上、下各发出 1 对关节突,椎弓板正中向后伸出单一的棘突。

各椎骨之间借椎间盘、韧带、软骨和滑膜关节相连,分为椎体连结和椎弓连结。椎体间连结包括前纵韧带、后纵韧带和椎间盘;椎弓间连结包括黄韧带、棘突间韧带、横突间韧带、棘上韧带和关节突关节等。

#### (二) 椎管及其内容

椎管由椎骨的椎孔、骶骨的骶管和椎骨之间的骨连结共同构成的骨纤维管道,起自枕骨大孔,终于骶管裂孔,其弯曲度与脊柱的弯曲一致,内容脊髓、脊髓被膜、神经根、血管和结缔组织等结构。

椎管大部分是骨纤维管道,其前壁由椎体、椎间盘和后纵韧带构成,两侧壁为椎弓根和椎间孔,后壁为椎板和黄韧带。椎管骶段为骨性管道,由骨性融合的骶椎椎孔连成。

椎管可分为中央椎管和侧椎管两部分,中央椎管主要是硬脊膜囊占据的部位,侧椎管为神经根的通道。

脊髓位于硬脊膜囊内,为前后稍扁的圆柱形,其各段大小和外形不同。前面稍平,前正中裂深而宽;后面隆起,后正中沟不明显。脊髓上端在平枕骨大孔处与延髓相连,末端变细,为脊髓圆锥,成人于第 1 腰椎椎体下缘,小儿于第三腰椎处续为无神经组织的终丝。

脊髓被膜由外向内依次为硬脊膜、蛛网膜和软脊膜,对脊髓起保护、支持和营养作用。软脊膜和蛛网膜之间为蛛网膜下隙,其内充满脑脊液。此间隙下部自脊髓下端至第 2 骶椎水平扩大为终池,内有腰、骶和尾部神经构成的马尾。蛛网膜紧贴在硬脊膜内面,与硬脊膜之间有潜在的硬膜下隙。硬脊膜由致密结缔组织构成,厚而坚韧,呈盲囊状包裹脊髓,形成一长筒状的硬脊膜囊。硬脊膜上端紧密附着在枕骨大孔周围,与骨膜融合并移行为硬脑膜,向下于第 2 骶椎下缘至尾骨背面之间与骨膜融合而终止。硬脊膜与椎管骨膜之间为硬膜外隙,含有椎内静脉丛、窦-椎神经、淋巴管、脊神经根及伴行的根动、静脉等,其间填充有脂肪组织。

## 二、X 线 解 剖

### (一) 脊柱正位

1. 颈椎 在开口位片上,正常可见枢椎齿状突居中,其与寰椎两侧块间隙对称等宽,齿状突基底常为骨折及齿状突先天性发育不良颈椎的好发部位。颈椎正位片,主要显示下部颈椎,上部颈椎隐约可见。投照条件良好的颈椎正位片可清晰显示下颈椎椎体两侧向上突起的椎体钩,其增生肥大时钩椎关节间隙变窄。颈 7 一侧小肋骨的出现(先天变异)可解释临床某些颈部不适症状。

2. 胸椎 从上至下逐渐增大,上部胸椎近似颈椎,下部胸椎类似腰椎。胸椎椎体后部有一对肋凹与肋骨头相接,形成胸肋关节。由于胸骨的遮挡,上部胸椎于正位片上显示欠清。胸椎正位可显示胸椎旁线,其为纵隔胸膜的投影线。第 12 对肋骨对称分布于胸 12 椎体两侧,常为胸椎 X 线定为标志。

3. 腰椎 椎体呈长方形,从上向下依次增大,椎体两侧为横突影,其内侧可见卵圆形环状致密影,为椎弓根的横断面投影,其形态破坏消失提示骨转移瘤可能。椎弓根的上下方为上下关节突投影,腰椎正位能很好地显示突间关节影像。棘突则呈尖向上的类三角形线状密度影,投影于椎体中央偏下方。椎体上下缘的致密线状影为终板,彼此平行,其间的透亮区为椎间隙,是椎间盘投影。腰大肌影起于第 12 胸椎下缘,两侧对称,斜向外下方,其外缘在正位片上可以辨认。腰大肌影肿大提示椎体病变可能。

4. 骶椎 5 个骶椎融合成一块骶骨。骶骨两侧的耳状关节面与髂骨构成骶髂关节。骶椎正位片上,双侧骶髂关节间隙清晰。

5. 尾椎 4 个尾椎融合成一块尾骨。尾椎正位像显示欠佳。

### (二) 脊柱侧位

1. 颈椎 正常呈生理性前凸,椎体呈扁长方形,椎弓居椎体后方,椎管于椎体后方为纵行半透明区;椎板位于椎弓根和棘突之间,棘突指向后下方。上、下关节突分别位于椎弓根与椎板连结的上、下方,下关节突在下一脊椎的上关节突的后方,以保持脊柱的稳定,不向前滑。颈椎的小关节间隙在颈椎侧位上清晰显示。颈椎前方可见紧邻颈椎走形的线样软组织密度影,为咽后壁,咽后壁软组织肿胀增厚提示局部骨及软组织病变。

2. 胸椎 正常呈生理性后凸,脊椎小关节间隙为匀称的半透明影,在侧位片上,胸椎间隙较窄,前后等宽。自下胸椎起,椎间隙有向下逐渐增宽的趋势。胸椎间孔在侧位上显示清晰。

3. 腰椎 正常呈生理性前凸。椎间隙在侧位片上前宽后窄,以腰 4/5 椎间隙最宽,而腰 5/骶 1 椎间隙又变窄。腰椎间孔居相邻的椎弓根、椎体、关节突之间,在侧位上显示清晰。椎间孔中上部可见神经根轴位投影。腰椎斜位可明确椎弓峡部骨质连续情况。

4. 骶、尾椎　在骶、尾椎侧位像上,呈弧形后凸。骨质细微结构显示欠清。

## 三、断层解剖

### (一) CT

脊柱 CT 扫描常规以横断面为主,并在此基础上行 CT 三维重建及矢状、冠状等多平面重建。横断面上,一般分骨窗和软组织窗。椎体层面选择骨窗,可显示椎体、椎弓根、椎板、棘突、横突等结构。椎间盘层面则选择软组织窗,可观察椎间盘形态,评价椎间盘突出程度,显示椎间孔及硬膜囊形态、大小,椎管有否狭窄、神经根是否受压等情况。

不同的窗位显示不同的组织结构,CT 骨窗可显示椎体及小关节骨质的细微结构,骨皮质、骨小梁清晰可见。软组织窗主要显示椎间盘及椎旁肌肉等软组织结构。

1. 颈椎　第 1 颈椎(寰椎)呈环状,主要由前弓、后弓及侧块组成。两侧横突短小,并分别有一横突孔。第 2 颈椎(枢椎)椎体上方有一齿突,齿突与寰椎前结节之间的寰齿前间隙的增宽移位提示寰枢椎半脱位可能。冠状重建可直观显示齿突与寰椎两侧块间隙是否对称,是衡量寰枢椎半脱位的指标之一。枢椎的横突较小,上有横突孔。第 3~7 颈椎的椎骨在横断面上呈卵圆形。第 7 颈椎横突孔较小。颈椎椎管除寰椎、枢椎平面外,呈近似三角形。CT 检查是评价寰枢关节脱位的最可靠的方法。颈椎 CT 矢状及冠状重建能清晰显示寰齿关节间隙并能精确测量间隙宽度。

2. 胸椎　椎体呈心形,前后径略大于横径,椎体后缘前凹。胸椎椎管呈圆形。胸椎 CT 可明确双侧胸肋关节的对应关系及骨质细微改变。胸椎后纵韧带及黄韧带肥厚骨化可致胸椎管狭窄。

3. 腰椎　椎体呈肾形。椎管形态在第 1、2 腰椎平面多呈圆形或卵圆形,在第 3、4 腰椎平面多呈三角形,在第 5 腰椎平面可呈三叶形。腰椎 CT 是腰椎间盘突出的主要检查手段之一。

4. 骶、尾椎　在横断面上,形态自上而下有所不同。骶管位于骶椎中线后方,在第 1 骶椎水平略呈三角形,往下逐渐变为扁平形。骶管与骶前、后孔相连,骶前孔居骶管前外侧,较大,两侧对称,其内可见圆形神经根鞘影。CT 曲面重建及矢状重建清晰显示骶尾部骨质细微病变。

### (二) MRI

1. 脊髓　位于椎管的中央,在蛛网膜下腔内脑脊液的衬托下,其形态结构可清楚显示。在 $T_1WI$ 上,脑脊液呈低信号,脊髓呈中等信号;在 $T_2WI$ 上,与呈高信号的脑脊液相比,整个脊髓通常呈均匀的中等或低信号,脊髓中央可见中央管。在 $T_2WI$ 横断面上,脊髓中央灰质呈 H 形高信号区,周围为低信号的白质束所环绕。由脊髓发出的脊神经从椎间孔穿出。

2. 椎间盘　在 MRI 图像上,$T_2WI$ 可清晰显示椎间盘结构。正常椎间盘髓核在 $T_2WI$ 上呈高信号,且被低信号纤维环包绕。在 $T_1WI$ 上,椎间盘呈较低信号,髓核和纤维环难以区分。随着年龄增长,椎间盘含水量的减少,在 $T_2WI$ 上,椎间盘信号降低。

3. 韧带　在 MRI 图像上,韧带在 $T_1WI$ 及 $T_2WI$ 上均呈低信号,常不能与骨皮质及其他纤维组织的信号相区别。黄韧带在 $T_1WI$ 和 $T_2WI$ 上常呈中等信号,位于椎板内缘,可与其他结构的信号相区别。

4. 椎体　在 MR 图像上,椎体边缘的骨皮质在 $T_1WI$ 和 $T_2WI$ 上均呈低信号。但在骨髓组织和骨外软组织的衬托下仍可清楚显示其形态和结构。松质骨因其内含有骨髓在 $T_1WI$ 上呈略高信号,在 $T_2WI$ 上呈中等至低信号。在分辨率较高的 MRI 图像上,在高信号的骨髓组织的对比下可见低信号的骨小梁以及生长障碍线和骺痕。

　　椎体内 MRI 信号强度取决于骨髓内的脂肪含量。在 $T_1WI$ 上,脊椎松质骨信号高于骨皮质而低于皮下脂肪;在 $T_2WI$ 上一般呈中等至低信号。矢状面及横断面上椎体后缘中部有局限性条状凹陷,为椎基静脉所致。随着年龄的增长,正常骨髓中可出现局灶区域的脂肪置换。

## 第三部分:综合实训与习题

### 一、综合实训(填图)

1. 颈椎正位

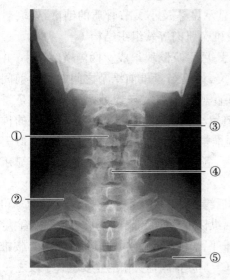
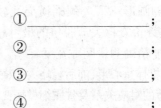

① _____;

② _____;

③ _____;

④ _____;

⑤ _____。

图 6-1-1

2. 颈椎侧位

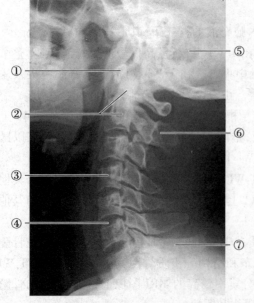

① _____;

② _____;

③ _____;

④ _____;

⑤ _____;

⑥ _____;

⑦ _____。

图 6-1-2

3. 颈椎正位(张口位)

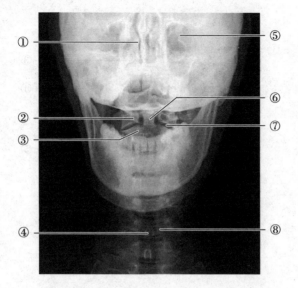

图 6-1-3

①_____；　②_____；　③_____；

④_____；　⑤_____；　⑥_____；

⑦_____；　⑧_____。

4. 胸椎正位

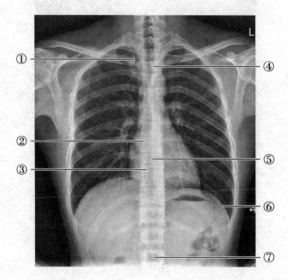

图 6-1-4

①_____；　②_____；　③_____；

④_____；　⑤_____；　⑥_____；

⑦_____。

5. 胸椎侧位

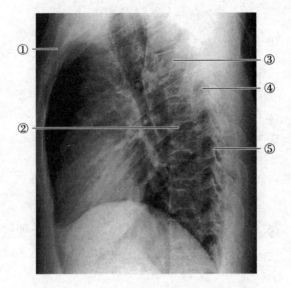

图 6-1-5

① _____ ;　　② _____ ;　　③ _____ ;

④ _____ ;　　⑤ _____ 。

6. 腰椎正位

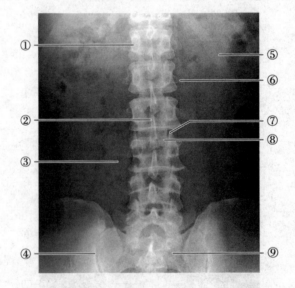

图 6-1-6

① _____ ;　　② _____ ;　　③ _____ ;

④ _____ ;　　⑤ _____ ;　　⑥ _____ ;

⑦ _____ ;　　⑧ _____ ;　　⑨ _____ 。

7. 腰椎侧位

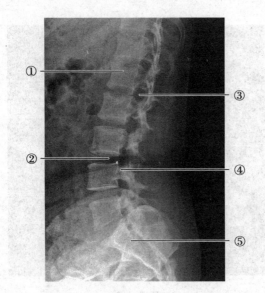

图 6-1-7

① _____ ;　　② _____ ;　　③ _____ ;

④ _____ ;　　⑤ _____ 。

8. 骶尾椎侧位

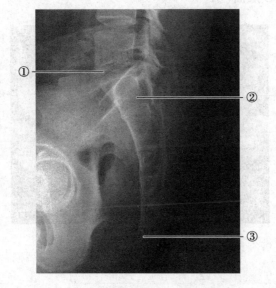

图 6-1-8

① _____ ;　　② _____ ;　　③ _____ 。

9. 颈椎椎体横断层面(CT)

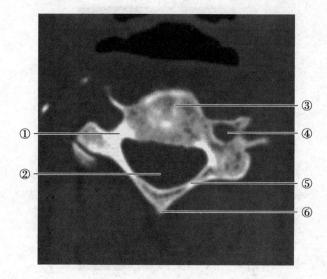

图 6-1-9

① _____ ; ② _____ ; ③ _____ ;

④ _____ ; ⑤ _____ ; ⑥ _____ 。

10. 腰椎椎间盘横断层面(CT)

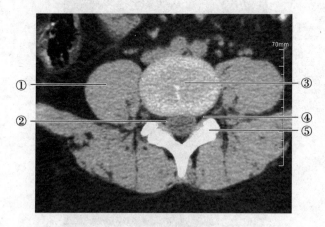

图 6-1-10

① _____ ; ② _____ ; ③ _____ ;

④ _____ ; ⑤ _____ 。

11. 胸椎矢状面重建(CT)

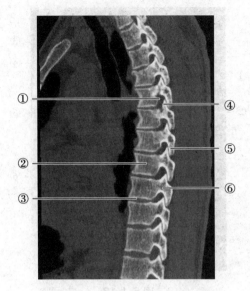

图 6-1-11

① _____ ; ② _____ ; ③ _____ ;

④ _____ ; ⑤ _____ ; ⑥ _____ 。

12. 颈椎正中矢状面(MRI,$T_2$WI)

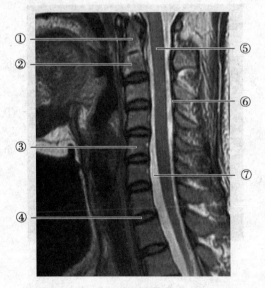

图 6-1-12

① _____ ; ② _____ ; ③ _____ ;

④ _____ ; ⑤ _____ ; ⑥ _____ ;

⑦ _____ 。

13. 胸椎正中矢状面(MRI,T₂WI)

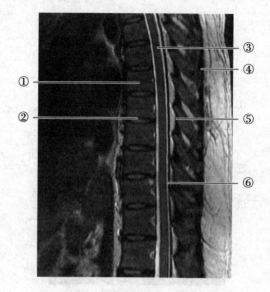

图 6-1-13

①_____ ;　②_____ ;　③_____ ;

④_____ ;　⑤_____ ;　⑥_____ 。

14. 胸椎轴位(MRI,T₂WI)

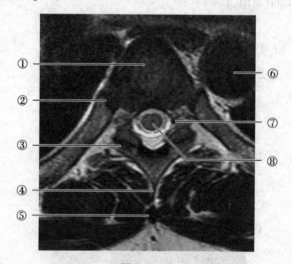

图 6-1-14

①_____ ;　②_____ ;　③_____ ;

④_____ ;　⑤_____ ;　⑥_____ ;

⑦_____ ;　⑧_____ 。

15. 腰椎正中矢状面(MRI,T₂WI)

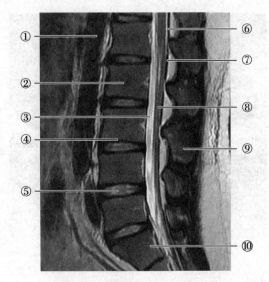

图 6-1-15

① _____ ; ② _____ ; ③ _____ ;

④ _____ ; ⑤ _____ ; ⑥ _____ ;

⑦ _____ ; ⑧ _____ ; ⑨ _____ ;

⑩ _____ 。

16. 腰椎旁矢状面(椎间孔层面)(MRI,T₂WI)

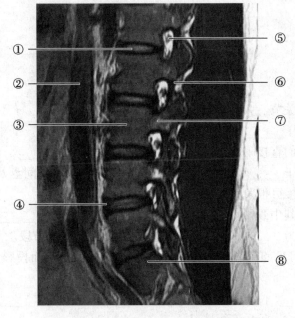

① _____ ;

② _____ ;

③ _____ ;

④ _____ ;

⑤ _____ ;

⑥ _____ ;

⑦ _____ ;

⑧ _____ 。

图 6-1-16

17. 腰椎轴位(MRI,T₂WI)

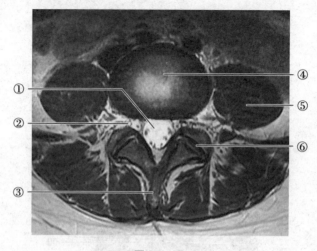

图 6-1-17

① _____ ; ② _____ ; ③ _____ ;

④ _____ ; ⑤ _____ ; ⑥ _____ 。

# 二、习　题

## （一）名词解释

1. 椎间孔

2. 侧隐窝

3. 骶角

## （二）填空题

1. 成人脊柱分为 _____ 、 _____ 、 _____ 和 _____ 4 个生理弯曲。

2. 成人由 _____ 个脊椎骨， _____ 个颈椎、 _____ 个胸椎和 _____ 个腰椎、一块骶骨和一块尾骨借椎间盘、关节、韧带连结而成。

3. 纤维环是椎间盘的周边部分，是由 _____ 排列的层层纤维组织条带组成。纤维环附着于 _____ ，在更外围的区域，它们直接附着于 _____ ，并被称作 _____ 。

4. 椎管上接 _____ ，下端止于 _____ 。前壁为 _____ 、椎间盘及后纵韧带；后壁为 _____ ；侧壁为椎弓根及其间的 _____ 。

5. 脊髓可分为 _____ 个节段，其中颈髓为 _____ 个节段，胸髓为 _____ 个节段，腰髓为 _____ 个节段，骶髓为 _____ 个节段，尾髓为 _____ 个节段。

6. 椎体两侧为 _____ 影，其内侧可见卵圆形环状致密影，为 _____ 的横断面投影，称 _____ 。

7. 颈、胸椎的小关节在 X 线 _____ 位上可清楚显示，腰椎的小关节则在 _____ 位上显示清楚。腰椎斜位可明确 _____ 骨质连续情况。

8. 颈椎冠状面可显示 _____ 对应关系，正常颈椎枢椎齿状突 _____ ，其与寰椎

_____对称,间隙等宽。

9. 在 MR $T_2WI$ 横断面像上,脊髓中央灰质呈 H 形_____信号区,周围为_____信号的白质束所环绕。

10. 在 MR 图像的 $T_1WI$ 上,关节软骨和关节内的液体呈_____信号,在 $T_2WI$ 上关节软骨则呈_____信号,液体表现为_____信号。

**(三)单项选择题**(以下每一道题下面有 A、B、C、D、E 五个备选答案,请从中选择一个最佳答案。)

1. 脊柱是一个力学结构,其基本功能单位是(　　)

A. 椎体　　　　　　　　　B. 小关节　　　　　　　　　C. 脊神经

D. 肌肉　　　　　　　　　E. 脊髓

2. 颈椎棘突较长,可作为计数椎体的标志的是(　　)

A. 第 3 颈椎　　　　　　　B. 第 4 颈椎　　　　　　　C. 第 5 颈椎

D. 第 6 颈椎　　　　　　　E. 第 7 颈椎

3. 下列不属于寰椎结构的是(　　)

A. 前弓　　　　　　　　　B. 后弓　　　　　　　　　C. 前结节

D. 椎体　　　　　　　　　E. 侧块

4. 下面不属于硬膜外间隙的填充结构的是(　　)

A. 疏松结缔组织　　　　　B. 脂肪　　　　　　　　　C. 致密结缔组织

D. 静脉丛　　　　　　　　E. 小动脉

5. 下列关于脊柱正位 X 线片的描述,错误的是(　　)

A. 椎体呈长方形　　　　　B. 从上向下依次增大　　　C. 主要由松质骨构成

D. 主要由密质骨构成　　　E. 密度均匀

6. 正位 X 线片上,椎体内侧卵圆形致密影,为哪一结构的横断面投影(　　)

A. 横突　　　　　　　　　B. 椎弓根　　　　　　　　C. 椎板

D. 棘突　　　　　　　　　E. 椎间孔

7. 椎体附件不包括的结构是(　　)

A. 椎板　　　　　　　　　B. 棘突　　　　　　　　　C. 韧带

D. 横突　　　　　　　　　E. 椎弓

**(四)多项选择题**(以下每一道题下面有 A、B、C、D、E 五个备选答案,请从中选择所有正确答案。)

1. 寰椎主要包括(　　)

A. 椎体　　　　　　　　　B. 前弓　　　　　　　　　C. 后弓

D. 棘突　　　　　　　　　E. 侧块

2. 脊椎椎弓包括(　　)

A. 椎弓根　　　　　　　　B. 椎板　　　　　　　　　C. 棘突

D. 横突　　　　　　　　　E. 小关节突

3. 椎间盘由下列哪几部分组成(　　)

A. 髓核　　　　　　　　　B. 骺痕　　　　　　　　　C. 纤维环

D. 前纵韧带　　　　　　　E. 软骨终板

4. 脊柱韧带包括( 　　　　 )

　A. 棘上韧带　　　　　　 B. 棘间韧带　　　　　　 C. 前纵韧带

　D. 后纵韧带　　　　　　 E. 黄韧带

5. 脊髓表面被膜不包括( 　　　　 )

　A. 硬脊膜　　　　　　　 B. 环枕膜　　　　　　　 C. 软脊膜

　D. 蛛网膜　　　　　　　 E. 滑膜

6. 脊神经包括( 　　　　 )

　A. 8 对颈神经　　　　　　　　　　　　 B. 11 对胸神经

　C. 5 对腰神经　　　　　　　　　　　　 D. 5 对骶神经和 1 对尾神经

　E. 7 对颈神经

7. CT 检查时,当层面通过椎间盘时不能显示( 　　　　 )

　A. 椎体　　　　　　　　 B. 椎弓根　　　　　　　 C. 椎板

　D. 棘突　　　　　　　　 E. 椎间孔

**(五) 问答题**

1. 简述颈椎各椎骨形态及构成。

2. 脊柱的韧带有几条? 主要韧带为哪 3 条? 叙述其走行及位置。

3. 简要说明脊神经节段。

4. 叙述椎管组成。

5. 简述 MR 图像上椎间盘信号特点。

# 第四部分:参考答案

## 一、综合实训(填图)

1. 颈椎正位

①颈椎体　②第一肋椎关节　③钩椎关节　④棘突　⑤锁骨

2. 颈椎侧位

①寰椎前结节　②枢椎齿状突及椎体　③颈椎体　④椎间隙　⑤乳突　⑥第 2 颈椎棘突　⑦第 7 颈椎棘突

3. 颈椎正位(张口位)

①筛窦　②寰椎侧块　③枢椎椎体　④颈椎棘突　⑤眼眶　⑥枢椎齿状突　⑦寰枢关节间隙　⑧颈椎体

4. 胸椎正位

①胸锁关节　②椎弓根　③胸椎间隙　④棘突　⑤椎体　⑥膈肌　⑦腰椎

5. 胸椎侧位

①胸骨柄　②椎间隙　③胸椎体　④椎间孔　⑤突间关节

6. 腰椎正位

①椎弓根　②棘突　③腰大肌　④骶髂关节　⑤肋骨　⑥横突　⑦上关节突　⑧下关节突　⑨骶孔

7. 腰椎侧位

①腰椎体　②椎间隙　③椎间孔　④椎弓　⑤骶椎

8. 骶尾椎侧位

①腰骶椎间隙　②骶骨　③尾骨

9. 颈椎椎体横断层面(CT)

①椎弓根　②椎孔　③椎体　④横突孔　⑤椎板　⑥棘突

10. 腰椎椎间盘横断层面(CT)

①腰大肌　②硬膜囊　③椎间盘　④神经根　⑤突间关节

11. 胸椎矢状面重建(CT)

①椎间孔　②胸椎体　③椎间隙　④上关节突　⑤下关节突　⑥椎弓

12. 颈椎正中矢状面(MRI,T_2WI)

①枢椎齿状突　②枢椎椎体　③椎体　④椎间盘　⑤脊髓　⑥黄韧带　⑦蛛网膜下腔

13. 胸椎正中矢状面(MRI,T_2WI)

①胸椎体　②椎间盘　③脊髓　④棘上韧带　⑤硬膜外脂肪　⑥硬脊膜

14. 胸椎轴位(MRI,T_2WI)

①胸椎体　②肋椎关节　③关节突关节　④棘突　⑤棘上韧带　⑥胸主动脉　⑦椎间孔
⑧脊髓

15. 腰椎正中矢状面(MRI,T_2WI)

①腹主动脉　②腰椎体　③蛛网膜下腔　④椎体终板　⑤髓核　⑥脊髓圆锥　⑦硬脊膜
⑧马尾神经　⑨棘突　⑩骶椎

16. 腰椎旁矢状面(椎间孔层面)(MRI,T_2WI)

①髓核　②腹主动脉　③椎体　④椎间盘　⑤神经根　⑥椎间孔　⑦椎弓　⑧骶椎

17. 腰椎轴位(MRI,T_2WI)

①蛛网膜下腔　②椎间孔　③棘突　④腰椎体　⑤腰大肌　⑥突间关节

# 二、习　题

**(一) 名词解释**

1. 椎间孔:由相邻椎骨的上下切迹围成,内有脊神经和血管通过。

2. 侧隐窝:侧隐窝位于侧椎管,呈漏斗状,其前面为椎体后缘,后面为上关节突前面与椎板和椎弓根连结处,外面为椎弓根的内面。

3. 骶角:骶管裂孔两侧有向下突起的结构,称为骶角。

**(二) 填空题**

1. 颈曲　胸曲　腰曲　骶曲

2. 24　7　12　5

3. 同心圆　终板　椎体骨组织　Sharpey 纤维

4. 枕骨大孔　骶管　椎体　椎板及黄韧带　椎间孔

5. 31　8　12　5　5　1

6. 横突　椎弓根　椎弓环

7. 侧　正　椎弓峡部

8. 寰枢椎　居中　两侧块

9. 高 低

10. 低或中等 低或中等 高

（三）单项选择题

1. A  2. E  3. D  4. C  5. D  6. B  7. C

（四）多项选择题

1. BCE  2. ABCDE  3. ACE  4. ABCDE  5. BE  6. ACD  7. AB

（五）问答题

1. 简述颈椎各椎骨形态及构成。

答：椎体较小，卵圆形，颈 3~6 椎体的横径大于前后径。椎体后缘平直，椎孔呈三角形，横突根部有横突孔，为椎动脉、静脉及神经之通道，棘突短而呈分叉状。第 1 颈椎又称寰椎，呈环形，无椎体、棘突和关节突，主要由前弓、后弓及侧块组成。第 2 颈椎又称枢椎，椎体上方有一齿突，齿突与寰椎前弓的后面构成寰枢关节。第 3~7 颈椎体上面后侧缘向上的突起称椎体钩，椎体钩与上位椎体下面的两侧唇缘相接，形成关节，称钩椎关节，又称 Luschka 关节。椎体钩过度增生肥大，可致椎间孔狭窄，压迫脊神经而引起颈椎病。第 7 颈椎棘突长而水平，末端无分叉。

2. 脊柱的韧带有几条？主要韧带为哪 3 条？叙述其走行及位置。

答：脊柱有 7 条韧带：前纵韧带、后纵韧带、棘上韧带、棘间韧带、黄韧带、关节囊韧带及横突间韧带等，其中以前纵韧带，后纵韧带及黄韧带较为重要。前纵韧带：位于椎体的前面及前外侧面，发源于枕骨底部的前面，连接所有椎体的前面，其向下延伸到骶骨盆面上部。后纵韧带：位于椎管内椎体的后面，后纵韧带起自枕骨底后面，覆盖齿状突及其横韧带，沿所有椎体后面下行至骶骨。黄韧带：为脊柱后部的重要韧带，连接相邻的椎板，从颈 1~骶 1。

3. 简要说明脊神经节段。

答：脊髓可分为 31 个节段，其中颈髓为 8 个节段，胸髓为 12 个节段，腰髓为 5 个节段，骶髓为 5 个节段，尾髓为 1 个节段。每一节段的前、后根在椎间孔处汇合，构成脊神经。在汇合之前，后根形成的膨大，称脊神经节。31 对脊神经根据它们与脊柱的关系而分别称为 8 对颈神经，12 对胸神经，5 对腰神经，5 对骶神经和 1 对尾神经。第一对颈神经在颅与颈 1 之间穿出，第 8 对颈神经在颈 7~胸 1 之间，而在颈以下，每个脊神经是在同一名称的椎骨下穿出椎管。除了颅与寰椎之间，寰枢椎之外脊神经是通过椎间孔穿出的。

4. 叙述椎管组成。

答：椎管由各椎骨的椎孔和骶骨的骶管相连而成，椎管上接枕骨大孔，下端止于骶管。椎管前壁为椎体、椎间盘及后纵韧带；后壁为椎板及黄韧带；侧壁为椎弓根及其间的椎间孔，后外侧为椎间关节。椎管在颈部及腰部较为膨大，以容纳脊髓的颈膨大部和腰膨大部。

5. 简述 MR 图像上椎间盘信号特点。

答：MR 图像上，椎间盘在 $T_1WI$ 上呈较低信号，髓核和纤维环也难以区分；在 $T_2WI$ 上，椎间盘均呈高信号（除周边 Sharpey 纤维呈低信号外），反映了椎间盘内较高的含水量和与其邻近骨髓组织相比有较长的弛豫时间。随着年龄增长，椎间盘含水量的减少，椎间盘在 $T_2WI$ 上可见信号降低。良好的 MR 图像上常可显示椎间盘中央的髓核及其周围的纤维环结构。

（宋其韬　濮宏积　田金玉）

# 第七章

# 四　肢

## 第一节　上　肢

### 第一部分:实训目标

1. 掌握　上肢的长管状骨、肩关节、肘关节及腕关节 X 线解剖和 CT 断层解剖。
2. 熟悉　肩关节、肘关节及腕关节 MRI 断层解剖,上肢的应用解剖。
3. 了解　肩袖的组成。

### 第二部分:重点难点剖析

#### 一、应 用 解 剖

上肢骨每侧 32 块。上肢带骨包括锁骨、肩胛骨;自由上肢骨包括肱骨、尺骨、桡骨、腕骨、掌骨及指骨。

肩胛骨关节盂与肱骨头构成肩关节,关节盂周围有盂唇。肱骨上端前方的结节间沟内有肱二头肌长头腱经过并穿入关节囊止于肩胛骨盂上结节。喙突、肩峰及其间的喙肩韧带构成喙肩弓,张于肩关节上方。

肱骨滑车和尺骨滑车切迹构成肱尺关节,肱骨小头和桡骨关节凹构成肱桡关节,桡骨环状关节面和尺骨桡切迹构成桡尺近侧关节,三者包被于同一个关节囊内,共同构成肘关节。肱骨滑车的前上方和后上方分别是冠突窝和鹰嘴窝,肱骨下端内外侧的突起为内上髁和外上髁。

腕关节由桡骨下关节面和关节盘及手舟骨、月骨和三角骨共同组成。腕骨间关节有韧带连接,在 X 线平片上软组织不能显示,故腕骨间关节与腕掌关节各关节腔彼此相连。

#### 二、X 线 解 剖

1. 肱骨　正位片,肱骨上端的肱骨头朝向内上呈半球形,其关节面平滑,与肩胛骨关节盂构成肩关节。肱骨头与关节盂有部分重叠,呈纺锤形致密影。肱骨头下方边缘稍向内凹稍细的部分为解剖颈,再外侧有向外突起的大结节,骨皮质较薄,骨松质为主,侧位片上有时显示密度减低区。小结节重叠在肱骨上端,显示不清。大、小结节之间有相对透明的结节间沟。两结节下方稍变细的部位是外科颈,骨皮质影较薄。肱骨干中、上部外侧缘骨皮质增厚隆起处为三角肌粗隆,偶见此粗隆下方显示浅沟,为桡神经沟。肱骨下端明显增宽,其向内、外突出的部分为内、外上髁,尤以内上髁突出明显。下端远侧有肱骨小头和肱骨滑车。肱骨下端肱骨滑车上方中央密度减低,呈卵圆形透光区,为冠状窝和鹰嘴窝重叠影。

2. 肩关节  正位片,关节盂前缘偏内,后缘偏外,呈纵向椭圆环。此环状影的外缘(关节盂后缘)与肱骨头内缘重叠,呈纺锤形阴影。正常成人肩关节的关节间隙一般为 4~6mm。在肱骨内收位时,肱骨头影的下界一般不低于肩关节盂影的下界,肱骨头上方至肩峰间的正常距离为 6~16mm,若小于 5mm,说明有肩袖损伤。

3. 尺桡骨  前后位片,两骨并行,尺骨在内侧,桡骨在外侧,尺骨上端粗大,下端细小,桡骨正好相反。尺骨上端有两个突起,后上方的称鹰嘴,前下方的称冠突,两突起之间半月形的关节面称滑车切迹,与肱骨滑车构成肱尺关节,后前位显示欠清,侧位显示清晰。尺骨远端略膨大称尺骨头,其内后方向下的突起为尺骨茎突。桡骨上端的桡骨头呈圆盘状,关节面微凹和肱骨小头构成肱桡关节,桡骨下端膨大,有腕关节面,其外侧部尖突为桡骨茎突。侧位片上,尺桡骨上下两端部分重叠,骨干分开,上端显示尺骨鹰嘴、肱尺关节间隙、尺骨冠突和桡骨头部分重叠,下端的尺骨重叠于桡骨远端的后部,尺骨茎突偏后,桡骨茎突和月骨相重。

4. 肘关节  由肱尺关节、肱桡关节、桡尺近侧关节组成。前后位片上鹰嘴重叠于肱骨下端,鹰嘴窝和冠突窝相互重叠形成一位于滑车上方的卵圆形透亮区。肱尺关节间隙和肱桡关节间隙呈一连续的波浪状透亮线。侧位片上,肱尺关节间隙清晰,呈凹面向前上方的半环影,肱桡关节间隙后部分与冠突相重。于肱骨下端冠突窝的前上方软组织内见一近似三角形的透亮区,为肱骨前脂肪垫影。

5. 腕关节  正位片,腕骨分为远近两列,与掌骨底对应的 4 块定为远侧列,它们由外至内依次为大多角骨、小多角骨、头状骨和钩骨。与尺桡骨远端对应为近侧列,由外至内依次为手舟骨、月骨和三角骨,另外 1 块是豌豆骨,它与三角骨前后重叠。腕关节由桡骨下端腕关节面与尺骨头下方的关节盘和手舟骨、月骨、三角骨构成。

6. 腕骨  手舟骨标准后前位,其长轴远端向掌侧倾斜,与 X 线片不平行,因此,显示缩短。腕部背屈尺偏位,可显示其实际长度。凸面在近侧及桡侧,凹面朝向头状骨,远端与大多角骨,近侧内端与月骨构成关节。伸腕侧位片,手舟骨远端斜向掌侧,略膨大为舟骨结节,中部略窄为舟骨腰部,血管分布较少,若发生骨折侧不易愈合,近侧体部与月骨等重叠,舟骨结节的远端是大多角骨,关节间隙清晰。月骨后前位呈不等边四边形,若为三角形,表示月骨脱位。侧位片呈半月形,凹面向远端与头状骨相关节,近端凸面外侧及手舟骨共同与桡骨腕关节相关节,桡骨轴线的延长线通过月骨和头状骨。

## 三、断 层 解 剖

1. 肩关节  经关节盂上部横断层面外侧可见肩胛骨、关节盂及肱骨头的横断面,其中关节盂与肱骨头构成关节,关节的前面、外侧及后面被三角肌和冈下肌包绕。在三角肌前部后方及喙突与肩关节之间有肱二头肌长头腱和肩胛下肌腱。在锁骨内侧份后方,可见锁骨下动、静脉及其后方的臂丛。经肩关节下份层面,肩胛下肌腱越过肩关节前方并附着于肱骨小结节,肱二头肌长头腱行于结节间沟,小圆肌越过肩关节后方并止于肱骨大结节。三角肌呈"C"形由前、后、外三面环绕肩关节。腋窝内,由外向内依次排列着腋窝淋巴结、臂丛及腋动、静脉。

(1)斜冠状层面(MRI)图像:该层面平行于冈上肌腱走行,主要显示组成肩袖的肌肉及肌腱。

(2)斜矢状层面(MRI)图像:主要显示冈上肌及肌腱的断面,冈上肌和肌腱位于肩袖的最上方,冈上肌和肌腱的后下方是冈下肌,小圆肌位于冈下肌的下方,有时与冈下肌融在一起,不易区分。

2. 肘关节 经肱尺关节横断层面,此层面经肘关节上份,平肱骨下端的内、外上髁和肱尺关节。肱骨内上髁后面为尺神经沟,沟内有尺神经通行。肱骨后面的鹰嘴窝与尺骨鹰嘴形成肱尺关节;经桡尺近侧关节横断层面,尺骨与桡骨头构成桡尺近侧关节,桡骨环状韧带环绕桡骨头。尺骨内后方为指浅屈肌(前)和尺侧腕屈肌(后),尺神经、尺侧返动脉和尺侧返静脉则位于上述两肌之间。

(1)矢状层面(MRI)图像:主要观察肱骨小头、尺骨滑车切迹和桡骨小头相互之间的关节及中等信号结构关节软骨等。在肱骨远端的前后方分别可见高信号的前后脂肪垫,前方的脂肪垫位于肱骨滑车的前上方,而后脂肪垫位于尺骨鹰嘴上方。二头肌腱走行肱肌的前方,止于桡骨粗隆。三头肌腱位于肘关节的后方,附着在尺骨鹰嘴上。

(2)冠状层面(MRI)图像:主要显示肘关节两侧纵向走行的尺、桡侧副韧带及其表面的伸肌总腱、屈肌总腱。肱骨滑车与尺骨冠突构成关节,桡尺近侧关节及肱桡关节可清晰显示。

3. 腕关节 横断层面自近端向远侧分别可显示尺、桡骨远端,近排(手舟骨、月骨和三角骨)及远排(大多角骨、小多角骨、头状骨及钩骨)腕骨呈弓状排列,MRI图像显示腕管呈卵圆形,掌侧以条带状低信号的屈肌支持带为界,该支持带内起豌豆骨和钩骨钩部,外止手舟骨和大多角骨。腕管的背侧是腕骨掌侧面,腕管的背侧深部可见圆形低信号的屈指深、浅肌腱,肌腱结构周围绕以信号较高的腱鞘组织,其中可见中等信号的正中神经通过。

(1)冠状层面图像:显示桡腕关节、腕骨间关节及腕掌关节、三角纤维软骨、腕部屈肌腱和伸肌腱。三角纤维软骨位于尺腕关节之间,起于桡骨远端的尺侧面,止于尺骨茎突,信号均匀一致。三角纤维软骨周围的半月板起于茎突,附着在三角软骨的近侧面。MRI图像通常不易区分三角纤维软骨与其周围的半月板。腕骨间韧带通常呈低信号,这有别于高信号的滑液。背侧冠状位图像可显示尺、桡侧副韧带;掌侧冠状位图像,在腕管的钩状骨和大多角骨之间可显示屈肌肌腱。

(2)矢状层面图像:可显示桡尺远侧关节、桡腕关节、腕间关节及腕掌关节。MRI图像上关节软骨呈中等信号,三角骨与尺骨远端间可见低信号三角纤维软骨盘及其掌侧桡三角韧带。

## 第三部分:综合实训与习题

### 一、综合实训(填图)

1. 儿童掌骨与指骨正位

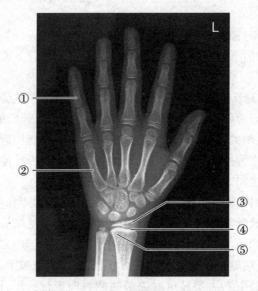

图 7-1-1

①_____ ; ②_____ ; ③_____ ;

④_____ ; ⑤_____ 。

2. 9 岁儿童肘关节正侧位(男性)

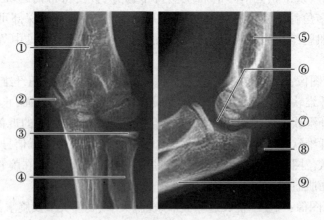

图 7-1-2

①_____ ; ②_____ ; ③_____ ;

④_____ ; ⑤_____ ; ⑥_____ ;

⑦_____ ; ⑧_____ ; ⑨_____ 。

3. 双侧锁骨正位

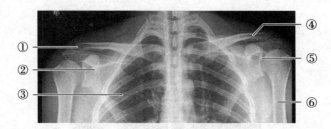

图 7-1-3

①＿＿＿＿＿＿＿＿＿＿＿；　②＿＿＿＿＿＿＿＿＿＿＿；　③＿＿＿＿＿＿＿＿＿＿＿；

④＿＿＿＿＿＿＿＿＿＿＿；　⑤＿＿＿＿＿＿＿＿＿＿＿；　⑥＿＿＿＿＿＿＿＿＿＿＿。

4. 肱骨正侧位

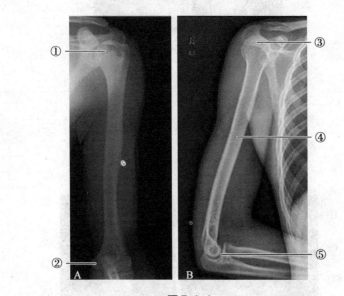

图 7-1-4

①＿＿＿＿＿＿＿＿＿＿＿；　②＿＿＿＿＿＿＿＿＿＿＿；　③＿＿＿＿＿＿＿＿＿＿＿；

④＿＿＿＿＿＿＿＿＿＿＿；　⑤＿＿＿＿＿＿＿＿＿＿＿。

5. 尺骨与桡骨正侧位

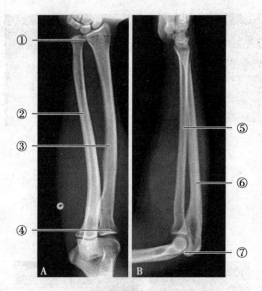

图 7-1-5

①_____; ②_____; ③_____;

④_____; ⑤_____; ⑥_____;

⑦_____。

6. 腕关节正侧位

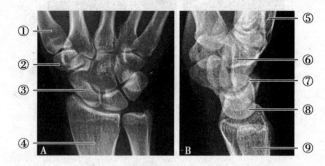

图 7-1-6

①_____; ②_____; ③_____;

④_____; ⑤_____; ⑥_____;

⑦_____; ⑧_____; ⑨_____。

7. 掌骨与指骨正位

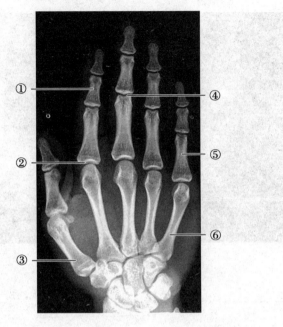

图 7-1-7

① _____ ;　② _____ ;　③ _____ ;

④ _____ ;　⑤ _____ ;　⑥ _____ 。

8. 肩关节正位

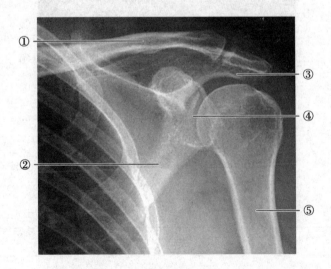

图 7-1-8

① _____ ;　② _____ ;　③ _____ ;

④ _____ ;　⑤ _____ 。

9. 肘关节正侧位

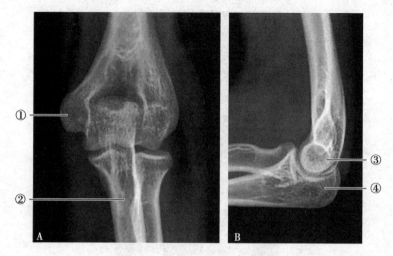

图 7-1-9

①＿＿＿＿＿＿＿＿＿＿＿； ②＿＿＿＿＿＿＿＿＿＿＿＿； ③＿＿＿＿＿＿＿＿＿＿＿＿；

④＿＿＿＿＿＿＿＿＿＿＿。

10. 经关节盂上部的横断层面(CT)

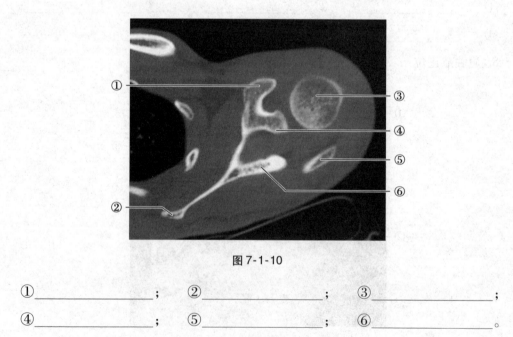

图 7-1-10

①＿＿＿＿＿＿＿＿＿＿＿； ②＿＿＿＿＿＿＿＿＿＿＿＿； ③＿＿＿＿＿＿＿＿＿＿＿＿；

④＿＿＿＿＿＿＿＿＿＿＿； ⑤＿＿＿＿＿＿＿＿＿＿＿＿； ⑥＿＿＿＿＿＿＿＿＿＿＿＿。

11. 经关节盂中部的横断层面(MRI,$T_1$WI)

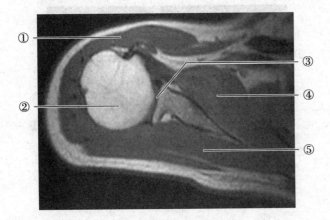

图 7-1-11

① _____ ; ② _____ ; ③ _____ ;

④ _____ ; ⑤ _____ 。

12. 经肱骨内外上髁部的横断层面(CT)

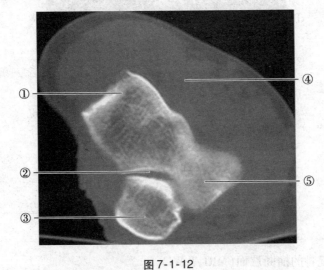

图 7-1-12

① _____ ; ② _____ ; ③ _____ ;

④ _____ ; ⑤ _____ 。

13. 经肱骨内外上髁的横断层面(MRI,T$_1$WI)

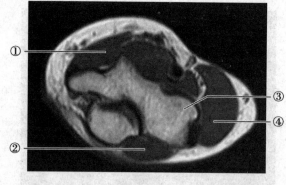

图 7-1-13

① _____ ;    ② _____ ;    ③ _____ ;

④ _____ 。

14. 经远侧列腕骨的横断层面(CT)

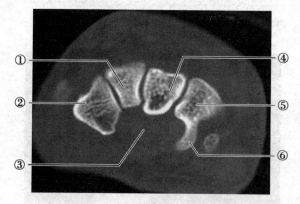

图 7-1-14

① _____ ;    ② _____ ;    ③ _____ ;

④ _____ ;    ⑤ _____ ;    ⑥ _____ 。

15. 经远侧列腕骨的横断层面(MRI,T$_1$WI)

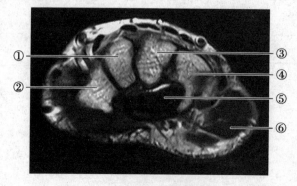

图 7-1-15

①＿＿＿＿＿＿＿＿＿＿＿；　②＿＿＿＿＿＿＿＿＿＿＿；　③＿＿＿＿＿＿＿＿＿＿＿；
④＿＿＿＿＿＿＿＿＿＿＿；　⑤＿＿＿＿＿＿＿＿＿＿＿；　⑥＿＿＿＿＿＿＿＿＿＿＿。

16. 经关节盂后缘的冠状层面($MRI, T_1WI$)

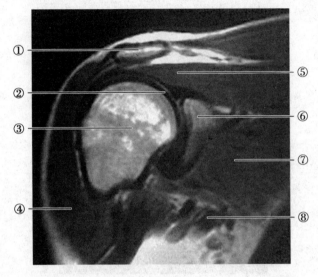

图 7-1-16

①＿＿＿＿＿＿＿＿＿＿；　②＿＿＿＿＿＿＿＿＿＿＿；　③＿＿＿＿＿＿＿＿＿＿＿；
④＿＿＿＿＿＿＿＿＿＿；　⑤＿＿＿＿＿＿＿＿＿＿＿；　⑥＿＿＿＿＿＿＿＿＿＿＿；
⑦＿＿＿＿＿＿＿＿＿＿；　⑧＿＿＿＿＿＿＿＿＿＿＿。

17. 肘关节冠状层面(CT)

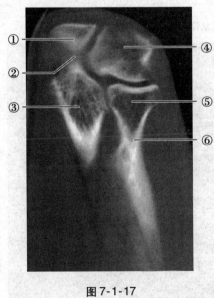

图 7-1-17

①_____；　②_____；　③_____；

④_____；　⑤_____；　⑥_____。

18. 右腕关节冠状层面(CT)

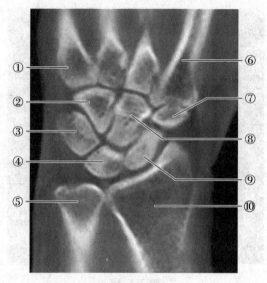

图 7-1-18

①_____；　②_____；　③_____；

④_____；　⑤_____；　⑥_____；

⑦_____；　⑧_____；　⑨_____；

⑩_____。

19. 左腕关节冠状层面(MRI,T$_1$WI)

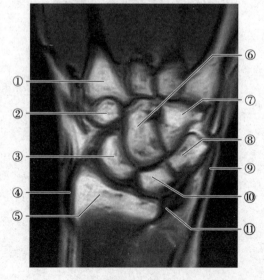

图 7-1-19

①＿＿＿＿＿＿＿＿＿＿；　　②＿＿＿＿＿＿＿＿＿＿；　　③＿＿＿＿＿＿＿＿＿＿；

④＿＿＿＿＿＿＿＿＿＿；　　⑤＿＿＿＿＿＿＿＿＿＿；　　⑥＿＿＿＿＿＿＿＿＿＿；

⑦＿＿＿＿＿＿＿＿＿＿；　　⑧＿＿＿＿＿＿＿＿＿＿；　　⑨＿＿＿＿＿＿＿＿＿＿；

⑩＿＿＿＿＿＿＿＿＿＿；　　⑪＿＿＿＿＿＿＿＿＿＿。

20. 经尺侧的肘关节矢状层面(MRI,$T_1$WI)

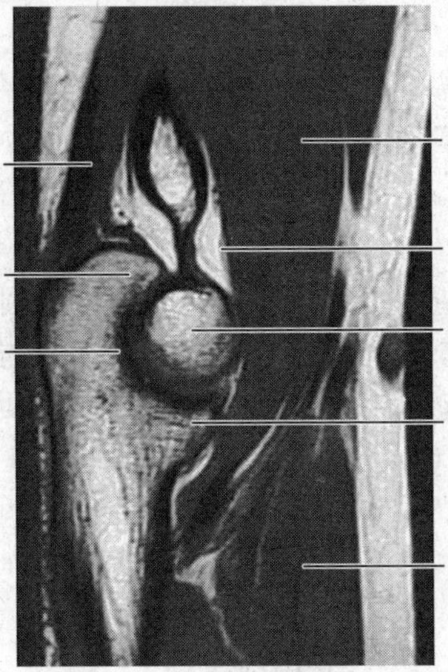

图 7-1-20

①＿＿＿＿＿＿＿＿＿＿；　②＿＿＿＿＿＿＿＿＿＿；　③＿＿＿＿＿＿＿＿＿＿；

④＿＿＿＿＿＿＿＿＿＿；　⑤＿＿＿＿＿＿＿＿＿＿；　⑥＿＿＿＿＿＿＿＿＿＿；

⑦＿＿＿＿＿＿＿＿＿＿；　⑧＿＿＿＿＿＿＿＿＿＿。

## 二、习　　题

### (一) 名词解释

1. 结节间沟

2. 骺线

3. 腕管

### (二) 填空题

1. 桡腕关节由＿＿＿＿＿＿＿和＿＿＿＿＿＿＿构成关节窝,由＿＿＿＿＿＿＿、＿＿＿＿＿＿和＿＿＿＿＿＿＿＿＿的近侧关节面构成关节头,属＿＿＿＿＿＿＿＿关节。

2. 尺骨上端有两个突起,向上的较大的称＿＿＿＿＿＿＿＿,向前的称＿＿＿＿＿＿＿＿。

3. 肱骨上端的膨大称＿＿＿＿＿＿＿＿,其周缘的浅沟称＿＿＿＿＿＿＿＿。肱骨下端有两个关节面,内侧的是＿＿＿＿＿＿＿＿,外侧的是＿＿＿＿＿＿＿＿。肱骨内上髁后面有＿＿＿＿＿＿＿＿沟。

4. 近侧列腕骨由桡侧向尺侧依次为＿＿＿＿＿＿＿、＿＿＿＿＿＿＿和＿＿＿＿＿＿＿。

5. 腕部掌面桡侧的隆起由＿＿＿＿＿＿＿＿＿、＿＿＿＿＿＿＿＿＿＿构成,尺侧隆起由＿＿＿＿＿＿＿、

_____构成。

6. 尺桡近侧和远侧关节是_____;运动时桡尺骨交叉,称_____;与此相反的运动,称_____。

7. 上肢带肌中使肩关节外展的肌是_____、_____;使肩关节内收和旋内的肌是_____、_____。

8. 肱二头肌除能屈_____外,尚能屈_____,当前臂处于旋前位时,还使前臂_____。

9. 肘窝的外侧界为_____,内侧界为_____,上界为_____、_____之间的连线。窝内主要结构有_____、_____、_____和_____。

**(三)单项选择题**(以下每一道题下面有 A、B、C、D、E 五个备选答案,请从中选择一个最佳答案。)

1. 桡腕关节的特点是(　　)
   A. 又称腕尺关节
   B. 属于椭圆关节
   C. 关节头是近侧列 4 块腕骨
   D. 尺骨参与构成关节窝
   E. 关节窝是桡骨的腕关节面和关节盘

2. 与肱骨滑车相关节的是(　　)
   A. 桡骨头
   B. 尺骨头
   C. 桡切迹
   D. 尺骨的滑车切迹
   E. 桡骨环状关节面

3. 走行于腕管的神经是(　　)
   A. 桡神经
   B. 正中神经
   C. 尺神经
   D. 肌皮神经
   E. 骨间神经

4. 肘关节的肱尺关节断面尺神经走行在(　　)
   A. 肱骨内上髁前面
   B. 肱骨外上髁前面
   C. 肱骨内上髁后面
   D. 肱骨外上髁后面
   E. 肱骨髁间前面

5. 下列关于肱骨的描述,正确的是(　　)
   A. 肱骨头朝向上前内
   B. 头周围的环状浅沟称外科颈
   C. 体后面中部有一自内上斜向外下的桡神经沟
   D. 肱骨小头位于下端外侧部
   E. 内上髁的前方有尺神经沟

6. 下列关于桡骨和尺骨的描述,正确的是(　　)
   A. 两骨的长度相等
   B. 桡骨上端大下端小
   C. 尺骨上端小下端大
   D. 桡骨与肱骨滑车相关节
   E. 手着地时桡骨是前臂的主要承重和传力骨

7. 下列关于手骨的描述,正确的是(　　)
   A. 尺、桡骨腕骨直接关联
   B. 各指均有 3 节指骨
   C. 钩骨与第 5 掌骨相连接
   D. 掌骨由尺侧向桡侧排序
   E. 腕骨有 7 块组成

8. 通过肩关节囊内的肌腱是(　　)

A. 冈上肌腱　　　　　　B. 肱三头肌长头腱　　　　C. 肱二头肌长头腱

D. 冈下肌腱　　　　　　E. 肱二头肌短头腱

9. 能同时屈肘关节、腕关节、掌指关节和指骨间关节的是(　　　)

A. 肱桡肌　　　　　　　B. 旋前圆肌　　　　　　　C. 桡侧腕屈肌

D. 掌长肌　　　　　　　E. 指浅屈肌

10. 下列关于肱骨内、外上髁与尺骨鹰嘴位置关系的描述,正确的是(　　　)

A. 伸肘关节时,三点连线构成等腰三角形

B. 屈肘关节时,三点在一横线上

C. 伸肘关节时,三点在一横线上

D. 屈肘关节时,三者构成尖向上的等腰三角形

E. 肱骨髁上骨折时,三点在屈肘时在一直线上

11. 臂上份的水平断面正中神经排列在(　　　)

A. 喙肱肌内侧　　　　　B. 肱三头肌前　　　　　　C. 肱二头肌短头前

D. 肱骨前　　　　　　　E. 臂前正中

12. 臂上份的水平断面桡神经、肱深动脉排列在肱骨(　　　)

A. 外　　　　　　　　　B. 前　　　　　　　　　　C. 内

D. 后　　　　　　　　　E. 都不是

13. 臂中份的水平断面桡神经排列在肱骨(　　　)

A. 前　　　　　　　　　B. 内　　　　　　　　　　C. 后

D. 外　　　　　　　　　E. 都不是

14. 臂下份的水平断面正中神经、尺神经、与桡神经关系为(　　　)

A. 肱骨前、内、前外　　B. 肱骨外、内、前外　　　C. 肱骨外、内、前内

D. 肱骨前、外、前外　　E. 肱骨后、后内、前外

15. 肘部上份(肱尺关节)水平断面尺神经排列关系在(　　　)

A. 肱骨前　　　　　　　B. 肱肌外侧　　　　　　　C. 肱肌内前方

D. 肱骨与尺骨之间　　　E. 肱骨内上髁前

16. 肘部下份(桡尺关节近侧)水平断面肱肌在(　　　)

A. 尺骨前　　　　　　　B. 桡骨前　　　　　　　　C. 尺骨后

D. 尺骨之间　　　　　　E. 桡骨后

17. 肘部下份(桡尺关节近侧)水平断面见不到(　　　)

A. 鹰嘴下滑囊　　　　　B. 尺侧副韧带　　　　　　C. 桡侧副韧带

D. 肱二头肌腱　　　　　E. 环状韧带

**(四) 多项选择题**(以下每一道题下面有 A、B、C、D、E 五个备选答案,其请从中选择所有正确答案。)

1. 肩胛骨的结构特点是(　　　)

A. 属于上肢带骨　　　　　　　　　B. 位于胸廓的后外侧上部

C. 下角平对第 7 肋　　　　　　　　D. 其肩峰与锁骨相关节

E. 肩胛下窝构成肩关节窝

2. 肘关节的特点是(　　　)

A. 为复合关节 　　　　　　　　　B. 囊的前后壁松弛

C. 有 3 个独立的关节囊 　　　　　D. 由肱骨下端与尺、桡骨上端构成

E. 包括肱尺、肱桡和桡尺远侧关节

3. 臂中份的内外侧肌间隔之间内侧可见到(　　　　)

A. 桡神经 　　　　　B. 正中神经 　　　　　C. 尺神经

D. 肌皮神经 　　　　E. 肱动脉

4. 腕关节上份经手近侧列腕骨水平断面可见到的组织有(　　　　)

A. 三角骨 　　　　　B. 月骨 　　　　　C. 手舟骨

D. 豌豆骨 　　　　　E. 大多角骨

5. 肘部下份(桡尺关节近侧)水平断面可见到的组织有(　　　　)

A. 桡神经深支 　　　B. 桡骨头关节 　　　C. 肱二头肌腱

D. 指深屈肌 　　　　E. 鹰嘴

6. 在上肢各断面中均可见到的组织有(　　　　)

A. 肱动脉 　　　　　B. 尺神经 　　　　　C. 桡神经

D. 正中神经 　　　　E. 肌皮神经

7. 肱骨下端的主要结构有(　　　　)

A. 肱骨内侧髁 　　　B. 肱骨小头 　　　C. 桡窝

D. 三角肌粗隆 　　　E. 尺神经沟

8. 屈肘关节的肌是(　　　　)

A. 喙肱肌 　　　　　B. 肱肌 　　　　　C. 肱二头肌

D. 肱桡肌 　　　　　E. 旋前圆肌

9. 屈腕关节的肌是(　　　　)

A. 掌长肌 　　　　　B. 指浅屈肌 　　　　C. 桡侧腕屈肌

D. 尺侧腕屈肌 　　　E. 肱桡肌

10. 臂上份的水平断面可见到的组织有(　　　　)

A. 正中神经 　　　　B. 腋神经 　　　　　C. 桡神经

D. 肱三头肌 　　　　E. 喙肱肌

11. 臂中份的水平断面可见到的组织有(　　　　)

A. 喙肱肌 　　　　　B. 肱肌 　　　　　C. 肱三头肌

D. 肱深动脉 　　　　E. 桡侧副动脉

12. 臂下份的水平断面可见到的组织有(　　　　)

A. 桡侧腕长伸肌 　　B. 旋前圆肌 　　　C. 肱肌

D. 肘肌 　　　　　　E. 肱三头肌

13. 肘部下份(桡尺关节近侧)水平断面可见到的组织有(　　　　)

A. 肱三头肌 　　　　B. 桡侧腕长伸肌 　　C. 旋前圆肌

D. 肱肌 　　　　　　E. 喙肱肌

(五) 问答题

1. 试述肩关节肩袖的组成(肌腱的附着点)及肩关节的解剖学特点。

2. 简述肘关节正侧位 X 线平片表现。

3. 简述腕关节正侧位 X 线平片表现。

# 第四部分:参考答案

## 一、综合实训(填图)

1. 儿童掌骨与指骨正位
①第 5 指中节指骨　②第 5 掌骨　③骨骺　④骨骺线　⑤干骺端

2. 9 岁儿童肘关节正侧位(男性)
①肱骨下段　②肱骨外上髁骨骺　③桡骨骨骺　④桡骨近端　⑤肱骨骨髓　⑥关节间隙　⑦肱骨小头骨骺　⑧尺骨鹰嘴骨骺　⑨尺骨近端

3. 双侧锁骨正位
①肩锁关节　②肩胛骨　③第 5 肋骨　④锁骨　⑤肩关节　⑥肱骨

4. 肱骨正侧位
①肱骨头　②肱骨内上髁　③肱骨头　④肱骨干　⑤肘关节

5. 尺骨与桡骨正侧位
①下尺桡关节　②尺骨　③桡骨　④桡骨小头　⑤桡骨　⑥尺骨　⑦尺骨鹰嘴

6. 腕关节正侧位
①第 1 掌骨　②大多角骨　③手舟骨　④桡骨　⑤重叠掌骨　⑥头骨　⑦三角骨　⑧月骨　⑨尺骨

7. 掌骨与指骨正位
①第 2 指中节指骨　②掌指关节　③第 1 掌骨　④指间关节　⑤第 5 指近节指骨　⑥第5 掌骨

8. 肩关节正位
①锁骨　②肩胛骨　③肩峰　④肱盂关节　⑤肱骨

9. 肘关节正侧位
①肱骨内上髁　②尺骨　③肱骨滑车　④尺骨鹰嘴

10. 经关节盂上部的横断层面(CT)
①喙突　②肩胛骨　③肱骨头　④关节盂　⑤肩峰　⑥肩胛冈

11. 经关节盂中部的横断层面(MRI,$T_1WI$)
①三角肌　②肱骨头　③关节盂　④肩胛下肌　⑤冈下肌

12. 经肱骨内外上髁部的横断层面(CT)
①肱骨外上髁　②肱尺关节　③尺骨鹰嘴　④肱肌　⑤肱骨内上髁

13. 经肱骨内外上髁的横断层面(MRI,$T_1WI$)
①旋前圆肌　②肘肌　③肱骨外上髁　④肱桡肌

14. 经远侧列腕骨的横断层面(CT)
①小多角骨　②大多角骨　③腕管区域　④头状骨　⑤钩状骨　⑥钩状骨钩突

15. 经远侧列腕骨的横断层面(MRI,$T_1WI$)
①小多角骨　②大多角骨　③头状骨　④钩状骨　⑤指深屈肌腱　⑥小指展肌

16. 经关节盂后缘的冠状层面(MRI,$T_1WI$)

①肩峰　②关节软骨　③肱骨头　④三角肌　⑤冈上肌　⑥关节盂　⑦肩胛下肌　⑧腋窝

17. 肘关节冠状层面(CT)

①尺骨鹰嘴　②尺骨滑车切迹　③尺骨冠突　④肱骨小头　⑤桡骨头　⑥桡骨颈

18. 右腕关节冠状层面(CT)

①第5掌骨　②钩骨　③三角骨　④月骨　⑤尺骨　⑥第2掌骨　⑦小多角骨　⑧头状骨　⑨手舟骨　⑩桡骨

19. 左腕关节冠状层面(MRI,$T_1$WI)

①第2掌骨　②小多角骨　③手舟骨　④桡侧腕长伸肌腱　⑤桡骨　⑥头状骨　⑦钩状骨　⑧三角骨　⑨尺侧腕伸肌腱　⑩月骨　⑪三角纤维软骨盘

20. 经尺侧的肘关节矢状层面(MRI,$T_1$WI)

①肱三头肌　②尺骨鹰嘴　③尺骨滑车切迹　④肱二头肌　⑤关节脂肪　⑥肱骨内髁　⑦尺骨冠突　⑧腕屈肌

## 二、习　题

**(一)名词解释**

1. 结节间沟:肱骨上端大、小结节之间的纵沟为结节间沟,肱二头肌长头肌腱经此沟穿过。

2. 骺线:长骨的两端膨大称为骺。幼年时骨干与骺之间有透明骺软骨,成年后骺软骨骨化形成骺线。

3. 腕管:位于腕掌侧,由腕横韧带和腕骨沟围成。管内有屈指肌腱和正中神经通过。

**(二)填空题**

1. 桡骨的腕关节面　尺骨头下方的关节盘　手舟骨　月骨　三角骨　典型的椭圆

2. 鹰嘴　冠突

3. 肱骨头　解剖颈　肱骨滑车　肱骨小头　尺神经

4. 手舟骨　月骨　三角骨　豌豆骨

5. 手舟骨　大多角骨结节　豌豆骨　钩骨

6. 联合关节　旋前　旋后

7. 三角肌　冈上肌　大圆肌　肩胛下肌

8. 肘关节　肩关节　旋后

9. 肱桡肌　旋前圆肌　肱骨内上髁　外上髁　肱二头肌腱　肱动脉　肱静脉　正中神经

**(三)单项选择题**

1. E　2. D　3. B　4. C　5. C　6. E　7. C　8. C　9. E　10. C　11. A　12. D　13. C　14. A　15. D　16. A　17. C

**(四)多项选择题**

1. ABCD　2. ABD　3. BCDE　4. ABC　5. ABCD　6. BCD　7. BCE　8. BCDE　9. ABCD　10. ACDE　11. BCE　12. ABCE　13. ABCD

**(五)问答题**

1. 试述肩关节肩袖的组成(肌腱的附着点)及肩关节解剖学特点。

答:肩袖由冈上肌、冈下肌、小圆肌及肩胛下肌共同组成。冈上肌腱、冈下肌腱和小圆肌腱附着于大结节,肩胛下肌腱附着于小结节。

肩关节解剖学特点:肱骨头大,肩关节盂浅,关节囊薄而松弛,有较大的活动范围,其稳定性依赖于其周围的肌肉、韧带和盂唇的完整性。下壁最为薄弱,囊的上、前、后壁有肌腱加入,可做屈伸、收展、旋转和环转运动,肩关节常易发生前下脱位。

2. 简述肘关节正侧位 X 线平片表现。

答:肘关节由肱骨下端和尺、桡骨上端共同构成。正位片上肱骨滑车与尺骨冠突组成肱尺关节,肱骨小头与桡骨小头组成肱桡关节。两关节之间隙相连,呈水平位,正常宽度约3mm。桡骨小头环状面与尺骨之桡骨切迹之间构成桡尺近侧关节,关节间隙较窄,常因两骨重叠而不显影。关节囊和关节软骨不显示。在侧位片上,可见肱骨滑车与尺骨半月切迹嵌合构成肱尺关节。桡骨小头有一部分与尺骨冠突重叠,不能显示桡尺近侧关节的间隙。桡骨小头上关节面与肱骨小头对应构成肱桡关节,其间隙常因尺骨冠突影的重叠而不明显。正常肱骨小头骨骺应居肱骨纵轴线和肱骨前缘的肘前线之间或稍过肘前线,且桡骨纵轴线通过肱骨小头骨骺之中心。肘关节两个囊内脂肪垫分别位于冠状突和鹰嘴窝,正常前者可以看到,肘关节肿胀时脂肪垫受推移使两者都可见。

3. 简述腕关节正侧位 X 线平片表现。

答:桡腕关节的关节窝由桡骨下关节面和关节盘构成,关节头由手舟骨、月骨和三角骨共同组成。桡骨下关节面只与手舟骨和月骨相对应,而关节盘与三角骨相对应,桡骨下端与舟、月两骨之间间隙 1.5～2mm。三角骨与尺骨下端之间的距离较大。腕骨共八块,排成远近两列,但并不在同一平面上,而是背侧隆突,掌侧面凹陷形成腕骨沟,各腕骨的相邻面都有关节软骨覆盖,彼此形成腕骨间关节。

# 第二节 下 肢

## 第一部分:实训目标

1. 掌握 下肢的长管状骨、髋关节、膝关节及踝关节 X 线解剖和 CT 断层解剖。
2. 熟悉 髋关节、膝关节与踝关节的 MRI 断层解剖,下肢的应用解剖。
3. 了解 膝关节交叉韧带与内外侧副韧带、半月板位置形态及 MRI 信号特点。

## 第二部分:重点难点剖析

### 一、应 用 解 剖

下肢骨每侧有 31 块。下肢带骨为髋骨,自由下肢骨包括股骨、髌骨、胫骨、腓骨、跗骨、跖骨和趾骨。

骨盆由骶骨、尾骨和左右髋骨及其韧带连结而成。骶骨岬、髂骨弓状线、髂耻隆起、耻骨梳、耻骨结节、耻骨嵴到耻骨联合上缘的连线为界线。界线以上为大骨盆,又称假骨盆;界线以下为小骨盆,又称真骨盆,容纳子宫、卵巢、输卵管、膀胱、尿道、直肠等器官。两侧耻骨下支在耻骨联合下缘所形成的夹角为耻骨角,男性为 70°～75°,女性为 90°～100°。

股骨上端为股骨头,股骨头外下方为股骨颈,颈体交界处外侧的突起为大转子,后内侧的突起称小转子。股骨颈与体的夹角称颈干角,正常值在 110°~140°之间,男性平均 132°,女性平均 127°。股骨头与髋臼构成髋关节。

股骨下端膨大为内侧髁和外侧髁,与胫骨上端内、外侧髁相对应,其间有内侧半月板、外侧半月板;内外髁之间为髁间窝,与胫骨髁间隆起对应,有膝关节前后交叉韧带附着。两髁前方为髌关节面,与髌骨构成髌股关节。

胫、腓骨的下端与距骨滑车构成踝关节,两侧有韧带加强。跗骨与距骨借韧带连接构成足弓。

## 二、X 线 解 剖

1. 骨盆　前后位,骨盆由左、右两侧的髋骨和后面的骶、尾骨构成。髋骨由髂、耻、坐三骨构成,三骨体部彼此会合共同参与构成髋臼。髂骨与骶骨形成骶髂关节,骶髂关节左右对称,关节间隙下半部分可显示,上半部因关节面是斜面而不清楚,其投影出模糊双影。从骶髂关节下端向外下绕到耻骨联合的弧形致密线,称为髂耻线(弓状线)。两侧髂耻线加上骶骨岬前缘及耻骨联合上缘,围成一类似卵圆形(女性)或鸡心(男性)的环。此即小骨盆的入口。以此为界,其上为大骨盆,其下为小骨盆。

2. 股骨　正位片,股骨头呈半球形,头的中央稍下方有一小凹为股骨头凹,有股骨头圆韧带的附着。股骨头向内嵌入髋臼,构成髋关节,向外变细为股骨颈。股骨颈上缘的外侧端有隆起的大转子与之重叠,大转子尖部常突出于股骨颈上方。股骨颈下缘外侧端也有向内隆起的小转子。在股骨颈外侧可见由大转子尖向下的细致密线为转子间嵴,其外侧另有一较粗的致密线为转子间线。转子间线由大转子外上端行向内下,与转子间嵴下段重合,下端止于小转子基部。股骨下端膨大为股骨内、外侧髁及上方的内、外上髁。髌骨呈倒三角形的模糊影,与股骨下端重叠。

侧位片,股骨头伸向上方,略为偏前,常呈球形,一部分与髋臼重叠成髋关节。股骨内、外侧髁重叠,大而低者为内侧髁。在股骨下端的前方,髌骨呈前后扁平的四边形,后缘光滑为其关节面。髌骨上方的低密度区为髌上囊,下方低密度区为髌下脂肪垫,并可见其前方的髌韧带影。股骨头伸向上方,略为偏前,常呈球形,一部分与髋臼重叠成髋关节。

3. 髋关节　正位片,可见髋臼与股骨头对应,髋臼前后缘与股骨头影重叠。髋关节间隙上半部较窄,显示两相对骨性关节面的距离;下半部较宽,显示股骨头与髋臼窝底间距离。髋臼呈半圆形凹窝,口朝外下方。髋臼中心对小骨盆的髂耻线,此部髋臼壁很薄。髋臼底前下部正面投影呈一水滴状影,称为泪滴,泪滴下端是髋臼切迹前部的下缘,泪滴内缘为坐骨体内面的闭孔沟皮质,而外缘为髋臼窝底。

4. 胫腓骨　正位片,胫腓骨并行,其上端和下端相互间部分重叠,在骨干部分开。胫骨上端由胫骨内、外侧髁和胫骨粗隆构成。两侧髁之上关节面平坦并微凹(胫骨平台),两侧髁之间有两个向上的突起,为髁间隆起。腓骨上端膨大叫腓骨小头,参与构成胫腓关节,腓骨体形态不规则,下端稍膨大为外踝。外踝的内面有三角形的关节面,参与踝关节的构成。侧位片腓骨偏后。胫骨粗隆以侧位观察最清楚。

5. 膝关节　正位片,股骨下端内、外侧髁关节面和胫骨上端内、外侧髁关节面,股骨髌面和髌骨关节面,相对应构成关节。股骨下端两髁骨缘与胫骨上缘两髁连线应平行,内外侧关节腔宽度应相等,关节间隙宽 4~8mm。股骨侧髁与胫骨之髁间隆起影部分重叠,髌骨与股骨下端重叠。侧位股骨各髁缘与相对的胫骨骨缘两连线与宽度对应一致,且髌股关节在侧位显示最佳。

6. 踝关节　正位片,踝关节间隙为鞍形或八字,顶部横行,中部微凹,为胫骨下关节面与距骨上关节面构成。两侧斜行部,分别为内、外髁关节间隙。整个关节间隙相连不中断,对应关节面相互平行,关节间隙宽度 3～4mm。踝关节侧位片,关节间隙呈前后走行并向上凸的弧形线,内、外踝与距骨影相重叠。

## 三、断 层 解 剖

1. 髋关节 在横断层面上,经股骨头上份层面为髋臼和股骨头构成的髋关节。髋臼由耻骨和坐骨构成,其中央凹陷,即髋臼窝。股骨头前内侧凹陷,为股骨头凹,股骨头韧带连于此处。关节前方为髂腰肌,其与耻骨肌前面之间为血管间隙,内有股动、静脉通过,静脉内侧的股管为股疝好发处。股骨头中份层面可见股骨头、股骨颈及大转子。股骨头下份层面可见股骨头下份、股骨颈及转子间嵴,缝匠肌的内侧、髂腰肌和耻骨肌的浅面为股三角,内有股动、静脉,大隐静脉和股深动、静脉穿行。

经股骨头、股骨颈和大转子的髋关节冠状层面,髋关节居断面的中心,髋臼由上部的髂骨体和内下部的耻骨体构成。髋臼的上、下缘有髋臼唇附着,股骨头向内上突入髋臼内。髋关节的外上方为臀中肌和臀小肌,外下方为股外侧肌和股中间肌,内下方为闭孔外肌和股内收肌群。髋臼内侧为骨盆侧壁,其内侧可见闭孔内肌。耻骨体内下方与坐骨支之间为闭孔,闭孔内、外侧可见闭孔内、外肌及其穿行其间的闭孔神经和闭孔动、静脉。

髋关节矢状层面(MRI)有助于显示股骨头和髋臼的软骨。髋臼缘处可见低信号的环形韧带或髋臼的关节盂缘。关节的前方可见髂股韧带和髂腰肌及附着在小粗隆的髂腰肌肌腱,缝匠肌位于较前方。

2. 膝关节 在横断层面上,经髌骨上部层面股骨内、外侧髁占据断面中央的大部,其前方为髌骨,两者之间可见呈"M"形狭窄的膝关节腔,翼状皱襞突入其内。股骨内侧有股内侧肌,外侧有股外侧肌和髂胫束,前者之后内有缝匠肌、半膜肌和半腱肌,后者之后有股二头肌。腘窝内除了有脂肪和淋巴结,中线处由前内向后外依次为腘动、静脉和胫神经,腓总神经位于后外方的股二头肌后缘内侧。髌骨下部层面,此层面近股骨内、外侧髁下端。股骨内、外侧髁之间后方的凹陷为髁间窝后部,窝内可见前、后交叉韧带的断面,股骨内、外侧髁前方为髌骨,两者之间可见呈"M"形狭窄的膝关节腔和突入其内的翼状皱襞。腓肠肌内、外侧头出现于髁间窝后方,二头之间由浅入深可见胫神经、腘静脉和腘动脉。腓总神经位于后外方,腓肠肌外侧头和股二头肌内侧缘后部之间。

在冠状层面上,上方为股骨,下方为胫骨,胫骨上面中部向上凸起即髁间隆起,股骨两髁间向上凹陷为髁间窝。在前部和半月板体部层面,于股骨、胫骨内、外侧髁关节面之间,可见膝关节内、外侧半月板表现为一尖端指向髁间窝的三角形低信号影。外侧半月板左右径明显大于内侧半月板,关节囊紧密连于其外侧缘。前交叉韧带自股骨髁间窝外侧壁,止于胫骨髁间前结节。冠状面为类圆形断面影。后交叉韧带起自股骨髁间窝内侧壁,止于胫骨髁间后结节。冠状面后部层面可呈条状低信号,前部层面为类圆形断面影。胫侧副韧带起自股骨内侧肌结节之下,止于胫骨内侧粗隆水平。冠状面显示较好,呈线样低信号影。腓侧副韧带起自股骨外上髁上方,止于腓骨小头下方。在后部冠状面上呈带状低信号影。关节上方为大腿前群肌,下方内侧为小腿后群肌,外侧为小腿前群肌。

在矢状层面上,内侧部矢状面上方为股骨内侧髁,下方为胫骨内侧髁。股骨内侧髁和胫骨内侧髁之间的关节间隙前、后部分分别可见断面呈三角形的内侧半月板前、后角,前、后角的底与关节囊紧密相连,其尖朝向中央且互不相连。关节前上方为股内侧肌,后方为腘窝,后下为腓肠肌内侧头。膝正中矢状断层为膝关节的典型正中矢状断面。膝关节由股骨、胫骨及髌骨构成,占据断面的前部,髌骨位于股骨下端前方。胫骨上端前面有胫骨粗隆,髌骨下缘至胫骨粗隆间为髌韧带,髌骨与胫骨之间可见髌下脂体和翼状襞。胫骨髁间隆起前部的前交叉韧带向后上方延续至股骨外侧髁的内侧面,后部有后交叉韧带起始部附着。髌上囊位于髌骨、股四头肌与股骨下端前面之间。关节后方为腘窝,内有胫神经、腘静脉和腘动脉。膝外侧部矢状层面中部主要为胫骨和股骨外侧髁的外侧份,胫骨后下可见腓骨头,两者之间为胫腓关节。股骨和胫骨之间的关节腔狭窄,其后部绕至股骨外侧髁的后方,关节腔前后部有外侧半月板前、后角,胫骨和髌骨之间为翼状襞。髌骨上方为股四头肌腱,下方延伸为髌外侧支持带,髌骨后上方可见髌上囊。膝关节后面可见腓肠肌外侧头。

3. 踝关节 横断层面主要显示踝关节的构成及其周围韧带。距骨体位居中央,与内、外踝关节面一起构成踝关节。关节的前内侧有内侧韧带加强,外侧被距腓前、后韧带加强。距骨前面有小腿前群肌腱、足背动、静脉及腓深神经。踝管居踝关节的后内侧,从前至后依次有胫骨后肌腱、胫后血管、胫神经及踇长屈肌腱。踝关节的后部可见跟腱等结构。

经踝关节和距跟关节后部的足关节冠状层面,踝关节居上方,由胫骨下端及内、外踝和距骨体上面构成。距跟关节近侧部位于踝关节下方,由距骨体与跟骨构成。距骨下面内侧半向上的凹陷为跗骨窦,其内有距跟骨间韧带。踝管居跟骨内侧和内踝下方,内有胫骨后肌腱、趾长屈肌腱、胫神经、胫后血管及踇长屈肌腱通过。跟骨下方为足底,中部有足底腱膜,向上发内、外侧肌间隔,形成三个跖部骨筋膜鞘内,分别为踇展肌、踇短屈肌及小趾短屈肌和小趾展肌。

经第2趾中线的足关节矢状层面,踝关节居上方,胫骨下端与距骨体上面参与踝关节构成。距骨体下面与跟骨构成距跟关节,距骨头与足舟骨构成距舟关节,足舟骨前方可见内侧楔骨,中间楔骨与第2跖骨底构成楔跖关节。足底可见踇展肌、足底方肌和趾短屈肌等结构。

## 第三部分:综合实训与习题

### 一、综合实训(填图)

1. 股骨正侧位(X线)

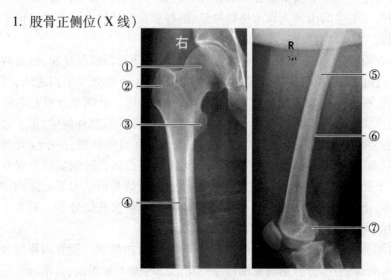

**图 7-2-1**

①_____；　②_____；　③_____；

④_____；　⑤_____；　⑥_____；

⑦_____。

2. 胫骨与腓骨正侧位(X线)

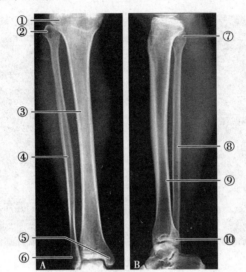

图 7-2-2

①_____；　②_____；　③_____；

④_____；　⑤_____；　⑥_____；

⑦_____；　⑧_____；　⑨_____；

⑩_____。

3. 跗骨与距骨正位(X线)

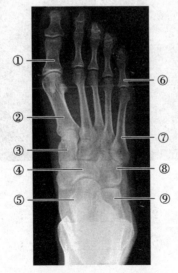

图 7-2-3

①_____ ;　　②_____ ;　　③_____ ;

④_____ ;　　⑤_____ ;　　⑥_____ ;

⑦_____ ;　　⑧_____ ;　　⑨_____ 。

4. 髋关节正位(X线)

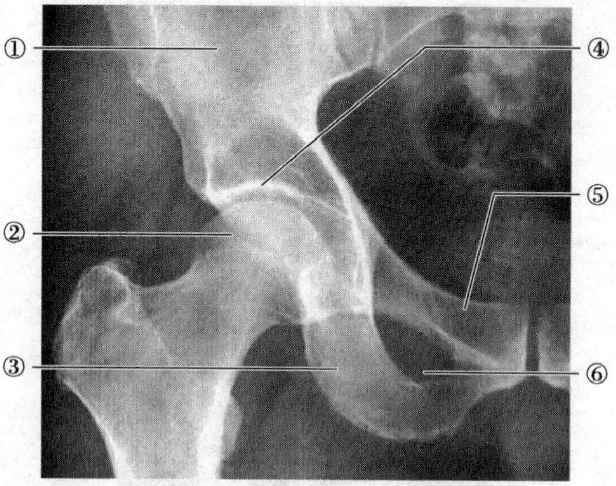

图 7-2-4

①_____ ;　　②_____ ;　　③_____ ;

④_____ ;　　⑤_____ ;　　⑥_____ 。

5. 膝关节正侧位(X线)

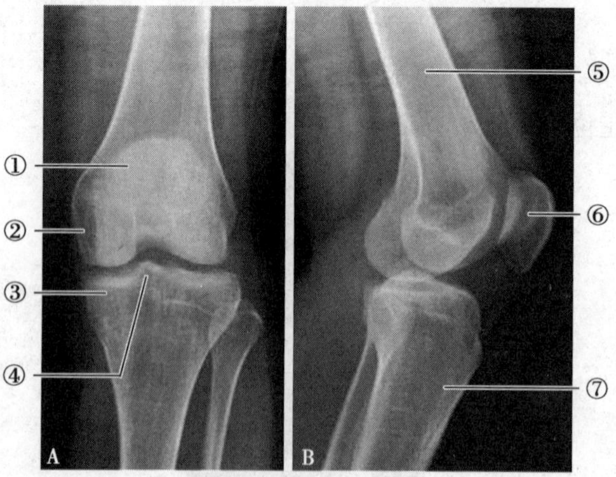

图 7-2-5

①_____ ;　　②_____ ;　　③_____ ;

④_____ ;　　⑤_____ ;　　⑥_____ ;

⑦_____ 。

6. 踝关节正侧位(X 线)

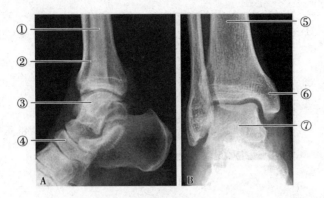

图 7-2-6

① _____ ;　② _____ ;　③ _____ ;

④ _____ ;　⑤ _____ ;　⑥ _____ ;

⑦ _____ 。

7. 经股骨颈的横断层面(CT)

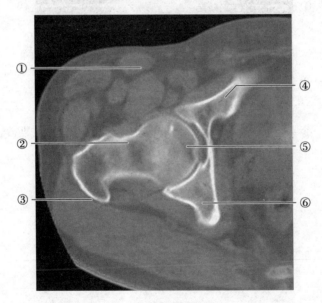

图 7-2-7

① _____ ;　② _____ ;　③ _____ ;

④ _____ ;　⑤ _____ ;　⑥ _____ 。

8. 经股骨颈的横断层面(MRI,T$_1$WI)

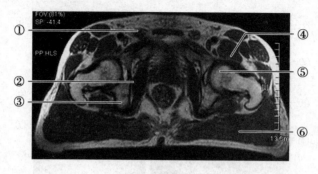

图 7-2-8

① _____ ; ② _____ ; ③ _____ ;

④ _____ ; ⑤ _____ ; ⑥ _____ 。

9. 经股骨内外髁的横断层面(MRI,T$_1$WI)

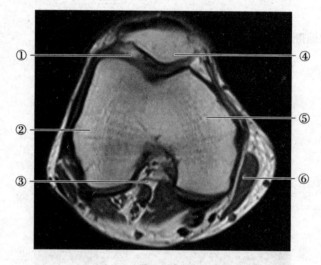

图 7-2-9

① _____ ; ② _____ ; ③ _____ ;

④ _____ ; ⑤ _____ ; ⑥ _____ 。

### 10. 经内外踝的横断层面（CT）

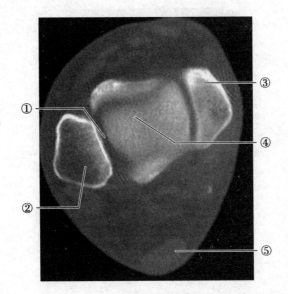

图 7-2-10

①＿＿＿＿＿＿＿＿＿＿＿＿＿＿ ；　　②＿＿＿＿＿＿＿＿＿＿＿＿＿＿ ；　　③＿＿＿＿＿＿＿＿＿＿＿＿＿＿ ；

④＿＿＿＿＿＿＿＿＿＿＿＿＿＿ ；　　⑤＿＿＿＿＿＿＿＿＿＿＿＿＿＿ 。

### 11. 髋关节冠状层面（MRI，$T_1WI$）

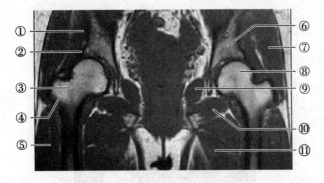

图 7-2-11

①＿＿＿＿＿＿＿＿＿＿＿＿＿＿ ；　　②＿＿＿＿＿＿＿＿＿＿＿＿＿＿ ；　　③＿＿＿＿＿＿＿＿＿＿＿＿＿＿ ；

④＿＿＿＿＿＿＿＿＿＿＿＿＿＿ ；　　⑤＿＿＿＿＿＿＿＿＿＿＿＿＿＿ ；　　⑥＿＿＿＿＿＿＿＿＿＿＿＿＿＿ ；

⑦＿＿＿＿＿＿＿＿＿＿＿＿＿＿ ；　　⑧＿＿＿＿＿＿＿＿＿＿＿＿＿＿ ；　　⑨＿＿＿＿＿＿＿＿＿＿＿＿＿＿ ；

⑩＿＿＿＿＿＿＿＿＿＿＿＿＿＿ ；　　⑪＿＿＿＿＿＿＿＿＿＿＿＿＿＿ 。

12. 经股骨髁中心的冠状层面（MRI，T₁WI）

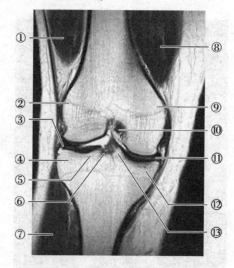

图 7-2-12

①_____；②_____；③_____；

④_____；⑤_____；⑥_____；

⑦_____；⑧_____；⑨_____；

⑩_____；⑪_____；⑫_____；

⑬_____。

13. 经踝关节和距跟关节近侧份的冠状层面（MRI，T₂WI）

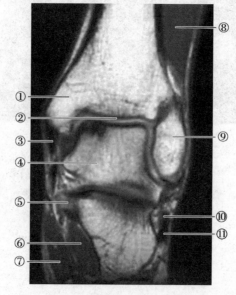

图 7-2-13

①_____；②_____；③_____；

④_____ ;    ⑤_____ ;    ⑥_____ ;

⑦_____ ;    ⑧_____ ;    ⑨_____ ;

⑩_____ ;    ⑪_____ 。

14. 经股骨髁间窝的矢状层面(MRI,T₁WI)

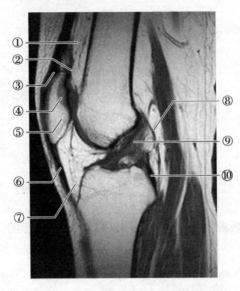

图 7-2-14

①_____ ;    ②_____ ;    ③_____ ;

④_____ ;    ⑤_____ ;    ⑥_____ ;

⑦_____ ;    ⑧_____ ;    ⑨_____ ;

⑩_____ 。

15. 经踝关节正中矢状层面(MRI,T₁WI)

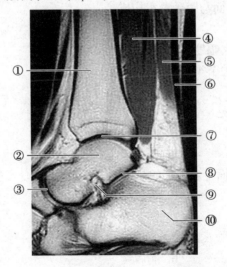

图 7-2-15

① _____ ；　　② _____ ；　　③ _____ ；

④ _____ ；　　⑤ _____ ；　　⑥ _____ ；

⑦ _____ ；　　⑧ _____ ；　　⑨ _____ ；

⑩ _____ 。

## 二、习　题

### （一）名词解释

1. 颈干角

2. 骨盆界线

3. 足弓

### （二）填空题

1. 距小腿关节又称 _____ ，由 _____ 、 _____ 和 _____ 构成，属 _____ 关节。

2. 膝关节由 _____ 、 _____ 和 _____ 构成。位于股骨、胫骨内外侧髁关节面之间有两片纤维软骨板称为 _____ ，其中较大呈"C"形的为 _____ 。

3. 髋骨由 _____ 、 _____ 和 _____ 组成，三骨合处的外侧面有深窝称 _____ ，与股骨头构成 _____ 。窝前下方的孔为 _____ 。

4. 跗骨有 _____ 块，包括 _____ 、 _____ 、 _____ 和三块 _____ 。

### （三）单项选择题（以下每一道题下面有 A、B、C、D、E 五个备选答案，请从中选择一个最佳答案。）

1. 下列关于髋关节的描述，错误的是（　　）

A. 关节囊坚韧　　　　　　B. 有囊外韧带　　　　　　C. 髋臼周缘有髋臼唇

D. 有囊内韧带　　　　　　E. 髋臼的开口为闭孔

2. 下列关于踝关节的描述，正确的是（　　）

A. 由胫骨下端的关节面与距骨滑车构成

B. 又称距小腿关节

C. 关节囊较薄，容易大幅度活动

D. 两侧有韧带加强，关节牢固不易损伤

E. 内踝比外踝长而低

3. 腘窝内位置最深的是（　　）

A. 胫神经　　　　　　　　B. 腘静脉　　　　　　　　C. 腘动脉

D. 腓总神经　　　　　　　E. 腘肌

4. 膝关节正中矢状断面上看不见的是（　　）

A. 半月板　　　　　　　　B. 板股韧带　　　　　　　C. 交叉韧带

D. 髌下深囊　　　　　　　E. 髌上囊

5. 与膝关节腔相通的滑液囊是（　　）

A. 髌前囊　　　　　　　　B. 髌后囊　　　　　　　　C. 髌下囊

D. 髌上囊　　　　　　　　E. 髌下深囊

6. 下列关于髋骨的描述,正确的是(　　)

A. 是扁骨

B. 是全身最大的不规则骨

C. 由髂骨、坐骨、耻骨于6岁左右融合而成

D. 耻骨位于髋骨下部

E. 闭孔由耻骨围成

7. 下列关于股骨的描述,正确的是(　　)

A. 长度为身高的1/5　　　　　　B. 股骨头朝向内上后方

C. 股骨体上段圆下段扁　　　　　D. 体后的纵行骨嵴为粗线

E. 下端与胫腓骨相关节

8. 下列关于髋关节的描述,正确的是(　　)

A. 属双轴关节　　　　　　　　B. 关节囊薄韧带少

C. 股骨头全部包于关节囊内　　　D. 髂骨韧带限制过伸

E. 股骨头韧带有加强关节的作用

9. 下列关于后交叉韧带的描述,正确的是(　　)

A. 限制胫骨向前移动　　B. 在伸膝时紧张　　　C. 在屈膝时松弛

D. 限制胫骨向后移动　　E. 限制胫骨外旋

10. 下列关于踝关节的描述,正确的是(　　)

A. 由胫骨下端和距骨滑车构成　　B. 关节囊前、后壁薄而松弛

C. 可做背屈、跖屈和足内、外翻运动　　D. 背屈时易扭伤

E. 内侧韧带较薄弱

11. 止于跟骨结节的肌是(　　)

A. 胫骨后肌　　　　　B. 腓骨长肌　　　　　C. 腓骨短肌

D. 趾长屈肌　　　　　E. 小腿三头肌

12. 胫后血管位于(　　)

A. 腓骨长短肌间　　　　　　　B. 胫骨前后肌间

C. 腓肠肌与胫骨后肌间　　　　D. 胫骨后肌与趾长屈肌间

E. 比目鱼肌与胫骨后肌间

13. 踝管内结构除外(　　)

A. 隐神经　　　　　B. 胫骨后肌腱　　　　C. 趾长屈肌

D. 胫后动脉　　　　E. 胫神经

14. 踝关节前面经过的结构是(　　)

A. 腓浅神经　　　　　B. 腓深神经　　　　　C. 隐神经

D. 腓肠神经　　　　　E. 胫前神经

**(四)多项选择题**(以下每一道题下面有A、B、C、D、E五个备选答案,其中有2个及以上的正确答案。)

1. 膝关节的特点是(　　)

A. 由股骨、胫骨、腓骨和髌骨构成　　B. 属滑车关节

C. 关节囊薄而松弛　　　　　　　　　　　D. 有囊外韧带加强

E. 半月板不完全分隔关节腔

2. 下面属于髋骨的结构有(　　　　　)

A. 坐骨大切迹　　　　　　B. 坐骨棘　　　　　　C. 闭孔

D. 髂嵴　　　　　　　　　E. 耻骨联合面

3. 踝管内的结构包括(　　　　　)

A. 腓骨长肌　　　　　　　B. 跟腱　　　　　　　C. 胫神经

D. 胫骨后肌腱　　　　　　E. 趾长屈肌腱

4. 膝关节正中矢状断面上可见(　　　　　)

A. 肱二头肌腱　　　　　　B. 胫神经　　　　　　C. 腓总神经

D. 腘动脉　　　　　　　　E. 腘静脉

5. 髋臼由下列哪些骨融合而成(　　　　　)

A. 骶骨　　　　　　　　　B. 耻骨　　　　　　　C. 尾骨

D. 坐骨　　　　　　　　　E. 髂骨

6. 屈膝关节的肌是(　　　　　)

A. 股二头肌　　　　　　　B. 腘肌　　　　　　　C. 比目鱼肌

D. 胫骨后肌　　　　　　　E. 腓骨长肌

7. 翼状襞位于(　　　　　)

A. 髌韧带后方　　　　　　B. 髌骨下方　　　　　C. 髁间窝后方

D. 髌上囊浅部　　　　　　E. 膝关节囊内

(五) 问答题

1. 简述髋关节正位 X 线平片表现。

2. 简述踝关节正侧位 X 线平片表现。

3. 简述膝关节半月板、关节交叉韧带在 MRI 矢状面和冠状面形态与信号特点。

# 第四部分:参考答案

## 一、综合实训(填图)

1. 股骨正侧位(X 线)

①股骨颈　②大转子　③小转子　④股骨干　⑤骨髓腔　⑥骨皮质　⑦股骨髁间窝

2. 胫骨与腓骨正侧位(X 线)

①胫骨外髁　②腓骨头　③胫骨　④腓骨　⑤内踝　⑥外踝　⑦腓骨小头　⑧腓骨　⑨胫骨　⑩后踝

3. 跗骨与跖骨正位(X 线)

①第 1 趾近节趾骨　②第 1 跖骨　③第 1 楔骨　④足舟骨　⑤距骨　⑥第 5 趾近节趾骨　⑦第 5 跖骨　⑧骰骨　⑨跟骨

4. 髋关节正位(X 线)

①髂骨　②股骨头　③坐骨　④髋臼　⑤耻骨　⑥闭孔

5. 膝关节正侧位

①髌骨 ②股骨内侧髁 ③胫骨内侧髁 ④胫骨髁间隆起 ⑤股骨下段 ⑥髌骨 ⑦胫骨上段

6. 踝关节正侧位

①腓骨 ②胫骨 ③距骨 ④足舟骨 ⑤胫骨下段 ⑥胫骨内踝 ⑦距骨

7. 经股骨颈的横断层面(CT)

①缝匠肌 ②股骨颈 ③股骨大转子 ④耻骨 ⑤股骨头 ⑥坐骨

8. 经股骨颈的横断层面(MRI,$T_1WI$)

①精索 ②闭孔内肌 ③坐骨 ④髂腰肌 ⑤股骨头 ⑥臀大肌

9. 经股骨内外髁的横断层面(MRI,$T_1WI$)

①髌股关节 ②股骨外侧髁 ③股骨髁间窝 ④髌骨 ⑤股骨内侧髁 ⑥缝匠肌

10. 经内外踝的横断层面(CT)

①外踝关节 ②外踝 ③内踝 ④距骨滑车 ⑤跟腱

11. 髋关节冠状层面(MRI,$T_1WI$)

①臀小肌 ②髂股韧带 ③股骨颈 ④大转子 ⑤股外侧肌 ⑥髂骨 ⑦臀中肌 ⑧股骨头 ⑨闭孔内肌 ⑩闭孔外肌 ⑪股内侧肌

12. 经股骨髁中心的冠状层面(MRI,$T_1WI$)

①股外侧肌 ②股骨外侧髁 ③外侧半月板 ④胫骨外侧髁 ⑤髁间外侧结节 ⑥前交叉韧带 ⑦趾长伸肌 ⑧股内侧肌 ⑨股骨内侧髁 ⑩后交叉韧带 ⑪内侧半月板 ⑫胫骨内侧髁 ⑬髁间内侧结节

13. 经踝关节和距跟关节近侧份的冠状层面(MRI,$T_2WI$)

①内踝 ②踝关节 ③胫骨后肌腱 ④距骨 ⑤跟骨载距头 ⑥足底方肌 ⑦跚展肌 ⑧腓骨短肌 ⑨外踝 ⑩腓骨短肌腱 ⑪腓骨长肌腱

14. 经股骨髁间窝的矢状层面(MRI,$T_1WI$)

①骨前脂肪 ②髌上囊 ③股四头肌腱 ④髌骨关节软骨 ⑤髌骨 ⑥髌韧带 ⑦髌下脂肪垫 ⑧关节囊 ⑨前交叉韧带 ⑩后交叉韧带

15. 经踝关节正中矢状层面(MRI,$T_1WI$)

①胫骨 ②距骨 ③距舟关节 ④跚长屈肌 ⑤腓骨短肌 ⑥跟腱 ⑦踝关节 ⑧距跟关节 ⑨跗骨窦 ⑩跟骨

## 二、习 题

**(一)名词解释**

1. 颈干角:股骨颈的长轴与股骨干纵轴之间形成的夹角称为颈干角,又称内倾角,男性平均为132°,女性平均为127°。

2. 骨盆界线:由骶岬、弓状线、耻骨梳、耻骨嵴和耻骨联合上缘围成的环形线,大、小骨盆的分界线,也是小骨盆的入口。

3. 足弓:由跗骨和跖骨借连结而形成凸向上的弓,可分为前、后方向的内、外侧纵弓和内、外侧方向的一个横弓。增加足弓的弹性,形成具有弹性的"三脚架"。

**(二)填空题**

1. 踝关节 胫骨的下端 腓骨的下端 距骨滑车 屈戌

2. 股骨下端 胫骨上端 髌骨 半月板 内侧半月板

3. 髂骨 坐骨 耻骨 髋臼 髋关节 闭孔

4. 7 距骨 跟骨 足舟骨 骰骨 楔骨

（三）单项选择题

1. E　2. B　3. E　4. A　5. D　6. B　7. D　8. D　9. D　10. B　11. E　12. E　13. A
14. B

（四）多项选择题

1. CDE　2. ABCDE　3. CDE　4. BDE　5. BDE　6. ABC　7. ABDE

（五）问答题

1. 简述髋关节正位 X 线平片表现。

答：髋关节由髋臼和股骨头构成。髋臼边缘光滑，两侧对称，其前后缘与股骨头阴影重叠。股骨头为球形，其内上方有浅凹即股骨头凹。髋臼凹陷与股骨头关节面之间的间隙为髋关节间隙，正常成人此间隙宽为 4～5mm。间隙的上半较窄，下半较宽。正常人股骨颈下缘与闭孔上缘虽不相连，但共同形成一比较自然的弧线（耻颈曲线）；此外，沿髂前下棘下方骨外缘至股骨颈上缘为弧形连线即髂颈曲线。正常髋关节此两弧形平滑自然。股骨颈干以粗隆间嵴为界。髋关节囊前面附着于粗隆间线，后面附着于股骨颈中下三分之一交界处，股骨颈大部分位于关节囊内。

2. 简述踝关节正侧位 X 线平片表现。

答：踝关节由胫腓骨下端与距骨滑车构成。正位片上胫骨下关节面与距骨滑车上关节面对应成关节，两关节面平行等宽，关节间隙宽 3～4mm。胫骨内踝关节面与距骨滑车内关节面对应，两关节面平行斜向内下。腓骨外髁关节面与距骨滑车外关节面对应，两关节面平行斜向外下。其关节间隙宽度 3～4mm。侧位片上，胫骨下关节面与距骨滑车上关节面对应，其关节面向上呈弧形，关节间隙为 3～4mm，正常人作胫骨纵轴线并向下延伸线通过距骨上关节面的中心。

3. 简述膝关节半月板、关节交叉韧带在 MRI 矢状面和冠状面形态与信号特点。

答：正常半月板在各序列上均呈低信号。矢状位，在半月板体部呈蝶形改变，在穿过前后角部的近髁间窝的矢状面可见半月板前、后角分开成 2 个尖端相对的三角形。外侧半月板前后角形态、大小相近，而内侧半月板后角较前角宽大，至少在 2～3 个层面中可以看到半月板前后角是分开的。

前交叉韧带在矢状位及冠状位上均呈一带状低信号影。矢状位在胫骨附着点上可见线样、条纹状的中等至高信号影所分隔，代表着脂肪和滑膜，在股骨髁的附着点，可因部分容积效应呈中等信号，但是在冠状位上均呈低信号。

后交叉韧带在矢状位及冠状位上均为低信号。矢状位为凸面向后的弓形，边缘光滑。冠状位在膝关节后部表现为较垂直走行，在前、中部呈类圆形。

（吉六舟　魏从全　金利新）

# 血　管

## 第一部分:实训目标

1. 掌握　主动脉弓、腹腔干、肠系膜上动脉、颈内动脉、椎动脉、基底动脉、冠状动脉、门静脉、下肢静脉行径及主要分支和其断面位置、形态,大脑动脉环的组成。

2. 熟悉　上、下肢动脉行径及分支。

3. 了解　盆腔动静脉的行径及分支。

## 第二部分:重点难点剖析

### 一、动脉血管影像解剖

#### (一) 头颈部的动脉

主动脉弓凸侧从右向左依次发出3大分支:头臂干、左颈总动脉和左锁骨下动脉。头臂干在右胸锁关节的后方分为右颈总动脉和右锁骨下动脉。两侧颈总动脉均于胸锁关节后方经胸廓上口至颈部,到甲状软骨上缘平面分为颈外动脉和颈内动脉。

1. 颈外动脉　颈外动脉先是走行在颈内动脉前内侧,后经其前方转至外侧,上行穿腮腺至下颌颈处分为颞浅动脉和上颌动脉两个终支。主要分支有:甲状腺上动脉、舌动脉、面动脉、颞浅动脉、上颌动脉、枕动脉、耳后动脉、咽升动脉、腭升动脉。颈外动脉的上颌动脉分支供应鼻腔和鼻窦;面动脉供应鼻翼;咽升动脉和腭升动脉供应鼻咽部和软腭;颈内动脉通过眼动脉的筛支也参与供血。所以临床在出现鼻出血而前后鼻孔填塞法失败后,可以选择行颈外动脉造影和栓塞对其进行治疗。

2. 颈内动脉　颈内动脉自颈总动脉分出后,在颈部一般不发出分支,向上经颈内动脉管进入颅腔,分布于脑和视器。按其行程可分为4部:颈部、岩部、海绵窦部和前床突上部。其中海绵窦部和前床突上部合称虹吸部,常呈"U"形或"V"形弯曲,是动脉硬化的好发部位。

(1)虹吸部:根据费氏分类法将颈内动脉虹吸段分为 C1 ~ C5 段,主要分支是:眼动脉、后交通动脉、脉络膜前动脉。

(2)大脑前动脉:大脑前动脉由颈内动脉分出后呈水平向前向内行,入半球纵裂后发出额极动脉。主干沿胼胝体膝上行,继而沿胼胝体周围行走即胼周动脉,并发出皮质支即胼缘动脉。

(3)大脑中动脉:大脑中动脉由颈内动脉发出后沿蝶骨脊向外行至外侧裂,该段发出豆纹动脉供应尾状核、豆状核及内囊。主干入外侧裂后向后上行,发出皮质支供应脑凸面。主要分支是额顶升动脉、顶后动脉、角回动脉和颞后动脉。大脑中动脉主干及分支在脑血管造影正侧位片上的投影分为 M1～M5 段。

3. 椎动脉 椎动脉起自锁骨下动脉，向上穿行第 6 至第 1 颈椎的横突孔，经枕骨大孔入颅。椎动脉的颅内分支为小脑下后动脉。两侧椎动脉在脑桥与延髓交界处汇合成基底动脉，经脑桥基底沟上行，然后又依次分出小脑前下动脉，小脑上动脉，终末支为大脑后动脉。

4. 大脑动脉环 又称 Willis 环、脑底动脉环。由前交通动脉、两侧大脑前动脉起始部、两侧颈内动脉、两侧后交通动脉及两侧的大脑后动脉起始部构成。其中前交通动脉为沟通两侧颈内动脉系的血管，后交通动脉则为沟通颈内动脉系和椎动脉系的血管。

（二）胸部动脉

肺的动脉 肺有两套血管，一套是参与气体交换的功能性的肺血管；另一套是向肺提供营养的支气管血管。

1. 肺动脉 左肺动脉，从肺动脉干分出，在左主支气管前方水平行至左肺门，分为上、下 2 支，进入左肺上、下叶。右肺动脉在升主动脉和腔静脉后方水平向右至右肺门处分为 3 支进入右肺上、中、下叶。

2. 支气管动脉 左支气管动脉一般为 2 支，平第 4～6 胸椎高度起自胸主动脉，右支气管动脉一般为 1～2 支，多数起自第 3 肋间后动脉，或起自左支气管动脉。

（三）腹部的动脉

腹主动脉：在膈的主动脉裂孔处与胸主动脉相连，沿脊柱左前方下降至第 4 腰椎下缘处分为左、右髂总动脉，另有一终支为骶正中动脉。腹主动脉分壁支和脏支。

壁支包括成对的膈下动脉、腰动脉和单支的骶正中动脉。单支的脏支包括腹腔干、肠系膜上动脉、肠系膜下动脉；成对的脏支包括肾上腺中动脉、肾动脉、睾丸（卵巢）动脉。

腹腔干：在第 12 胸椎水平，从腹主动脉前壁发出，分为胃左动脉、肝总动脉和脾动脉 3 支。肝总动脉再分支为肝固有动脉和胃十二指肠动脉，肝固有动脉又分支为肝左、右动脉，胃十二指肠动脉分支为胃网膜右动脉和胰十二指肠上动脉等。

肠系膜上动脉：肠系膜上动脉约平第 1 腰椎水平，由腹主动脉前壁发出，分支有胰十二指肠下动脉、空肠动脉和回肠动脉、回结肠动脉、右结肠动脉、中结肠动脉。

肠系膜下动脉：约平第 3 腰椎处发自腹主动脉前壁，分支有左结肠动脉、乙状结肠动脉、直肠上动脉。

肾动脉：在肾静脉后方横行向外，至肾门附近分为前、后两干入肾。肾动脉在入肾门之前发出肾上腺下动脉至肾上腺。

（四）盆部的动脉

腹主动脉在第 4 腰椎下缘分为左、右髂总动脉，并于骶髂关节处又分为髂内、外动脉。髂内动脉向小骨盆腔内走行，为盆部的动脉主干。髂外动脉为髂总动脉的延续，到腹股沟以下移行为股动脉。

1. 髂内动脉 由髂总动脉分出，沿盆腔侧壁下行入小骨盆，发出壁支和脏支。壁支包括闭孔动脉、臀上动脉、臀下动脉。脏支包括脐动脉、子宫动脉、阴部内动脉、膀胱下动脉、直肠下动脉。

2. 髂外动脉 髂外动脉于髂总动脉分出，沿腰大肌内侧缘下行，经腹股沟韧带中点深面移行为股动脉。

**（五）四肢的动脉**

1. 上肢的动脉 上肢动脉主干移行于锁骨下动脉,主干包括腋动脉、肱动脉、桡动脉和尺动脉。腋动脉为锁骨下动脉的直接延续,移行为肱动脉。肱动脉为腋动脉的直接延续,是上臂的动脉主干,至肘窝中点于桡骨颈水平分为桡动脉和尺动脉。

2. 下肢的动脉 下肢动脉主干移行于髂外动脉,主干包括股动脉、腘动脉、胫前动脉、胫后动脉和足背动脉。股动脉在腹股沟韧带深面续于髂外动脉,至腘窝处移行为腘动脉。腘动脉续于股动脉,在腘窝下部分为胫前动脉和胫后动脉。

## 二、静脉血管的影像解剖

**（一）头颈部的静脉**

头颈部的浅静脉包括面静脉、颞浅静脉、颈前静脉和颈外静脉;深静脉包括颅内静脉、颈内静脉和锁骨下静脉等。颈内静脉与锁骨下静脉合成头臂静脉。左、右头臂静脉再汇合,构成上腔静脉。

颈外静脉:为颈部最大的浅静脉,最后注入锁骨下静脉。

颈内静脉:颈内静脉上端在颅底颈静脉孔处续于乙状窦,与颈内动脉和颈总动脉共行于颈动脉鞘内,在胸锁关节的后方与锁骨下静脉汇合,构成头臂静脉。

脑的静脉:脑的静脉一般无动脉伴行,无静脉瓣。分为浅、深两组,两组之间相互吻合。浅组直接汇入邻近的静脉窦。深组经大脑大静脉注入直窦。两组静脉最终经静脉窦至颈内静脉。静脉窦位于两层硬脑膜之间,包括:上矢状窦、下矢状窦、直窦、横窦、海绵窦等。

脑血管造影的静脉期可显示脑静脉及静脉窦。脑静脉分深浅两组,浅静脉数目较多,大部分汇入上矢状窦。深静脉位置、走行比较恒定。丘纹静脉汇入大脑内静脉,两侧的大脑内静脉汇成单一的大脑大静脉。静脉窦常包括上矢状窦、下矢状窦、直窦、横窦、乙状窦等。

**（二）腹部的静脉**

下腔静脉:起始于第 4 ~ 5 腰椎水平,由左、右髂总静脉汇合而成,穿过膈肌的腔静脉裂孔到达胸腔,注入右心房。下腔静脉的属支分脏支和壁支,多数与同名动脉伴行。

1. 脏支 成对脏器的静脉直接或间接进入下腔静脉,不成对脏器的静脉汇成门静脉系统,经肝静脉注入下腔静脉。肝静脉在肝实质内,由小叶间静脉汇合而成,收集门静脉和肝固有动脉进入肝血窦的血液。肝左静脉、肝中静脉和肝右静脉在腔静脉沟处注入下腔静脉,此处称第二肝门。肾静脉经肾动脉前面向内横行,注入下腔静脉。左肾静脉比右肾静脉长,跨越腹主动脉的前面。

2. 壁支 包括膈下静脉和4对腰静脉,均与同名动脉伴行,各腰静脉之间的纵支合成腰升静脉。向上左腰升静脉移行为半奇静脉,右腰升静脉续于奇静脉,向下分别连于同侧的髂总静脉。

门静脉系:门静脉主干长约 6 ~ 8cm,多由肠系膜上静脉和脾静脉在胰头后方汇合而成,少数由肠系膜上静脉、肠系膜下静脉和脾静脉汇合而成。

门静脉的主要属支包括:①肠系膜上静脉:在胰头后方与脾静脉汇合成门静脉;②脾静脉:起自脾门,集合多条静脉,沿胰后面向右与同名动脉相伴走行,与肠系膜上静脉汇合成门静脉;③肠系膜下静脉:有的注入肠系膜上静脉,有的注入肠系膜上静脉与脾静脉交汇处,但多数汇入脾静脉;④胃左静脉:向右注入门静脉;⑤胃右静脉:接受幽门前静脉,注入门静脉;⑥胆囊静脉:注入门静脉主干或门静脉右支;⑦附脐静脉:沿肝圆韧带上行至肝下面注入门静脉。

　　门静脉系与上、下腔静脉的交通主要通过 3 处吻合:经食管静脉丛(腹部食管的静脉丛)与上腔静脉系的吻合;经直肠静脉丛与下腔静脉系的吻合;通过脐周静脉网分别与上、下腔静脉系的吻合。当门静脉发生阻塞时,部分血流则通过吻合处建立侧支循环,流入上、下腔静脉。其循环途径为:①门静脉血流经门静脉系的胃左静脉—食管静脉丛—上腔静脉系的奇静脉流入上腔静脉。②门静脉血流经门静脉系的肠系膜下静脉—直肠静脉丛—下腔静脉系的髂内静脉流入下腔静脉。③门静脉血流经门静脉系的附脐静脉—脐周静脉网—上腔静脉系的胸腹壁静脉和腹壁上静脉流入上腔静脉或下腔静脉系的腹壁浅静脉和腹壁下静脉流入下腔静脉。

　　**(三)盆部与会阴的静脉**

　　盆部与会阴的静脉收集盆腔脏器、盆壁及会阴部静脉血回流的血管形成髂内静脉,与髂外静脉在骶髂关节处汇合而成共同形成髂总静脉。左、右髂总静脉在第 4 ~ 5 腰椎水平处汇合构成下腔静脉。髂内静脉沿小骨盆侧壁内面与髂内动脉伴行,其属支可分为壁支和脏支,均有同名动脉伴行支。髂外静脉与髂外动脉伴行,在腹股沟韧带深面续于股静脉。

　　**(四)四肢的静脉**

　　1. 上肢的静脉　具有静脉瓣,分为浅、深两组,最后汇合成腋静脉,腋静脉延续为锁骨下静脉。浅静脉在向心回流途中汇成 3 条较为恒定的主干,即头静脉、贵要静脉和肘正中静脉。头静脉位于前臂外侧,贵要静脉位于前臂内侧,肘正中静脉位于肘窝内,为连于头静脉和贵要静脉的一条短干。

　　2. 下肢的静脉　分为浅、深两组。深静脉从足底至股部,均与同名动脉伴行,最后汇成股静脉,经腹股沟韧带的深部延续为髂外静脉。大隐静脉和小隐静脉为下肢浅静脉两大主干。①大隐静脉:为全身最长的静脉。起自足背内侧的足背静脉弓,经内踝前方,沿小腿及股内侧上行至腹股沟下方,穿过隐静脉裂孔注入股静脉。大隐静脉在内踝前方的位置表浅而固定,是静脉注射、输血、输液的常用部位。②小隐静脉:起自足背外侧的足背静脉弓,经外踝后方,沿小腿后面上行至腘窝注入腘静脉。大隐静脉和小隐静脉借穿静脉与深静脉交通。

# 第三部分:综合实训与习题

## 一、综合实训(填图)

　　1. 头颈部动脉主干(DSA)

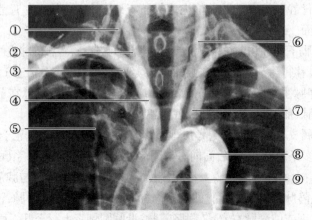

图 8-1-1

①_____；    ②_____；    ③_____；

④_____；    ⑤_____；    ⑥_____；

⑦_____；    ⑧_____；    ⑨_____。

2. 颈外动脉及分支(DSA)

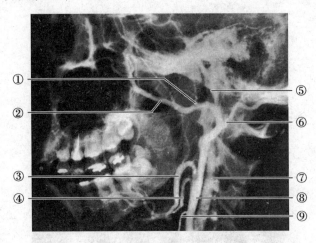

图 8-1-2

①_____；    ②_____；    ③_____；

④_____；    ⑤_____；    ⑥_____；

⑦_____；    ⑧_____；    ⑨_____。

3. 锁骨下动脉及分支(DSA)

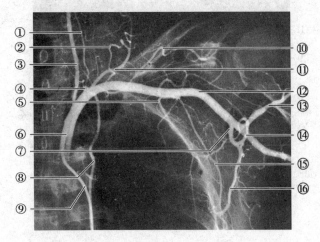

图 8-1-3

①_____；    ②_____；    ③_____；

④_____；    ⑤_____；    ⑥_____；

⑦_____；    ⑧_____；    ⑨_____；

⑩_____ ; ⑪_____ ; ⑫_____ ;

⑬_____ ; ⑭_____ ; ⑮_____ ;

⑯_____ 。

### 4. 颈内动脉造影正位(DSA)

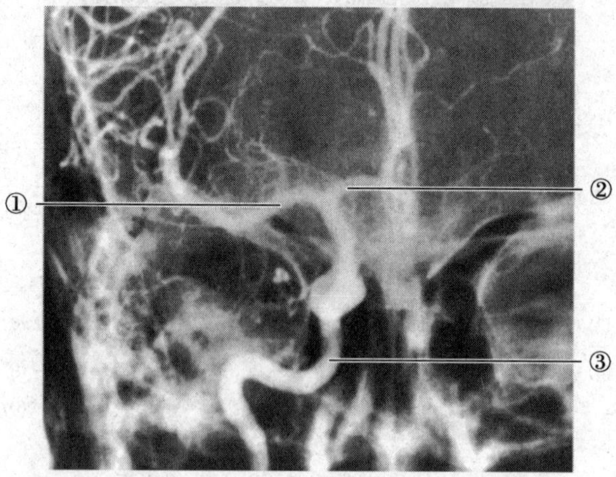

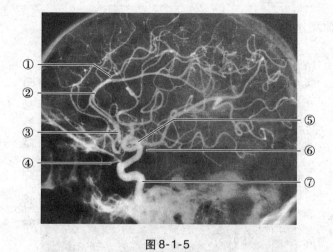

图 8-1-4

①_____ ; ②_____ ; ③_____ 。

### 5. 颈内动脉及分支侧位(DSA)

图 8-1-5

①_____ ; ②_____ ; ③_____ ;

④_____ ; ⑤_____ ; ⑥_____ ;

⑦_____ 。

6. 肺动脉及分支(DSA)

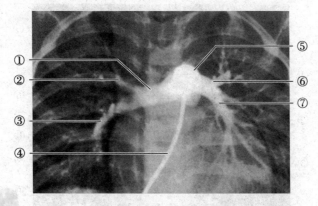

图 8-1-6

① _____；　　② _____；　　③ _____；

④ _____；　　⑤ _____；　　⑥ _____；

⑦ _____。

7. 腹腔干及分支(DSA)

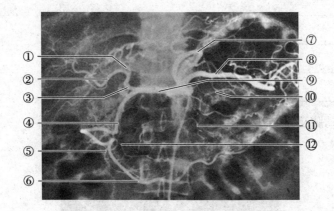

图 8-1-7

① _____；　② _____；　③ _____；

④ _____；　⑤ _____；　⑥ _____；

⑦ _____；　⑧ _____；　⑨ _____；

⑩ _____；　⑪ _____；　⑫ _____。

8. 肠系膜上动脉及分支(DSA)

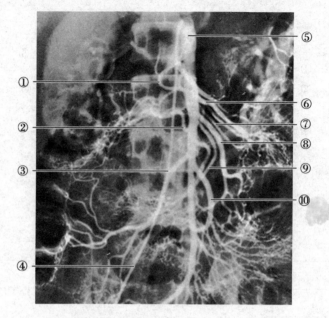

图 8-1-8

① _____ ;    ② _____ ;    ③ _____ ;

④ _____ ;    ⑤ _____ ;    ⑥ _____ ;

⑦ _____ ;    ⑧ _____ ;    ⑨ _____ ;

⑩ _____ 。

9. 肠系膜下动脉及分支(DSA)

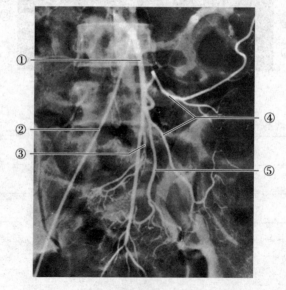

图 8-1-9

①_____ ;　②_____ ;　③_____ ;

④_____ ;　⑤_____ 。

10. 肾动脉及分支(DSA)

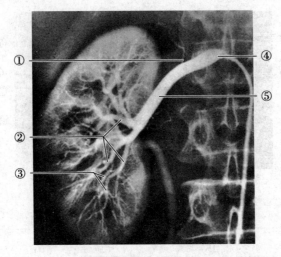

图 8-1-10

①_____ ;　②_____ ;　③_____ ;

④_____ ;　⑤_____ 。

11. 股动脉及分支(斜位)(DSA)

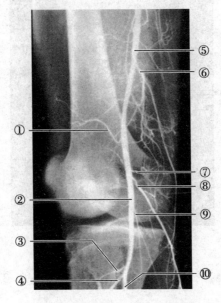

图 8-1-11

①_____ ;　②_____ ;　③_____ ;

④_____ ;　⑤_____ ;　⑥_____ ;

⑦_____；　　⑧_____；　　⑨_____；

⑩_____。

12. 上肢的静脉主干（DSA）

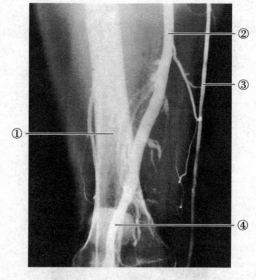

图 8-1-12

①_____；　　②_____；　　③_____；

④_____；　　⑤_____；　　⑥_____；

⑦_____；　　⑧_____。

13. 下肢的静脉（DSA）

图 8-1-13

①_____；　　②_____；　　③_____；

④_____。

## 二、习 题

### (一) 名词解释

1. Willis 环

2. 第二肝门

3. 颈动脉窦

4. 静脉角

### (二) 填空题

1. 主动脉弓凸侧从右向左依次发出 3 大分支分别为_____、_____和_____。

2. 颈内动脉按其行程可分为_____、_____、_____和_____4 部。

3. 腹腔干从腹主动脉前壁发出,分为_____、_____、_____3 支。肝总动脉再分支为_____、_____。

4. 门静脉主干长约 6～8cm,多由_____和_____在胰头后方汇合而成,少数由_____、_____和_____汇合而成。

5. 门静脉系与上、下腔静脉的交通主要通过 3 处吻合分别为经_____与_____吻合、经_____与_____吻合及经_____与_____吻合。

6. 小隐静脉起自足背外侧的_____,经外踝后方,沿小腿后面上行至腘窝注入_____。

### (三) 选单选择题(以下每一道题下面有 A、B、C、D、E 五个备选答案,请从中选择一个最佳答案。)

1. 下列关于颈总动脉的描述,正确的是(　　)

A. 两侧均起于主动脉弓　　　　　　B. 左颈总动脉起于头臂干

C. 起始处发出甲状腺上动脉　　　　D. 分支为颈内、颈外动脉

E. 右侧起于主动脉弓

2. 颈外动脉约平下颌角处发出的动脉是(　　)

A. 甲状腺上动脉　　　　B. 颞浅动脉　　　　　　　C. 上颌动脉

D. 面动脉　　　　　　　E. 舌动脉

3. 下列关于颈内静脉的描述,正确的是(　　)

A. 主要属支中有甲状腺下静脉与面静脉

B. 在颈动脉鞘内位于颈内动脉与迷走神经后方

C. 与乙状窦相延续

D. 与头臂静脉汇合成上腔静脉

E. 仅收集颅内的静脉血

4. 下列关于锁骨下动脉的描述,正确的是(　　)

A. 右侧起于主动脉弓　　　　　　　B. 左侧起于头臂干

C. 移行为肱动脉　　　　　　　　　D. 椎动脉是其主要分支

E. 分支不包括胸廓内动脉

5. 下列关于胸主动脉的描述,正确的是(　　)

A. 行于脊柱右侧

B. 脏支较壁支粗,分布于气管、支气管和心包等

C. 在第 10 胸椎高度穿膈的主动脉裂孔

D. 壁支较脏支粗,组成 12 对肋间后动脉

E. 壁支有肋间后动脉、肋下动脉和膈上动脉

6. 腹腔干和肠系膜上动脉的直接分支不包括(　　　)

A. 胃右动脉　　　　　　　B. 胃左动脉　　　　　　　C. 肝总动脉

D. 中结肠动脉　　　　　　E. 回结肠动脉

7. 门脉系统的属支不包括(　　　)

A. 肠系膜上静脉　　　　　B. 肠系膜下静脉　　　　　C. 肝静脉

D. 胃左静脉　　　　　　　E. 脾静脉

8. 下列关于肝门静脉的描述,正确的是(　　　)

A. 多由肠系膜上、下静脉合成　　　　B. 行于肝胃韧带内

C. 直接注入下腔静脉　　　　　　　　D. 与上、下腔静脉系之间有多处吻合

E. 有丰富的静脉瓣

9. 下列关于大隐静脉的描述,正确的是(　　　)

A. 起自足背静脉弓　　　　B. 经外踝后方至小腿　　　C. 经外踝后方至下腿内侧

D. 注入腘静脉　　　　　　E. 直接注入髂静脉

10. 下列关于肾静脉的描述,正确的是(　　　)

A. 右肾静脉较左肾静脉长　　　　　　B. 走行于肾动脉后方

C. 走行于肾盂前方　　　　　　　　　D. 左、右卵巢静脉分别汇入左、右肾静脉

E. 右肾静脉跨越腹主动脉前方

(四)多项选择题(以下每一道题下面有 A、B、C、D、E 五个备选答案,请从中选择所有正确答案。)

1. 颈外动脉的分支不包括(　　　)

A. 甲状腺上动脉　　　　　B. 甲状腺下动脉　　　　　C. 面动脉

D. 上颌动脉　　　　　　　E. 眼动脉

2. 锁骨下动脉的分支有(　　　)

A. 椎动脉　　　　　　　　B. 胸廓内动脉　　　　　　C. 甲状颈干

D. 甲状腺上动脉　　　　　E. 面动脉

3. 腹主动脉成对的脏支有(　　　)

A. 肠系膜上动脉　　　　　B. 肠系膜下动脉　　　　　C. 肾动脉

D. 肾上腺中动脉　　　　　E. 睾丸动脉

4. 肠系膜上动脉的分支有(　　　)

A. 乙状结肠动脉　　　　　B. 左结肠动脉　　　　　　C. 直肠上动脉

D. 右结肠动脉　　　　　　E. 中结肠动脉

5. 肠系膜下动脉的分支有(　　　)

A. 乙状结肠动脉　　　　　B. 左结肠动脉　　　　　　C. 直肠上动脉

D. 右结肠动脉　　　　　　E. 中结肠动脉

6. 在活体上可触及搏动的动脉有(　　　)

A. 颞浅动脉    B. 桡动脉    C. 股动脉

D. 足背动脉    E. 肱动脉

7. 下列关于上肢浅静脉的描述,正确的是(　　)

A. 肱静脉    B. 腋静脉    C. 头静脉

D. 贵要静脉    E. 肘正中静脉

8. 以下血管发出分支至肾上腺的有(　　)

A. 腹主动脉    B. 膈下动脉    C. 腹腔干

D. 肾动脉    E. 腰动脉

9. 肝门静脉收集(　　)

A. 胃的静脉血    B. 肾的静脉血    C. 肝的静脉血

D. 脾的静脉血    E. 空肠的静脉血

10. 颈内动脉按其行程可分为(　　)

A. 胸部    B. 颈部    C. 岩部

D. 海绵窦部    E. 前床突上部

11. 下列属于髂内动脉分支的是(　　)

A. 膀胱上动脉    B. 膀胱下动脉    C. 直肠上动脉

D. 臀上动脉    E. 臀下动脉

12. 从主动脉弓直接发出(　　)

A. 头臂干    B. 右颈总动脉    C. 左颈总动脉

D. 右锁骨下动脉    E. 左锁骨下动脉

13. 腹腔干发出(　　)

A. 胃左动脉    B. 肾动脉    C. 肝总动脉

D. 脾动脉    E. 胃右动脉

14. 胃的血液供应(　　)

A. 胃网膜左动脉    B. 胃右动脉    C. 胃左动脉

D. 胃网膜右动脉    E. 胃短动脉

15. 下列关于子宫动脉的描述,正确的是(　　)

A. 起自髂内动脉    B. 在宫颈外侧2cm处位于输尿管的后下方

C. 在宫颈处分支分布于阴道    D. 也分支营养输卵管

E. 与卵巢动脉有吻合

16. 下列关于椎动脉的描述,正确的是(　　)

A. 发出供应小脑的诸动脉    B. 沿前斜角肌外侧缘上行

C. 入颅后,左、右椎动脉合成基底动脉    D. 向上穿6位颈椎横突孔

E. 多起于甲状颈干

17. 下列关于腹主动脉的描述,正确的是(　　)

A. 前方有胰、十二指肠升部    B. 后方对第1~4腰椎及椎间盘

C. 右侧为下腔静脉    D. 左侧为左交感干腰部

E. 体表投影为腹中线

18. 腹主动脉的直接分支为(　　)

A. 胃短动脉              B. 胃左动脉              C. 肾上腺中动脉

D. 腰动脉              E. 肾动脉

19. 下列关于颈总动脉的描述,正确的是( )

A. 左侧起于主动脉弓              B. 右侧起于头臂干

C. 分为颈内动脉、颈外动脉两终支     D. 右侧起于主动脉弓

E. 左侧起于头臂干

20. 下列关于下腔静脉的描述,正确的是( )

A. 前面有肝、胰头、十二指肠水平部

B. 后面为右膈脚、第 1～4 腰椎椎体

C. 右侧与腰方肌相邻

D. 左侧为主动脉腹部

E. 平第 5 腰椎处由左、右髂总静脉汇合而成

**(五) 问答题**

1. 简述锁骨下动脉的起止、行程及其分支分布。

2. 进入颅腔的动脉有哪些? 它们分别起自何动脉? 经什么部位入颅?

3. 结肠分哪些部分? 分布于各部的动脉及其来源如何?

4. 子宫动脉的起始、行程、分布及其与输尿管的关系如何?

5. 门静脉高压时,静脉如何分流?

6. 大隐静脉及小隐静脉如何走行?

# 第四部分:参考答案

## 一、综合实训(填图)

1. 头颈部动脉主干(DSA)

①椎动脉 ②右颈总动脉 ③右锁骨下动脉 ④头臂干 ⑤胸廓内动脉 ⑥左颈总动脉 ⑦左锁骨下动脉 ⑧主动脉弓 ⑨造影导管

2. 颈外动脉及分支(DSA)

①脑膜中动脉 ②上颌动脉 ③面动脉 ④舌动脉 ⑤颞浅动脉 ⑥枕动脉 ⑦颈内动脉 ⑧颈外动脉 ⑨甲状腺上动脉

3. 锁骨下动脉及分支(DSA)

①颈升动脉 ②颈深动脉 ③椎动脉 ④甲状颈干 ⑤胸肩峰动脉 ⑥左锁骨下动脉 ⑦肩胛下动脉 ⑧胸廓内动脉 ⑨造影导管 ⑩颈横动脉 ⑪颈浅动脉 ⑫腋动脉 ⑬旋肱前、后动脉 ⑭旋肩胛动脉 ⑮胸外侧动脉 ⑯胸背动脉

4. 颈内动脉造影正位(DSA)

①大脑中动脉 ②大脑前动脉 ③颈内动脉

5. 颈内动脉及分支侧位(DSA)

①胼缘动脉 ②胼周动脉 ③大脑前动脉 ④眼动脉 ⑤大脑中动脉 ⑥脉络膜前动脉 ⑦颈内动脉

6. 肺动脉及分支(DSA)

①右肺动脉 ②右上肺动脉 ③右下肺动脉 ④造影导管 ⑤左肺动脉 ⑥左上肺动脉 ⑦左下肺动脉

7. 腹腔干及分支(DSA)

①肝左动脉 ②肝右动脉 ③肝固有动脉 ④胃十二指肠动脉 ⑤胰十二指肠前上动脉 ⑥胃网膜右动脉 ⑦胃左动脉 ⑧脾动脉 ⑨肝总动脉 ⑩胰横动脉 ⑪胰背动脉 ⑫胰十二指肠后上动脉

8. 肠系膜上动脉及分支(DSA)

①结肠中动脉 ②结肠右动脉 ③回结肠动脉 ④造影导管 ⑤肠系膜上动脉 ⑥空肠动脉 ⑦空肠动脉 ⑧空肠动脉 ⑨空肠动脉 ⑩回肠动脉

9. 肠系膜下动脉及分支(DSA)

①肠系膜下动脉 ②造影导管 ③直肠乙状结肠动脉 ④左结肠动脉 ⑤乙状结肠动脉

10. 肾动脉及分支(DSA)

①肾上腺下动脉 ②段动脉 ③叶间动脉 ④造影导管 ⑤右肾动脉

11. 股动脉及分支(斜位)(DSA)

①膝上外侧动脉 ②腘动脉 ③膝下外侧动脉 ④胫前动脉 ⑤股动脉 ⑥膝降动脉 ⑦膝上内侧动脉 ⑧腓肠动脉 ⑨膝上内侧动脉 ⑩胫腓干

12. 上肢的静脉主干(DSA)

①头静脉 ②肱静脉 ③腋静脉 ④贵要静脉 ⑤左锁骨下静脉 ⑥左头臂静脉 ⑦右头臂静脉 ⑧上腔静脉

13. 下肢的静脉(DSA)

①股骨 ②股静脉 ③大隐静脉 ④腘静脉

## 二、习 题

### (一)名词解释

1. Willis 环:又称脑底动脉环,由前交通动脉、两侧大脑前动脉起始部、两侧颈内动脉、两侧后交通动脉及两侧的大脑后动脉起始部构成。

2. 第二肝门:肝左静脉、肝中静脉和肝右静脉在腔静脉沟处注入下腔静脉,此处称第二肝门。

3. 颈动脉窦:颈总动脉末端和颈内动脉起始部的膨大部分称颈动脉窦,窦壁外膜中有丰富的神经末梢为压力感受器,当血压升高时,刺激压力感受器,可反射性地促使呼吸加深加快。

4. 静脉角:颈内静脉和锁骨下静脉汇合处的夹角称静脉角,是淋巴导管注入静脉的部位。

### (二)填空题

1. 头臂干 左颈总动脉 左锁骨下动脉

2. 颈部 岩部 海绵窦部 前床突上部

3. 胃左动脉 肝总动脉 脾动脉 肝固有动脉 胃十二指肠动脉

4. 肠系膜上静脉 脾静脉 肠系膜上静脉 肠系膜下静脉 脾静脉

5. 食管静脉丛 上腔静脉系 直肠静脉丛 下腔静脉系 脐周静脉网 上、下腔静脉系

6. 足背静脉弓 腘静脉

### (三)单项选择题

1. D 2. D 3. C 4. D 5. E 6. A 7. C 8. A 9. A 10. C

（四）多项选择题

1. BE　2. ABC　3. CDE　4. DE　5. ABC　6. ABCDE　7. CDE　8. ABD　9. ADE
10. BCDE　11. ABDE　12. ACE　13. ACD　14. ABCDE　15. ACDE　16. ABCD　17. ABCD
18. CDE　19. ABC　20. ABDE

（五）问答题

1. 简述锁骨下动脉的起止、行程及其分支分布。

答：左锁骨下动脉直接起自主动脉弓，右锁骨下动脉发自头臂干。锁骨下动脉从胸锁关节后方斜向外至颈根部，呈弓状经胸膜顶前方，穿斜角肌间隙，至第1肋外缘处延续为腋动脉。锁骨下动脉的主要分支有：①椎动脉，营养脑和脊髓。②胸廓内动脉，分支分布于胸前壁、心包、膈、乳房和腹直肌等。③甲状颈干，其分支有：甲状腺下动脉，分布于甲状腺、咽、食管、喉和气管；肩胛上动脉，分布于冈上、下肌。此外，还发出肋颈干至颈深肌和第1~2肋间隙，肩胛背动脉至背部。

2. 进入颅腔的动脉有哪些？它们分别起自何动脉？经什么部位入颅？

答：进入颅腔的动脉有颈内动脉、椎动脉和脑膜中动脉。颈内动脉起自颈总动脉，经颈动脉管入颅腔，营养脑和视器。椎动脉起自锁骨下动脉，经枕骨大孔入颅腔，营养脑和脊髓。脑膜中动脉起自上颌动脉，经棘孔入颅腔，营养硬脑膜。

3. 结肠分哪些部分？分布于各部的动脉及其来源如何？

答：结肠分为4部分，即升结肠、横结肠、降结肠和乙状结肠。供应结肠各部的动脉及其来源如下：①升结肠：由右结肠动脉供应，来自肠系膜上动脉；②横结肠：中结肠动脉供应，来自肠系膜上动脉；③降结肠：由左结肠动脉供应，来自肠系膜下动脉；④乙状结肠：由乙状结肠动脉供应，来自肠系膜下动脉。

4. 子宫动脉的起始、行程、分布及其与输尿管的关系如何？

答：子宫动脉起自髂内动脉，沿盆腔侧壁下行，进入子宫阔韧带底部两层腹膜之间走向内侧再沿子宫侧缘迂曲上行至子宫底，与卵巢动脉吻合。子宫动脉分支营养子宫、输卵管、卵巢、阴道。子宫动脉在距子宫颈外侧2cm处，从输尿管前上方跨过。

5. 门静脉高压时，静脉如何分流？

答：其循环途径为：①门静脉血流经门静脉系的胃左静脉—食管静脉丛—上腔静脉系的奇静脉流入上腔静脉。②门静脉血流经门静脉系的肠系膜下静脉—直肠静脉丛—下腔静脉系的髂内静脉流入下腔静脉。③门静脉血流经门静脉系的附脐静脉—脐周静脉网—上腔静脉系的胸腹壁静脉和腹壁上静脉流入上腔静脉或下腔静脉系的腹壁浅静脉和腹壁下静脉流入下腔静脉。

6. 大隐静脉及小隐静脉如何走行？

答：①大隐静脉起自足背内侧的足背静脉弓，经内踝前方，沿小腿及股内侧上行至腹股沟下方，穿过隐静脉裂孔注入股静脉。大隐静脉在内踝前方的位置表浅而固定，是静脉注射、输血、输液的常用部位。②小隐静脉起自足背外侧的足背静脉弓，经外踝后方，沿小腿后面上行至腘窝注入腘静脉。大隐静脉和小隐静脉借穿静脉与深静脉交通。

（张照喜　刘海洋）